GOOD

セルフケアでつくる最強の

「代謝力」

ケイシー・ミーンズ
カリー・ミーンズ 著
石黒 成治 訳

Casey Means MD
Calley Means

ENERGY

The Surprising Connection Between Metabolism and Limitless Health

日本能率協会マネジメントセンター

ゲイル・ミーンズへ

1949年に生まれ、

2021年に膵臓癌

（予防可能な代謝性疾患）

で逝去

本書への賛辞

代謝が多くの主要な病気の根底にあるという仕組みと、より健康的に長く生きるために、私たちができることを示す画期的な作品。誰もが本書を読むことから恩恵を受けるだろう。

——マーク・ハイマン医師（ニューヨーク・タイムズ紙ベストセラー『医者が教える最強の不老術』（ダイヤモンド社）著者）

本書で、ミーンズ博士は、食生活、特に再生農業がヘルスケアのまさに中心にあるべき理由について、大胆な主張をしている。彼女は、壊れた食糧システムを薬で解決することはできないと明確に述べている。

——ウィル・ハリス（再生農業のリーダー、ホワイトオーク牧場オーナー）

本書の中で、ケイシー・ミーンズとカリー・ミーンズは、自分自身と子供、家族の健康をサポートするために、代謝性疾患のツールと戦略をどのように活用できるか、力強く説明している。

——ケリー・レヴェク（栄養士、『老けないカラダをつくるファビュラスな食事法』（CCCメディアハウス）著者）

本書は、すべての医学生と医療従事者の必読書となるべきだ。システムとして、そして個人として、私たちは健康と活力を維持するために、代謝とミトコンドリアに焦点を当てた視点を採用する必要がある。自己免疫疾患は、他の多くの慢性疾患と同様に、代謝異常とインスリン抵抗性に密接に関連している。より良いエネルギーと健康的な結果を得るためには、代謝の健康と血糖値をコントロールすることが必要だ。ミーンズ博士は、読者にその方法を示してくれる。

――テリー・ワールス医師（『The Wahls Protocol』（未邦訳）著者）

ケイシー・ミーンズ博士は、慢性的な変性疾患を引き起こす上で、代謝異常が果たす重要な役割を鮮やかに明らかにし、代謝の健康を向上させ、維持するための包括的なロードマップを提供している。本書は、健康を理解し、改善したいと考えている医療従事者と個人の両方にとっての必読書だ。洞察力に富み、愛情深い指導によって、ミーンズ博士は私たちに健康寿命を延ばすための鍵を渡してくれる。本書は、持続可能な健康を探求する旅の中で、ゲームチェンジャーとなり、かけがえのないリソースとなるだろう。

――デイビッド・パールマター医師（ニューヨーク・タイムズ紙ベストセラー『「いつものパン」があなたを殺す―脳を一生、老化させない食事』（三笠書房）、『Drop Acid』（未邦訳）著者）

エネルギーがなければ、生命はない。私たちのミトコンドリアは、化学エネルギーを捕捉し、最適化する方法を知っている。しかし、細胞が毒で汚染されたらどうなるか？　シアン化物について、重金属について考えてみよう。そして、アルコール、砂糖、トランス脂肪、ミトコンドリアの能力を阻害するすべての環境毒素について考えてみよう。ケイシー・ミーンズ博士は、細胞エネルギーの問題を前面に出して、慢性疾患の真の原因、薬が効かない理由、彼女が有望な外科医としてのキャリアを諦めた理由、命を救い、お金を節約するために、私たちの健康とヘルスケアのパラダイム全体を再構築する方法、そして誰がそれを妨げているのかを説明している。回顧録であり、マニフェストでもある本書は、ケイシーほど明快で、緊急性があり、力強い声が、今の世の中に他にいないことを証明している。挑戦状は示された。あなたたちは警告を受けたのだ。

――ロバート・H・ラスティグ医師（『Metabolical』（未邦訳）著者、カリフォルニア大学サンフランシスコ校名誉教授）

目次

ダウンロードコンテンツとして
第Ⅳ部グッドエナジー・レシピ
PDF をご利用いただけます。
以下の二次元コードよりダウン
ロードし、ご活用ください。
https://www.jmam.co.jp/pub/
9316.html

*本書に記載されている個人情報は、プライバシー保護のため、すべて変更されています。

出版社および著者は、個々の読者に対して専門的なアドバイスやサービスを提供するものではなく、本書に含まれるアイデア、手法、提案は、医師の診察に代わるものではありません。健康に関するすべての事項は、医療者の監督を受ける必要があります。著者および出版社は、本書の情報や提案から生じたとされる損失または損害について、一切の責任を負いません。

本書に含まれるレシピは、記載されている材料と方法に基づいて作成されています。出版社は、監督が必要となる特定の健康状態やアレルギーに関するニーズについて責任を負いません。また、レシピを記載通りに実行する場合でも、個人的な食事のニーズや好みに合わせて変更する場合でも、本書に含まれるレシピによって生じる可能性のある副作用についても責任を負いません。

著者は、出版時点において、正確な電話番号、インターネットアドレス、その他の連絡先情報を提供するためにあらゆる注意を払っていますが、出版社および著者は、出版後の誤りや変更について一切の責任を負いません。さらに、出版社は、著者または第三者のウェブサイトやそのコンテンツに対して、一切の管理権を有しておらず、責任を負いません。

*本文中の〔 〕は訳注を示します。

はじめに――すべてはつながっている

私は、出生時、体重が約5250gもありました。病院の歴史に残るほど、大きな赤ちゃんだったらしく、担当医は母を祝福しました。

母は産後の体重がなかなか減らず、その後も長年、体重に悩まされ続けました。かかりつけ医に相談すると、それは普通のことであり、「あなたは出産したばかりだし、年をとるにつれて誰でもそうなる」と言われ、「もっと健康的な食事を摂るように」とだけアドバイスされました。

40代になると、母は循環器専門医から高血圧と診断されました。医師は、母くらいの年齢の女性には、「よくあることである」と説明し、血管を拡張させる薬としてアンジオテンシン変換酵素（ACE）阻害薬を処方しました。

50代になると、今度は内科医から高コレステロール（正確には、高中性脂肪、低HDLコレステロール、高LDLコレステロール）と診断されました。医師は、彼女の年代では「よくあることだ」と言って、スタチンを処方しました。スタチンは米国で最も処方されている薬の1つで、年間2億2100万件以上処方されています。

60代になると、今度は内分泌専門医から糖尿病予備群と診断されました。医師は、ここでも「よくあることで、それほど心配する必要はない」と説明し、あくまで「予備群」であり、米国の成人の50%が該当するものなのだと伝えました。母は、米国で年間9000万回以上も処方されているという、糖尿病薬であるメトホルミンの処方箋を受け取り、診察室を後にしました。

２０２１年1月、71歳になった母は、いつものように父と北カリフォルニアの自宅近くをハイキングしていました。その途中で突然、彼女は強い腹痛と経験したことのない疲労感を感じました。心配した母はかかりつけ医を受診し、ＣＴスキャンと血液検査を受けました。

翌日、検査結果が届きました。

「ステージ４の膵臓がん」

そのわずか13日後、母は亡くなりました。


スタンフォード大学病院の腫瘍医は、母の膵臓がんを「不運だった」と言いました。母はがんと診断されるまでの10年間、５人の専門医から5種類の薬を処方されていましたが、どの医師からも「年齢の割には健康だ」と褒められることが多かったのです。統計的にも、母の受診回数や処方箋の数は、平均的な米国人と比較して、決して多いほうではありませんでした。65歳以上の米国人は、生涯で平均28人の医師にかかり、年間1人あたり14件の処方箋が発行されているそうです。

明らかに、現代社会において、私たちの子供世代、親世代、そして私たち自身の健康に対する意識や医療のあり方には、何か大きな問題があるのではないでしょうか？

米国の10代の若者のうち、18％が脂肪肝、30％近くが糖尿病予備群、そして40％以上が過体重または肥満です。50年前には、小児科医がこれらの病気を診ることは、ほとんどありませんでした。しかし今では、肥満、ニキビ、疲労、うつ病、不妊、高コレステロール、糖尿病予備群といった症状は、若い世代にとって、ごくありふれたものになってしまっています。

米国では成人の10人に6人が慢性疾患を抱えており、約半数は人生のどこかで精神疾患を経験すると言われています。また、成人の74％が過体重または肥満です。がん、心臓病、腎臓病、呼吸器感染症、自己免疫疾患など、さまざまな病気の発生率が増加の一途をたどっているにもかかわらず、私たちは、ただただ治療にお金を費やすばかりです。こうした状況を受けて、米国人の平均寿命は１８６０年以来、最も長く減少傾向が続いています。

私たちは心身ともに、このような健康上の問題を抱えやすくなっている現状を、「人間とはそういうものだ」と、どこか諦めて受け入れてしまっているのではないでしょうか？　慢性疾患の増加に対しては、現代医学の「進歩」によって治療できると言われ続けてきました。母も、がんと診断されるまでの数十年の間、医師からコレステロール値、腹囲（ウエスト周囲径）、血糖値、血圧の上昇を指摘されるたびに、「薬でうまくコントロールしていきましょう」と説明されてきたのです。

しかし、母が亡くなるまでに経験したさまざまな症状は、**決して別々の問題ではなく、すべてが細胞のエネルギー代謝異常という、同じ根本原因からきているサイン**だったのです。医学用語で「胎児巨大児」と呼ばれるほど、私の出生時の体重が、平均を大きく上回っていたことさえも、母の細胞のエネルギー代謝に異常があったことを示すものであり、おそらくは、妊娠糖尿病を発症していたサインだったと言えるでしょう。

何十年にもわたるさまざまな症状にもかかわらず、母は、そして現代社会に生きるほとんどの人は、医師から処方された薬をただ飲み続けるだけで、その根本原因を探ることなく、症状を管理することのみにとらわれてしまっているのです。

もっと良い方法があります。それは、「私たちが病気になり、体重が増え、うつ病になり、不妊に悩む根本原因は、決して複雑なものではない」ということに気づくことです。

言い過ぎだと感じるかもしれません。しかし、野生動物たちが、人間のように慢性疾患に苦しんでいるのを見たことがあるでしょうか？　ライオンやキリンが、肥満や心臓病、２型糖尿病に苦しんでいるという話は聞いたことがないはずです。しかし、現代の人間の死亡原因の80％は、生活習慣に起因する予防可能な病気だと言われています。

うつ病、不安症、ニキビ、不妊症、不眠症、心臓病、勃起不全、２型糖尿病、アルツハイマー病、がんなど、**私たちの命を脅かし、苦しめる病気のほとんどは、実はすべて同じ原因で引き起こされている**のです。そして、これらの病気を予防し、改善し、今よりずっと健康な体と心を取り戻す方法は、決して難しいものではなく、あなた自身の力で実現できるのです。

グッドエナジー

健康に関して、非常に大胆なビジョンをお伝えしたいと思います。それは、シンプルかつパワフルで、まさに健康と長寿の根幹をなすものです。今日という1日を、そしてこれからの人生を、あなたがどう感じ、どう生きていくかを大きく左右する、たったひとつの重要な生理現象。それが「**グッドエナジー(Good Energy)**」です。グッドエナジーは、私たちを文字通り「動かす」源である、細胞がエネルギーを作り出す仕組みと深く関わっています。細胞が十分なエネルギーを生み出せれば、体は栄養を吸収し、思考が冴え渡り、ホルモンバランスが整い、免疫力が高まり、心臓は健康に保たれ、体は丈夫になり、私たちは健やかに過ごすことができます。グッドエナジーは、私たちの体が本来もっている、健やかな心身を保つための、最も重要な機能なのです。そしてそれは、さまざまな病気のリスクを左右するものでもあります。

グッドエナジーは、「代謝の健康」と言い換えることもできます。「代謝」とは、細胞が食べ物からエネルギーを作り出し、体中のあらゆる細胞に供給する仕組みのことです。普段の生活で、この「グッドエナジー」について意識することはほとんどないでしょう。細胞が正常にエネルギーを生み出しているときは、私たちはそのことを意識する必要がないからです。まるで呼吸をするように、**ごく自然にエネルギーが満ち溢れている状態、それが「グッドエナジー」です**。私たちの体は、毎日、毎秒、休むことなく、驚くほど精巧なメカニズムでグッドエナジーを作り出しています。細胞は、絶え間なくエネルギーを生み出し、それを体中に届け、さらには代謝によって生じる老廃物を除去し、体が滞りなく機能するように働いているのです。

もしもあなたが、この重要な体のメカニズムをコントロールすることができたなら、周りの人と比べて、素晴らしい健康状態を手に入れることができるでしょう。体中にエネルギーがみなぎり、頭は冴え渡り、毎日を生き生きと過ごせるようになるでしょう。適正な体重になり、体の痛みや不調から解放され、肌は輝きを取り戻し、穏やかな心が満ち溢れるでしょう。妊娠を望む女性なら、本来の妊娠しやすい体を取り戻せるかもしれません。年を重ねているなら、急激な肉体的または精神的な衰えや、家族歴のある〔家系的に発症する可能性の高い〕病気を発症する不安に、悩まされることなく生きることができます。

反対に、もしもこの「グッドエナジー」が失われてしまったら、私たちの体はどのように変化してしまうのでしょうか？　臓器や組織、腺などは、すべて細胞が集まってできています。細胞に十分なエネルギーが供給されなくなれば、当然、これらの臓器は正常に機能することができなくなり、やがて、さまざまな病気につながってしまうでしょう。現代社会において、グッドエナジーが脅かされている現状を考えると、これは決して他人事ではありません。

問題は、私たちの体が置かれた環境と体の機能の進化との間に、大きなズレが生じてしまっていることです。私たちの体を動かす代謝機能は、周囲の環境と密接に関係しながら、何十万年という長い年月をかけて進化を遂げてきました。しかし近年、細胞を取り巻く環境の急激かつ劇的な変化に、私たちの体はさらされています。食生活の変化、運動不足、睡眠不足、ストレスの増加、そして人工的な化学物質への曝露など、細胞を取り巻く環境は、細胞が本来必要としている環境とは大きくかけ離れてしまっているのです。そして、このミスマッチが、細胞の代謝機能を狂わせ、「**バッドエナジー（Bad Energy）**」を生み出してしまうのです。細胞レベルの小さな不調であっても、それが毎秒、体中のあらゆる細胞で起こっているとしたら、その影響は計り知れません。細胞の不調は、組織や臓器、そして体のシステム全体に波及し、私たちの気分、思考力、体の機能、見た目、老化の速度、さらには病気への抵抗力にまで、悪影響を及ぼします。実際、西洋医学で扱われているような、慢性的な病気のほとんどは、私たちの細胞がこれまでの生活習慣によって苦しめられている結果です。バッドエナジーは、細胞の破壊、臓器の破壊、体の破壊、そして痛みにつながります。まさに負の連鎖反応です。

人間の体は約200種類もの細胞で構成されており、バッドエナジーが引き起こす症状は、細胞の種類によってさまざまです。例えば、卵巣の莢《きょう》膜細胞にバッドエナジーが生じると、多嚢《たのうほう》胞性卵巣症候群（PCOS）による不妊症として現れることがあります。血管内皮細胞では、勃起不全や心臓病、高血圧、網膜疾患、慢性腎臓病など、さまざまな臓器への血流が悪くなることで引き起こされる症状として現れます。肝細胞では、非アルコール性脂肪性肝疾患（NAFLD）の原因となることもあります。脳では、バッドエナジーの影響を受ける部位によって、うつ病や脳卒中、認知症、片頭痛、慢性疼痛といった症状を引き起こす可能性があります。近年の研究で、これらの症状を含む実に多くの疾患が、細胞のエネルギー産生システムに問題が生じる、バッドエナジーと直接的な関係があることが、明らかになってきました。しかし、現代医療は、このような根本的な原因に目を向けていません。**私たちは、「バッドエナジーそのもの」ではなく、「バッドエナジーが引き起こす臓器特有の症状」を治療しているにすぎないのです。**医療費が膨らみ、医師は働き続け、医療や医薬品へのアクセスは向上しているにもかかわらず、人々の健康状態が悪化し続けているのは、代謝異常という根本的な問題に取り組んでいないからなのです。私たちはこの問題に正面から向き合い、**細胞レベルで、エネルギー産生システムを改善していく必要があるのです。**

100年前と比べると、私たちは、驚くほど多くの砂糖を摂取するようになりました。特に、異性化糖（果糖ブドウ糖液糖、高果糖コーンシロップ）の形で果糖を摂取する量は、実に30倍以上にもなっています。さらに、デスクワーク中心の生活スタイル、25％の睡眠時間の減少、そして食品や水、空気中に含まれる8万種類を超える合成化学物質などにさらされています。こうしたさまざまな要因が重なり、私たちの細胞は本来のエネルギーを作り出す力を失いつつあります。現代の工業化された生活に根差した多くの要因が、相乗的に、細胞内のエネルギーを産生する仕組みを攻撃した結果が、現代社会に蔓延《まんえん》する慢性疾患の急増という形で現れているのです。

幸いなことに、私たちの体は、代謝機能の異常が進行していることを、いくつかのサインで知らせてくれます。例えば、お腹周りの脂肪の増加、コレステロール値の乱れ、空腹時血糖値や血圧の上昇などが挙げられます。私の母も、これらの兆候をすべて抱えていました。実際、米国人の93％が、こうした代謝機能の主要な指標のうち、少なくとも1つにおいて、危険信号が現れているという調査結果もあるほどです。

私の母の場合、お腹周りの脂肪が多かったことを除けば、見た目はいたって健康体でした。明るく朗らかで、エネルギッシュな彼女は、実年齢よりも若々しく見えたほどです。代謝異常の厄介な点は、必ずしも一度にさまざまな症状が現れるわけではなく、また影響を受ける細胞の種類によって、人それぞれ異なる症状が現れるという点です。

彼女のケースは、決して特別なものではありません。これは、多くの人々とその家族が日々、直面している現実なのです。だからこそ、私は本書を通じて彼女の経験を皆さんと分かち合いたいと思いました。病気は、ある日突然、降って湧くように起こるものではありません。あなたが今、どのような選択をし、どのように感じているかの積み重ねによって、未来の健康は大きく左右されるのです。もし、あなたが今、慢性的な疲労感や集中力の低下、不安感、関節の痛み、不妊、勃起不全（ED）、慢性痛といった、厄介だが命に関わらないと思われる不調を抱えているとしたら注意が必要です。これらの症状は、そのまま放置すると、やがてより深刻な病気を引き起こす可能性のある「バッドエナジー」のサインかもしれません。耳の痛い話かもしれませんが、これは紛れもない事実です。もしあなたが、今、体内で起こっている、「バッドエナジー」のサインである軽度の問題を無視すれば、将来、もっと深刻な事態を招くことになるかもしれません。

目覚め

私は、大人になってからというもの、現代の医療システムを信じて疑わず、その道を邁進《まい》するために、あらゆる努力を重ねてきました。16歳で米国国立衛生研究所（ＮＩＨ）の研究インターンシップに参加し、18歳でスタンフォード大学のクラス委員長に就任。21歳では最優秀学部人間生物学論文賞を受賞し、25歳でスタンフォード大学医学部を首席で卒業。その後、26歳までにオレゴン健康科学大学の耳鼻咽喉科の外科研修医となり、30歳になる頃には、耳鼻咽喉科の研究で数々の賞を受賞しました。一流の医学雑誌に論文が掲載され、学会で発表を行い、何千夜という孤独な夜を研究に費やしてきました。私の努力は家族の誇りとなり、私自身も、医師としてのアイデンティティを確立していくことに大きな喜びを感じていました。

しかし、外科研修医として働き始めて5年目のこと、私はソフィアと出会いました。

当時52歳だったソフィアは、再発を繰り返す副鼻腔炎に悩まされ、鼻の奥の不快な臭いと呼吸困難に苦しんでいました。この1年間だけでも、ステロイドの鼻腔スプレー、抗生物質、経口ステロイド薬、薬剤入りの鼻洗浄液など、さまざまな治療を受けてきました。CTスキャン、鼻腔内視鏡検査、鼻茸の生検も実施済みでした。繰り返す副鼻腔炎のせいで、仕事にも支障が出始め、満足に眠ることすらできなくなっていました。体重は増え続け、糖尿病予備群と診断されたこともありました。彼女はまた、高血圧の薬を服用し、腰痛と抑うつにも悩まされており、それを自分の健康上の問題と老化のせいにしていました。彼女は、いくつもの病院を回り、症状ごとに別々の治療を受けていました。

ソフィアの副鼻腔炎は、薬による治療では効果が見られず、手術が必要な状態になっていました。

2017年当時、私は外科研修医の5年目、最後の年を迎えたばかりの若い医師でした。

手術室に運ばれてきたソフィアに、私は硬性カメラを鼻から挿入し、骨と腫れた組織を小さな器具で砕きながら、吸引器で吸い取っていきました。脳からわずか数ミリという、極めて繊細な場所での手術です。術後、回復室に移されたソフィアは、血糖値と血圧が乱れ、麻酔科医がインスリン点滴と血圧を下げる薬の投与に追われていました。

「先生のおかげで助かりました」。手術後、意識を取り戻したソフィアは、私の手を握りしめながら、そう言ってくれました。しかし、彼女の目を見つめながら、私は誇りを感じるのではなく、敗北感に苛まれていました。

この手術で、私ができたことは、彼女の慢性的な鼻の炎症によって引き起こされた症状を、一時的に抑え込むことだけでした。炎症を引き起こす根本的な原因を取り除くことはできませんでしたし、彼女の抱える他の健康上の問題を解決することもできませんでした。私は心の中でこう呟いていました。「彼女はまた別の症状を抱えて戻ってくるだろう。そして、私の専門外である他の症状のために、また別の病院を転々とすることになるのだろう」。鼻の構造を永久に変えるという大きな手術を終えた後に、彼女は本当の意味で「健康」になったと言えるのだろうか？　糖尿病予備群、過剰な脂肪、うつ病、高血圧（すべて炎症と何らかの関係がある症状）を引き起こしている要因が、彼女の鼻の再発性炎症と全く関係がない可能性はどれくらいあるのだろうか？

ソフィアは、私のその日2件目の副鼻腔炎手術であり、その週5件目の手術でした。私は研修医時代、激しい炎症を起こした副鼻腔組織に対して、何百回もこの手術を行ってきました。しかし、多くの患者が、副鼻腔のフォローアップ手術や他の病気の治療のために病院に戻ってきていました。糖尿病、うつ病、不安症、がん、心臓病、認知症、高血圧、肥満などがその代表的なものです。

毎日、炎症を起こした頭頸部の組織を手術で治療しているにもかかわらず、体の炎症の原因や多くの米国人が今日直面している炎症性の慢性疾患との関連性について、一度も教えられたことがありませんでした。そして、「なぜこんなに炎症が多いのか？」について、一度も疑問に思ったことはありませんでした。私の直感は、「ソフィアの症状はすべて関連している可能性がある」と告げていましたが、私はその直感に従うことも、自分の専門領域から外れることもなく、ガイドラインに従い、処方箋を書き、メスを握っていたのです。

ソフィアとの出会いにより、私は強い確信を抱きました。それは、「これほど巨大で進歩した医療システムがあるにもかかわらず、患者や私の周りの人々は、なぜ病気になるのか？」を根本的に理解するまでは、もう他の患者を手術できないという気持ちでした。

私は、なぜこれほど多くの病気が急激に増加し、かつ互いの関連性を示唆しているのかを理解したかったのです。そして、患者を手術台に乗せることなく、健康へと導くために、医師としてできることはないのかを最も知りたかったのです。私は、患者を心身ともに健康な状態へと導くために、医師という道を選んだはずでした。ただ薬を処方し、手術をして、請求書を出す数を競うために、医師になったわけではありません。

「患者を救いたい」と医療の道を選んだ医師や医療従事者に囲まれながらも、私はある矛盾に気づき始めていました。それは、医療に関わるあらゆる機関、例えば医学部、保険会社、病院、製薬会社に至るまでが、**「患者を治す」ことよりも、「病気を管理する」ことで利益を上げている**という現実です。この歪んだ構造こそが、知らず知らずのうちに、善意ある医療者たちを、患者を不幸な結果へと導く「目に見えない手」にしていたのです。

これまで私は一流の外科医になることだけを目標に邁進《まい》してきました。もし、私がメスを置くようなことになれば、50万ドルもの教育費をドブに捨てることになりかねません。外科医以外の道など、想像することすらできませんでした。

しかし、これらの考慮事項はすべて、「**患者は、ちっとも良くならない**」という、私の頭から離れない、明白な事実と比較すると、取るに足らないことのように思えました。

2018年9月、31歳の誕生日を迎え、5年間の研修医期間を終えるまであと数カ月という時、私はオレゴン健康科学大学の教授室に行き、辞職しました。臨床と研究の成果を称える賞状や盾、高額な報酬を捨てることになっても、私は迷いませんでした。人々が病気になる本当の理由を理解し、患者が健康を取り戻し、維持する方法を見つけ出すための旅に出ることにしたのです。

この探求の旅で得た気づきは、私の母を救うことはできませんでした。彼女のがんは、おそらく私が従来の医療を離れるずっと前から、静かに体内で成長していたのでしょう。医学部で教えられていない単純な原則により、今すぐにでも多くの人々が生活を改善し、寿命を延ばすことができる。私は、このことを知ってほしいからこそ本書を書いています。

現代社会において、病気の根本原因に対する理解が欠如していることは、私たち人類にとって、より深刻な精神的な危機を象徴していると言えます。私たちは、自らの体と生命の神秘に対する畏敬の念を忘れ、自然の恵みから遠ざかってしまいました。食べ物がどこでどのように作られたのかもわからず、仕事や学業のために、長時間体を動かすこともなく、太陽の光を浴びることも、質の高い睡眠をとることも、新鮮な空気や水を体に取り込むことも、おろそかになっています。その結果、私たちの体は混乱し、恐怖を感じているのです。私たちの細胞は大規模な機能不全に陥っており、それは当然のことながら、私たちの脳と体に影響を与えます。医療システムは、この恐怖を利用して機能不全に起因する症状に対する「解決策」を提供し、米国で最大かつ最も急成長している産業となっています。私たちは、体を数十の別々の部分に分解してしまうという還元主義的な思考に陥っています。しかし本来、私たちの体は驚くほど精緻に、すべての器官が複雑に連携しながら機能しており、私たちが食事をし、呼吸をし、太陽の光を浴びるたびに、外部環境とエネルギーや物質を交換して絶えず自らを再生させているのです。

米国の医療システムが、過去120年間に奇跡を生み出してきたことは疑いようもありませんが、しかしその一方で、医療費や死亡原因の8割以上を占める、代謝性疾患の予防と改善という点においては、大きく道を誤ってしまったと言わざるを得ません。状況は悲惨ですが、本書は楽観主義と実用性を兼ね備えています。米国の医療システムには、改善すべき点があるとはいえ、人々の批判的な意見に耳を傾け、積極的に改革を進めていこうという力強さがあります。人類はこれまでも創意工夫により幾度となく危機を乗り越え、想像をはるかに超える進歩と変化を遂げてきました。**医療に押し寄せようとしている次の変革は、ほとんどすべての病気の原因と細胞のエネルギー産生システムがどのように関係しているかを理解すること、病気や症状を細分化して多くを専門化するのではなく、むしろ専門化を減らすことの必要性を理解することから始まるでしょう。**近年、科学技術の進歩により、細胞の中で、分子レベルで何が起こっているかをより深く理解できるようになり、これまでバラバラに捉えられてきた病気や症状が、実は複雑に絡み合っていることが明らかになりつつあります。もし私たちが、この「エネルギー中心」の視点を取り入れることができれば、医療システムも私たち自身の健康もより良い方向へと変化していくでしょう。幸運なことに、「グッドエナジー」を高めることは、あなたが思っているほど、難しいことではありません。毎日の生活の中で、ほんの少し意識を変えるだけで、誰でも簡単に実践できるのです。本書では、その具体的な方法を、皆さんにお伝えしていきます。

第Ⅰ部では、私たちの代謝の異常が病気の根本原因であること、現在の医療システムがそれを無視するに至った動機について、科学的に説明します。第Ⅱ部では、今日から体調を良くするために実践できる考え方や方法を紹介します。第Ⅲ部では、これらの概念をすべてまとめ、実践しやすい計画に落とし込みます。第Ⅳ部〔ダウンロードコンテンツ参照〕では、「グッドエナジー」の食事原則を取り入れた33のレシピを紹介します。本書全体を通じて、医療システムの内外での私の経験談と代謝の健康に関するリーダーの洞察を紹介していきます。

「グッドエナジー」は目標であり、心の状態であり、そしてそれが生み出すことができるものは、驚くべきものです。それは、私たちが健康的な食べ物を食べ、体を動かし、自然と触れ合い、周りの世界に喜びを感じ、充実感や活力、そして生きていることを実感できる世界です。その景色は刺激的です。なぜなら、グッドエナジーに満ちて生きるとは、おいしい食べ物、幸せな人々、真の人間関係、そして私たちの大切な人生の最も美しい表現へと広がっていくことを意味するからです。

確かに、私たちの健康を向上させるための探求において、直面している課題は非常に大きいでしょう。しかし、私は、これらすべてが今すぐに変わり始める可能性があると感じています。それは「グッドエナジーに満ちているとは、どんな感じがするのか?」と、ただそれだけを自問自答することから始まるのです。

今、その質問をしてみてください。あなたの体が最適に機能し、ただ人間としての経験を楽しんで、リラックスし、心が明晰かつ創造的に働き、人生が揺るぎなく強力な内なる力の源の上に築かれていると感じるのは、どんな感じがするでしょうか? 喜び、活力、感謝の気持ち、そして満足感をもって、日々を過ごせるような、内側から湧き上がる力強い生命力を想像してみてください。少しの間、その感覚を味わってください。想像してみてください。そしてあなた自身に問いかけてみてください。

本書が、あなたの今日の体調を良くし、明日の病気を予防することで、あなたの人生を変える一助となることを願っています。すべては、「グッドエナジー」の科学を理解し、それに基づいて行動することから始まります。

本章の引用文献については、caseymeans.com/goodenergy 参照。

第 I 部

エネルギーの正体

THE TRUTH ABOUT ENERGY

第1章

細分化された医療vs.エネルギー中心の医療

医学部を卒業する頃、私は42ある専門分野から1つを選ばなければなりませんでした。そう、体の1つの部位に人生を捧げるのです。

現代医学は細分化によって成り立っています。医学教育を受けた当初から、私は人体に対する幅広い視点から、徐々により狭い視点へと導かれていきました。大学で医学部進学課程を専攻した時、生物学のみに集中するために、物理学と化学の勉強を諦めました。医学部では、植物や動物といった他の生物系に焦点を当てることなく、人間の生物学に関するあらゆる事実を記憶しました。研修医時代には、頭頸部という特定の部位の手術に専念し、体の他の部分について考えることはほとんどありませんでした。

もし私が5年間の研修を修了していれば、その専門分野の中のさらに狭いサブスペシャリティに的を絞ることができたでしょう。私は、鼻だけを専門とする鼻科医、喉頭だけを専門とする喉頭科医、内耳の3つの小さな骨と蝸牛、鼓膜だけを専門とする耳科医、あるいは頭頸部がんの専門医（他にも多くの選択肢がある）になることもできたのです。医師としてのキャリアの最終目標は、体のより小さな部分をより良く治療することになっていたでしょう。

もし私が自分の仕事に本当に秀でていれば、スタンフォード大学医学部の学部長のように、医学界から体の部位の病気に自分の名前を冠されることになったかもしれません。世界的に有名な耳鼻科医であるロイド・B・マイナー博士は、約3平方インチ（19・3平方センチ）の部位にキャリアのすべてを注ぎ込みました。彼の名前にちなんで名付けられたマイナー症候群では、内耳の骨の微細な変化が、さまざまな平衡感覚や耳鼻咽喉科的症状を引き起こすと考えられています。マイナー学部長は、医師の究極の成功モデル、すなわち自分の専門分野に集中し、出世の階段を上り詰めることを体現していました。それは同時に自己防衛にもつながります。平均的な臨床医にとって、自分の専門分野から外れないようにすることは、自分の専門外のものを誤って治療することによる責任を負わないようにするためなのです。

5年目には、私は耳鼻咽喉科の中でも、聴覚と平衡感覚を司る、耳の周りの3平方インチの部位に特化し、頭頸部手術をサブスペシャリティとしたチーフ研修医を務めていました。私はサラのような患者を頻繁に診察していました。サラは36歳の女性で、月に10回以上も起こる激しい片頭痛に悩まされ、耳鼻咽喉科を受診しました。めまいと聴覚症状は、この衰弱性神経疾患の特徴でもあるため、片頭痛の患者は、さまざまな医療機関を受診し、しばしばこの耳鼻咽喉科という専門外来にたどり着きます。10年間も片頭痛のひどい発作に悩まされてきたサラは、自分の世界が息苦しいほど狭まっているのを感じていました。彼女は障がい者として生活し、ほとんど家から出られず、彼女の生活は病気が中心となっていました。彼女は光に非常に敏感で、常に目の周りをすっぽり包むサングラスをかけていました。また、炎症性関節炎のために杖なしでは歩けず、介助犬がいつも傍に寄り添っていました。

FAXで送られてきた、100ページに及ぶ彼女の医療記録を調べてみると、彼女は過去1年間に慢性的な痛みを伴う複数の症状への対処のために、8人の専門医を受診していました。神経内科医は片頭痛発作の薬を処方していました。精神科医は、うつ病の治療薬として選択的セロトニン再取り込み阻害薬（SSRI）を処方していました。循環器内科医は高血圧の薬を処方していました。緩和ケアの専門医は、関節の絶え間ない痛みに対する追加の治療薬を処方していました。これらすべての治療と投薬にもかかわらず、サラは依然として苦しんでいました。

慎重に記録をめくりながら、私は愕然としました。彼女がすでに試したことのないもので、私が彼女に提供できるものがあるのだろうか？

片頭痛に対するいつもの問診の一環として、私は彼女に片頭痛改善のための除去食を試したことがあるかを尋ねました。彼女は除去食というものを聞いたことがありませんでした。私は驚きました。私たちの診療科には、まさにそのテーマのパンフレットが、彼女のような患者にすぐに渡せるように用意されていました。しかし、私の同僚たちは、栄養学的介入が重要であるとは認識していませんでした。その代わりに、彼女は検査を受けさせられ、高額なCTスキャンを受け、向精神薬などの薬を処方されていました。片頭痛の誘因となる食べ物を避ける食事療法の可能性について説明したとき、彼女はあからさまにためらいました。「もし食べ物のようなありふれたもので治るのなら、医療従事者がとっくに教えてくれただろう」とでも言いたげな表情でした。彼女は別の薬を試したがっていました。

サラのケースは、私がこのような状況に遭遇した最初のケースではありませんでした。患者は、長引く慢性疾患を抱え、書類の山とともにやってくることがよくありました。しかし、サラはその年齢にしては、あまりにも激しい苦しみを味わい、あまりにも多くの専門医の間を転々としており、医療システムの失敗を如実に物語っていました。彼女は病気にかかり続けていました。1つの慢性疾患だけでなく、複数の慢性疾患を抱えて生きていたのです。彼女自身は気づいていませんでしたが、彼女の寿命がほぼ確実に縮まっていることは明らかでした。彼女は自分が受けてきた治療に不満を抱いていましたが、それでもなお、それに頼っていました。しがみついていたと言ってもいいでしょう。

私は自分の胸のざわめきを静めようと努めました。効果が裏付けられた簡単な方法を試すことを勧めもせずに、また別の薬を処方するのだろうか？　それが彼女の人生を劇的に好転させる奇跡の薬ではないという事実に、私は胃が痛くなるような不快感を覚えました。彼女と私は、新しい薬に希望を抱いて、6週間後の経過観察を予約し、できる限りのことをしたと満足して診察を終える、という茶番を演じることもできました。しかし、私たちは二人とも、「薬の不足」がサラの全身に病気が発症している理由ではないことをどこかでわかっていました。

彼女を診てきた他の医師たちのように、症状に基づいた基準に従って病名をつけ、命に関わる深刻な問題がないことを確認し、処方箋を出し、請求コードを入力して、次へ進むこともできました。それが立派な医療行為というものなのでしょう。しかし、サラや彼女のように複雑な症状を抱える患者たちを診ていると、私はもっと別のやり方で、症状の根本原因、「なぜ、そのような症状が出ているのか?」を問いたくなったのです。

隠された核心に迫る
——何が病気を引き起こすのか?

目に見えない炎症——どこにでも、同時に

疑問が生じたときは、まず質問することから始めます。サラのケースでは、質問は明白で「彼女のさまざまな症状は本当に別々のものなのか?」それとも「私や同僚には見えない何かが、それらをつないでいるのか?」というものでした。

彼女の検査結果を見てみると、炎症マーカーの1つが高値を示していました。医学生時代に、このマーカーは糖尿病や肥満などの病気で高くなると学んだことをぼんやりと思い出しました。サラは炎症性関節炎も患っていることに気づきました。これには慢性炎症が関わっています。そこで私は、「炎症は片頭痛の原因となり得るのだろうか?」という別の疑問を抱きました。驚くべきことに、PubMedで簡単に検索しただけで、この2つを関連付ける1000件以上の科学論文が見つかりました。

炎症とは、免疫細胞が怪我や感染の部位に殺到することで生じる、腫れ、熱、赤み、膿、痛みを指すことを私はよく知っていました。これらの症状はすべて、本来、有益であり、損傷や危険にさらされた組織を封じ込めて、沈静化し、治癒するための強力かつ協調的な防御が行われていることを示しているからです。免疫システムは、常に異物、不要なもの、有害なものを探しており、何か問題を見つけると、数秒以内にこのような反応を引き起こします。問題が解決すると、免疫システムは炎症を止め、すべてが正常に戻り、熱、赤み、腫れ、痛みは消えていきます。

しかし、サラの身体検査とその他の検査結果は、不可解なものでした。彼女には怪我もなく、私が確認できるような明らかな感染症もありませんでした。今回の現象は、一時的なものではありませんでした。彼女の炎症反応は「オン」のままになっており、その結果、彼女の体に付随的な損傷を引き起こすほどになっていました。なぜ免疫システムは、急性症状でもないのに、体の組織に損傷を与えるほど、活性化し続け、警戒と防御の状態、つまり慢性的な炎症を引き起こしているのでしょうか？

私は、自分が耳鼻咽喉科の外科医として、何を治療しているのかを振り返り、あることに気づきました。それは、私が治療している症状のほとんどすべてが、炎症であるということです。医学では、「-itis（炎）」という接尾辞で炎症を表します。私たちの診療は、副鼻腔炎、扁桃炎、咽頭炎、喉頭炎、耳炎、軟骨炎、甲状腺炎、気管炎、アデノイド炎、鼻炎、喉頭蓋炎、唾液腺炎、耳下腺炎、蜂窩織炎、乳突蜂巣炎、骨髄炎、前庭神経炎、迷路炎、舌炎など、炎症のオンパレードでした。私は炎症の専門医だったのです。そして、そのことに気づいてすらいなかったのです。耳鼻咽喉科医としての私の仕事は、耳、鼻、喉のどこに炎症が現れても、それを鎮めることでした。多くの場合、その過程には、経口薬、点鼻薬、点滴静脈注射、吸入薬、局所抗炎症薬を使用することが含まれていました。フロナーゼスプレー、配合ステロイド点鼻薬、プレドニゾロン軟膏、ソル・メドロール静脈注射、ステロイド吸入ネブライザーなど、免疫システムの過剰な活性化に対処する、あらゆる薬が使用されていました。

副鼻腔炎の患者であるソフィアのように、薬が効かないケースでは、次の段階として手術に進みます。炎症によって引き起こされる閉塞を減らし、炎症による滲《しん》出液を排出するために、患者の体に穴を開けます。時には、腫れによって狭くなった解剖学的構造を、機械的に強制的に広げることもあります。鼓膜にチューブを挿入して、滲《しん》出液を排出したり、閉じ込められた膿を排出するために頭蓋骨に穴を開けたり、慢性的な炎症によって狭くなった気道を広げるために、バルーン（風船）を挿入したりします。

薬物療法や手術によって、炎症は一時的に治まり、その影響を最小限に抑えられます。侵入者を柔術の技で床にねじ伏せるようなものです。しかし、組織は再び腫れたり、膿が溜まったりすることがよくあります。私たちの仕事内容には、「なぜ」炎症が再発し続けるのかを突き止めることは含まれていませんでした。

しかし、ひとたび問題の根本を探り始めると、「なぜ」は止まらなくなりました。なぜソフィアやサラのような患者の免疫システムは、慢性的に活性化されているのでしょうか？　正常であるはずの細胞が、助けを求めて免疫細胞を呼び寄せるために、「恐怖」の信号（シグナル）を送り続けているのはなぜでしょうか？　切り傷や感染症のような明らかな脅威は、私も患者も見つけられませんでした。では、なぜこれらの細胞は、顕微鏡レベルでそれほどまでに怯えているのでしょうか？

サラの検査結果と、糖尿病、肥満、自己免疫疾患などの慢性疾患と強く関連している炎症マーカーについて改めて考えてみました。そして、突然、閃きました。耳鼻咽喉科医である私の管轄下にある症状だけでなく、彼女の症状はすべて炎症によって引き起こされている可能性があるのではないか？　多くの異なる病態を1つのメカニズムが動かしているのだろうか？　彼女の体のあらゆる部分が、目に見えない同じ脅威に対して恐怖反応を示していたのだろうか？　今日の私の視点から見ると、その真実は全く自明に思えます。研究によると、慢性炎症は、耳、鼻、喉だけでなく、あらゆる種類の病気（がん、心血管疾患から、自己免疫疾患、呼吸器感染症、胃腸疾患、皮膚疾患、神経疾患に至るまで）や症状の重要な誘因になっています。しかし、これらの関連性に焦点を当てたり、なぜこれほど多くの炎症が起こるのかを深く掘り下げたりすることは、医療機関の文化にはありませんでした。

私は自分が細胞について、いかに多くのことを知っていたかに気づきました。組織学の必須科目を履修し、顕微鏡で何百枚もの人間の組織や肉片のスライドを見て以来、私は人体を構成する約40兆個の細胞に対して、その複雑さと生命のまさに基礎となる小さな重要性、そして私たちすべてが細胞の集合体であることに、畏敬の念を抱いてきました。細胞の中には、非常に多くの情報が詰まっています。それぞれの細胞は、絶え間なく働き、活動を続ける小さな宇宙であり、それらすべての活動の結果が、端的に言えば、私たちの命なのです。

私たちの細胞は、話すことも、何を恐れているのかを伝えることもできません。しかし、信じられないことに、細胞の視点から見てみると、疑問の答えはそこにあるのです。複雑ではありますが、一部の人が信じ込ませようとしているほど、不可解で難解で専門的なものではありません。

オレゴン健康科学大学のチーフ研修医を辞めた後、私の目の前には発見の機会が開かれました。従来の教育では埋めることのできなかった空白を埋め、限りなく健康的でエネルギッシュになった私は、栄養生化学、細胞生物学、システム生物学（ネットワーク生物学）、機能性医学の高度なトレーニングに意欲的に取り組み、健康と病気に対する理解を深めて変革を遂げました。病気の管理ではなく、患者を実際に治す、より良い医療を追求するために、私と同じように、権威ある機関を退職した多くの医師たちと知り合いました。再び活力を取り戻した私は、すぐにオレゴン州ポートランドのパール・ディストリクトに小さな診療所を開設し、日当たりの良い窓とたくさんの植物がある共有スペースに落ち着きました。数人の友人や同僚に、私は「病気の治療を提供するのではなく、健康を創り出すことに焦点を当てた新しいことをしている」と伝えました。尊敬される外科医として医学の頂点から病気を管理するのではなく、深い対話と個別化した治療計画を通じて、患者とともに健全で健康な体の基盤をゼロから作り上げ、彼らの健康を回復し、維持するために取り組みました。噂は広まり、私のスケジュールはすぐにいっぱいになりました。

サラやソフィアのように、慢性的で治療困難に見える症状を抱えた多くの患者が、私の診察を受けに来ました。私たちはこれまでと異なる、つまり「細胞レベル」という根本的なところから問題を治療することにしました。栄養や生活習慣の改善、そして全体的な細胞のサポートに焦点を当て、細胞が仕事をするために必要なものを与え、仕事を妨げているものを取り除くことに重点を置きました。その結果、私の患者はしばしば劇的な変化を遂げました。体重増加、睡眠の質低下、いつまでも治らない痛み、慢性疾患、高コレステロール、さらには生殖の問題といった慢性的な問題が数ヵ月で、時には数週間で解決し始めたのです。炎症は消え、二度と再発しませんでした。患者は、しばしば薬の量を減らし、さらには完全に服用をやめることさえありました。人生がどんなに素晴らしいものになるかという希望と楽観主義が、私が幸運にも助けることができた人々に蘇ってきたのです。多くの場合、結果は従来の治療よりもはるかに少ないことをすることでもたらされました。それは、私が常に学んできたこと、つまり次の薬や介入を追加することと、正反対のことをすることです。

私は、この新しい方法で医療を実践することを通して、多くのことを学びました。とりわけ、病気、痛み、苦しみをもたらす炎症は、私たちの細胞の中で機能不全を引き起こし、細胞の働き、シグナル伝達、自己複製に影響を与えるということがはっきりとわかりました。もし私たちが本当に体と心の健康を取り戻したいのであれば、炎症というメカニズムだけにとどまらず、細胞そのものの奥深くまで、もう一段階深く掘り下げて見る必要があるのです。

見えない場所でのトラブル――代謝、ミトコンドリア、機能不全

長年探し求めた結果、サラのような患者の体内で、炎症を起こしている原因は、驚くほど単純なものであることがわかりました。**多くの場合、慢性炎症はバッドエナジーにより細胞が慢性的にパワー不足になり、脅威を感じていることへの反応なのです。**反応の結果、免疫細胞は危険にさらされている体の部位に駆けつけ、炎症を引き起こします。

パワー不足の細胞、つまり代謝異常に陥り、エネルギーを生み出すのに苦労し、日々の活動を続けるのに精一杯の細胞は、脅威と危険にさらされているのです。この弱体化した細胞は、化学的な警告シグナルを送り出し、免疫システムを呼び寄せて助けを求めます。免疫細胞は、助けるのに付随して大きな損傷を引き起こし、文字通り、体内で自分自身に対する戦争を引き起こして症状を悪化させます。これが、一般的に代謝異常や広範な症状と慢性炎症が歩調を合わせて進行する重要な理由です。

細胞生物学の世界に飛び込むことは、一見、困難なことに思えるかもしれません。しかし、健康と病気の理解を大きく変えられる単純な尺度が1つあります。**それは、細胞内のミトコンドリアが、どれだけうまくエネルギーを作っているかということです。**

「ミトコンドリア」という言葉は聞いたことがあるでしょうし、高校の生物の授業で「細胞のエネルギー工場」として習ったかもしれません。ミトコンドリアは、食物エネルギーを細胞エネルギーに変換する変圧器のようなものです。この小さな細胞小器官は、私たちが摂取した食べ物の分解産物を、細胞が多くの仕事をするために使用する「エネルギー通貨」に変換する役割を担っています。肝臓、皮膚、脳、

卵巣、目など、体内のさまざまな種類の細胞には、それぞれ異なる量のミトコンドリアが含まれています。細胞の中には、数十万個ものミトコンドリアをもつものもあれば、ほんの一握りのものもあります。これは、その細胞がどのような働きをしなければならないか、その働きを支えるためにどれだけのエネルギーが必要かによって異なります。

体が健康な状態であれば、食事に含まれる脂肪と炭水化物は、消化により脂肪酸とグルコース（ブドウ糖）に分解され、血流に入り、個々の細胞に運ばれます。グルコースは、細胞内でさらに分解されます。これらの分子はミトコンドリア内に運ばれ、一連の化学反応を経て電子（電荷を帯びた粒子）を発生させます。これらの電子は、特殊なミトコンドリアの機構によって運ばれ、受け渡されて、最終的にアデノシン三リン酸（ＡＴＰ）を合成します。これは人体で最も重要な分子です。私たちの細胞内のあらゆる活動のエネルギー通貨であり、ひいては私たちの命の支払いを担っているのです。

実際、ＡＴＰはたくさんあります。私たちの体内では、毎秒、何兆もの化学反応が起こっており、その結果が私たちの生活に現れているのです。これらの活動はすべて、エネルギー、すなわちミトコンドリアが産生するＡＴＰによって行われるため、常に十分な量が必要です。この私たちを結びつけているエネルギーがなければ、私たちは文字通りバラバラになり、地面で腐敗してしまうでしょう。

ＡＴＰは微細な分子ですが、平均的な人間は1日に約40kgものＡＴＰを産生しています。絶えず作り、使い、リサイクルしているので、私たちはそれに気づくことさえありません。私たちの37兆個の細胞はそれぞれ、細胞膜で覆われた小さな都市のようなもので、絶えず活動、取引、生産に追われています。

私たちの細胞が毎秒行っているプロセスは数え切れないほどたくさんありますが、細胞が最適に機能するために必要な主な活動は、次の7つに分類できます。そして、それらをすべて適切に行うためには、ATP、すなわちグッドエナジーを必要とします。

1．タンパク質の合成

私たちの体は、約7万種類ものタンパク質を合成することで、体の構築と活動のあらゆる側面を支えています。細胞は、これらすべてのタンパク質の合成を担っています。タンパク質は、形、大きさ、機能もさまざまで、多岐にわたる役割を担っています。例えば、細胞の表面にある受容体、グルコースなどの物質が細胞に出入りするためのチャネル、細胞に形を与えたり、移動を助けたりする細胞内の構造的な骨組み、DNA上にあって遺伝子の活性化や抑制を行う調節因子、ホルモンや神経伝達物質のように他の細胞に情報を伝達するシグナル分子、隣接する細胞同士を結びつける接着因子などがあります。さらに、いくつかの異なるタンパク質が結合して、細胞内で特殊な「機械」を形成することもあります。その一例が、ミトコンドリア内に存在するATP合成酵素と呼ばれる回転タービンで、ATPを産生する最終段階を担っています。これらは、タンパク質が行う仕事のほんの一部にすぎませんが、簡単に言えば、タンパク質は細胞内の構造的役割、機械的役割、シグナル伝達を担う働き者と言えるでしょう。

2．DNAの修復、制御、複製

細胞は、細胞分裂の過程で、新しい細胞それぞれに、完全な遺伝物質のコピーが確実に受け継がれるように、ＤＮＡを複製する役割を担っています。また、細胞はＤＮＡの損傷を修復することで、がんやその他の病気を引き起こす可能性のある突然変異を防いでいます。さらに細胞は、エピジェネティックな変化〔遺伝子配列変化を伴わずに、遺伝子の発現を制御する仕組み〕を通じて、ゲノムの折り畳みや立体構造を変化させる複雑なメカニズムを備えており、これによって、特定の細胞種において、どの遺伝子がいつ発現するかが調節されています。私たちの細胞は常に生まれ変わり、自己複製を繰り返しており、ＤＮＡの複製と細胞分裂のプロセスによってこれが可能になっています。

3. 細胞内シグナル伝達

細胞内では、すべての活動は細胞内シグナル伝達によって調整されています。これは、細胞の内外で常にやり取りされている、微細な生化学的メッセージのことで、何をする必要があるのか、どこに移動する必要があるのか、何をオン／オフにする必要があるのかなど、指示や情報を与えています。例えば、食後に血糖値を正常値に戻すために、インスリンが産生されます。インスリンは細胞の表面に結合し、細胞内で一連のシグナルを発生させ、細胞膜のチャネルに情報を伝えます。これによりグルコースが細胞内に流れ込むことができるようになります。また、細胞は体内の他の細胞とも、ホルモンや神経伝達物質などの化学的シグナルや電気的な刺激などのさまざまなシグナル伝達経路を通じて、常にコミュニケーションを取り合っています。

4. 細胞内輸送

トラックが全国に荷物を運ぶように、細胞も適切に機能するために、分子などを細胞内のあらゆる場所に輸送しなければなりません。それぞれの細胞は驚くほどの精度で、分子を梱包し、ラベルを付け、その微細な環境全体に輸送することができます。例えば、細胞が神経伝達物質であるセロトニン（気分の調節などを助ける）を作るとき、細胞はそれを「小胞」と呼ばれる細胞内の袋に詰め込み、隣接する神経細胞に作用させるために、モータータンパク質（小さな車のようなもの）に乗せて細胞膜へと送り出します。このプロセスによって、私たちの思考や感情が生まれているのです。また、免疫細胞のように、体の中を移動しなければならない細胞もあります。免疫細胞は、炎症性の化学信号によって、体にとって脅威となる場所に向かうように促されると、まるで高速道路に飛び乗るかのように、骨髄から血流中に飛び出します。そして、危険な臓器に到達すると、指のような突起を伸ばしながら、臓器内を這うようにして移動し、任務を果たすべき場所にたどり着くのです。

5. 恒常性

細胞は、pH、塩分濃度、電位差を生じさせる電荷の勾配、温度など、健全な動作条件を維持するために常に働いています。体の化学反応が起こる最適な環境を維持することを、恒常性（ホメオスタシス）といいます。

6. 細胞の老廃物処理とオートファジー

細胞はまた、オートファジー（自食作用）と呼ばれるプロセスを通じて、自身の構成要素をリサイクルすることができます。これは、細胞が損傷した部品やタンパク質を排除して原料をリサイクルする方法です。ミトコンドリアがこのリサイクルと再生を行うことを「マイトファジー」と呼び、細胞内の健全なミトコンドリア集団を維持するために重要な役割を担っています。さらに劇的なこととして、細胞は、より健康な細胞に道を譲るために、自らの死を誘発することもあります。これは「アポトーシス」と呼ばれる重要なプロセスです。

7. 代謝

そしてもちろん、エネルギー自体の産生も細胞の重要な役割です。このエネルギー産生にもエネルギーが必要なのです。

これらの活動はすべて、ミトコンドリアが正常に機能することで作られるATPを必要とします。適切な材料が適切な量だけ供給されると、ミトコンドリアは細胞の活動に必要なエネルギーを十分に産生します。そして、このエネルギー産生が、体全体の健康へとつながっていくのです。臓器は、簡単に言えば細胞の集合体です。すべての任務を遂行できる、健康的でエネルギーに満ちた細胞が集まれば、その臓器は本来の機能を十分に果たせるようになります。すべての細胞は、働くために必要な設計図をもっています。あとは、そのための材料さえあればいいのです。しかし、ミトコンドリアが適切な状態になかったり、間違った材料が間違った量で流れ込んできたりすると、細胞がその役割を果たすのに十分な

ATPを産生することができなくなります。細胞レベルのバッドエナジーという問題は、臓器に直接悪影響を及ぼすだけでなく、細胞に対して、「何かがおかしい、助けが必要だ」と警鐘を鳴らします。そして、常に助けを求める声に耳を傾けている私たちの免疫システムが、すぐに駆けつけるのです。

しかし、この場合の問題は免疫細胞が解決できるような感染症や傷ではありません。細胞の機能そのものに関する、より根深い問題なのです。そして、それは免疫細胞にも解決できない問題です。なぜなら、**ミトコンドリアの働きを奪い、細胞の活動ができなくなる原因は私たちの体外にあるからです。**それは、細胞の視点から見れば、100年前とは全く異なる、私たちの体が置かれている環境です。

現代の食生活と生活習慣は、相乗的に私たちのミトコンドリアを破壊しています。私たちのミトコンドリア、そしてそれを収めている細胞は、環境との関係の中で長い年月をかけてともに進化してきました。そのメカニズムは、外部環境から私たちの体、そして最終的にミトコンドリアへと伝わる、さまざまな入力と情報の組み合わせと連携して働いています。特定の種類の栄養素、日光、腸内細菌からの情報などは、細胞やそのエネルギー工場であるミトコンドリアの働きを活性化し、必要なものを供給するのに役立っています。しかし、そうした入力や情報の流れの多くは、近年激変してしまいました。その結果、ミトコンドリアは本来の機能を阻害され、完全な損傷を受けてしまっているのです。

ミトコンドリアの機能不全によって弱体化した細胞を助けようと奮闘する強力な免疫細胞でさえ、完全に無力化されています。現代の工業化された世界の不自然な環境から生じる有害なものや栄養不足を、免疫細胞は止めることができないのです。免疫細胞は、私たちが炭酸飲料を飲むのを止めたり、水をろ過したり、ストレスの多いスマートフォンの通知をオフにしたり、ホルモンをかく乱する農薬やマイクロプラスチックを食べないようにしたり、早く寝かせたりすることはできません。そこで、免疫細胞は自分の持ち合わせている道具を使うしかありません。より多くの免疫細胞を動員し、より多くの炎症性シグナルを送り出し、事態が収束するまで戦い続けるのです。しかし、問題は解決しません。なぜなら、環境からの有害な刺激は決してなくならないからです。これが慢性炎症の根本原因です。

ミトコンドリアの機能不全によって細胞群が正常に働かなくなり、その領域に集まってサポートしようとする免疫システムの過剰なまでの（しかし、無力な）反応が、臓器の機能不全を引き起こします。そして、これが症状として現れるのです。今日、私たちが苦しんでいる慢性的な症状のほとんどは、体の他の部分で起こっているのと同じ問題が、さまざまな形で現れているにすぎません。つまり、**私たちの生活習慣によってミトコンドリアが傷つき、エネルギー不足になった細胞が機能不全に陥る、そして、免疫システムは助けようとするものの、それができず、むしろ事態を悪化させてしまうのです。**

では、私たちの今日の生活環境は、どのようにしてミトコンドリアを傷つけているのでしょうか？

その答えは、相互に密接に関係している、10の主要因に集約されます（詳細は第Ⅱ部参照）。

1. 慢性的な過剰栄養

慢性的な過剰栄養とは、長期間にわたって、体が必要とする以上のカロリーや炭水化物、タンパク質、脂質などの栄養素を摂取することを指します。慢性的な過剰栄養は、さまざまな形でミトコンドリアの機能不全を引き起こす可能性があります。私たちは100年前と比べて、約20％多くカロリーを摂取しており、果糖に至っては700〜3000％も多く摂取しています。体が処理しなければならないものが、これほどまでに増えているのです。もしあなたが、毎日普段の700〜3000％もの仕事をこなすように求められたら、きっと倒れてしまうでしょう。細胞もまた、過剰な食物がもたらす膨大な量の物質を処理しきれません。そのため、処理が滞り、有害な副産物が過剰に生成され、ミトコンドリアの働きを含む、細胞内の多くのプロセスが滞ってしまいます。このような負担によって、細胞内には有害な脂肪が蓄積し、細胞本来のシグナル伝達や活動が阻害されます。さらに、ミトコンドリアは、過剰な食物をエネルギーに変換し続けることで、フリーラジカル（活性酸素）と呼ばれる分子を産生・放出します。フリーラジカルは、負に帯電した非常に反応性の高い電子をもつ分子であり、ミトコンドリアや細胞内の他の構造に結合することで、負の帯電を中和しようとします。そして、その過程で重大な損傷を引き起こします。私たちの体は、フリーラジカルを安全に中和するためのメカニズムをいくつか備えています。例えば、抗酸化物質を産生することで、フリーラジカルを結合させ、消滅させることができます。しかし、**慢性的な過剰栄養の場合のように、これらの有害な分子の産生が体の処理能力を超えてしまうと、「酸化ストレス」と呼ばれる有害な不均衡が生じ、ミトコンドリアや周囲の細胞構造を傷つけてしまいます。**

通常、制御された少量のフリーラジカルは、健康に有益であり、細胞内のシグナル伝達分子として機能しています。しかし、フリーラジカルが増加して、制御不能になると、酸化ストレスが発生し、損傷の連鎖反応が始まります。健康的な量のフリーラジカルは、心地よい焚火のようなものですが、酸化ストレスは、すべてを焼き尽くす山火事のようなものです。

私たちが慢性的に過剰な食物エネルギーを摂取している主な理由の1つに、超加工食品（工業的に製造された食品）が広く普及していることが挙げられます。超加工食品は、体の自己調節的な満腹メカニズムを損ない、空腹感と食べ物への渇望を直接的に刺激します。これらの超加工食品は、中毒性をもつように化学的に設計されており、今日の米国人が摂取するカロリーの70％近くを占めています。

2. 栄養素の欠乏

ビタミンやミネラルといった特定の微量栄養素の不足は、ミトコンドリア機能不全を引き起こす可能性があります。ミトコンドリア内でエネルギーを作り出す最終段階では、電子が「電子伝達系」と呼ばれる5つのタンパク質構造を通過し、最終的にＡＴＰを生成する小さな分子モーターを駆動させます。この5つのタンパク質複合体はすべて、微量栄養素によって活性化される必要があります。言い換えれば、微量栄養素はこれらのタンパク質の関門を開く「鍵」なのです。残念ながら、私たちが現在摂取している食事は、これまでの歴史の中で最も微量栄養素が不足していると言われています。米国では、約半数の人々が、何らかの重要な微量栄養素の不足状態にあるとされています。これは、部分的には現代の工業的農法（農薬使用や機械耕うんなど）による土壌の枯渇や、食事の多様性の欠如に起因しています。少なくとも75％の人々が推奨される量の野菜や果物を摂取していません。私たちのカロリーの多くは、小麦、大豆、トウモロコシといった大量生産される商品作物の精製食品から得られており、これらは微量栄養素が不足しているだけでなく、過剰な炭水化物や炎症性の脂肪を体に送り込むことで、さらなる問題を引き起こしています。たとえば、電子伝達系の機能に不可欠な微量栄養素であるコエンザイムQ10（CoQ10）の欠乏は、ATPの合成を低下させることが研究で示されています。その他、セレン、マグネシウム、亜鉛、数種類のビタミンBもミトコンドリアの重要なプロセスに関与している微量栄養素です。

3. マイクロバイオームの問題

健康で豊かなマイクロバイオーム（腸内細菌叢《そう》）は、腸内細菌を助ける食事によって成長し、腸内細菌に害を及ぼす化学物質がなければ、数千種類の「ポストバイオティクス（Postbiotics）」と呼ばれる化学物質を作り出します。これらの物質は腸から体内に運ばれ、重要なシグナル伝達分子として作用し、その一部はミトコンドリアに直接影響を与えます。例えば、短鎖脂肪酸（SCFA）は、ミトコンドリアの正常な機能に必要であり、酸化ストレスからミトコンドリアを保護します。しかし、腸内細菌のバランスが崩れる「ディスバイオシス（腸内細菌異常）」が起こると、これらの有用な化学物質の生成が妨げられ、ミトコンドリアに対するシグナル伝達と機能のサポートが不足してしまいます。ディスバイオシスは、過剰な精製糖や超加工食品、農薬、非ステロイド性抗炎症薬（NSAIDs、ロキソニンなど)、抗生物質、慢性的なストレス、睡眠不足、アルコール摂取、運動不足、喫煙、感染症など、さまざまな要因によって引き起こされる可能性があります。

4. 座り過ぎの生活習慣

身体活動の不足は、ミトコンドリアの機能低下や、細胞内のミトコンドリアの数や大きさの減少を引き起こします。運動は、細胞に対して「筋肉が仕事をするために、より多くのエネルギーを作る必要がある」という強力なメッセージを送ります。そのため、運動を含む身体活動は、いくつかの遺伝子やホルモン経路を通じて、細胞内のミトコンドリアを適切に働かせ、その数を増加させるポジティブな効果があります。さらに、運動は抗酸化分子の生成も促します。しかし、座り過ぎの生活を送ると、フリーラジカルに対する防御が弱まり、ミトコンドリアに損傷を与える可能性が高まります。また、ミトコンドリアに対するポジティブなシグナルが欠如し、その結果、ミトコンドリアの機能が悪化することになります。

5. 慢性的なストレス

長期間にわたるストレスは、いくつかのメカニズムを介して、ミトコンドリアの機能低下を引き起こします。慢性的なストレスは、ストレスホルモンであるコルチゾールの放出を活性化し、これが直接ミトコンドリアを損傷させます。コルチゾールは、新しいミトコンドリアの生成に関与する遺伝子の発現を抑制し、ミトコンドリアの数とエネルギー産生を減少させます。また、過剰なコルチゾールは、抗酸化物質の生成を抑制することで、フリーラジカルを増加させます。

6. 薬とドラッグ

多くの薬がミトコンドリアの機能に害を及ぼします。これにはいくつかの抗生物質、化学療法薬、抗レトロウイルス薬（抗ＨＩＶ薬など）、抗コレステロール薬（スタチン）やベータ遮断薬、カルシウム拮抗薬といった降圧薬が含まれます。アルコールやメタンフェタミン、コカイン、ヘロイン、ケタミンなどのドラッグもミトコンドリアに悪影響を及ぼす可能性があります。

7. 睡眠不足

質の低い睡眠や不十分な睡眠は、ミトコンドリアに損傷を与える、さまざまな影響を引き起こします。質の低い睡眠は、コルチゾール、インスリン、成長ホルモン、メラトニンなど、ミトコンドリアと相互作用するホルモンのバランスを乱します。さらに、睡眠不足は新しいミトコンドリアの生成に関与する遺伝子の発現とミトコンドリアの複製を妨げます。ストレスと同様に、睡眠不足も細胞内のフリーラジカル生成を活性化し、抗酸化物質の生成を抑制することで、フリーラジカルの増加を引き起こします。

8. 環境毒素と汚染物質

過去1世紀にわたり私たちの食品、水、空気、一般消費財に侵入した多くの合成化学物質が、私たちのミトコンドリアに甚大な被害を与えています。その例として、農薬に含まれるポリ塩化ビフェニル（PCB）、プラスチック製品や香料に含まれるフタル酸エステル、フッ素樹脂加工の調理器具や食品包装、その他の一般消費財などに見られるペルフルオロアルキルおよびポリフルオロアルキル化合物（PFAS）、プラスチックや樹脂に含まれるビスフェノールA（BPA）、ダイオキシンなどがあります。また、環境中に存在する重金属（鉛、水銀、カドミウムなど）も、直接的にミトコンドリアに影響を与えることがあります。さらに、タバコの煙や電子タバコに含まれる化学物質は、私たちのミトコンドリアと生物学にとって最も強力な毒素の一部です。タバコが、健康にとって非常に有害である理由の1つは、煙に含まれる化学物質（シアン化物、アルデヒド、ベンゼンなど）が直接、バッドエナジーを引き起こすからです。これらは、ミトコンドリアの機能を損傷し、ミトコンドリアDNAを変異させ、ミトコンドリアの構造変化（ミトコンドリア膨張など）を引き起こします。アルコールもまた、ミトコンドリアにとって毒になると考えられ、ミトコンドリアの形状と機能を変化させ、ミトコンドリアDNAを損傷し、酸化ストレスを引き起こし、新しいミトコンドリアの生成を阻害することが示されています。

9. 人工光と概日リズムの混乱

携帯用デジタルデバイスの普及により、私たちは人工的なブルーライトにさらされ続けるようになりました。このブルーライトは、今ではミトコンドリア機能不全の直接的および間接的な影響因子とみなされています。私たちの概日リズムや多くの代謝経路は、光が私たちの眼（そしてそれによって脳）にどのように作用するかで決まります。不自然な時間帯に強いブルーライトにさらされることは多くの代謝経路に影響を与えます。さらに、現代人は、屋外で過ごす時間がほとんどなく、自然な概日リズムを強化するために脳に届ける重要な信号である、朝の太陽光を浴びることが少なくなっています。

10. 温度変化の少ない生活

現代的な生活の特徴の1つは、大部分の時間を、比較的一定の温度に保たれた屋内で過ごすことです。この状態を「**熱的中性**（thermoneutrality）」と呼びます。興味深いことに、温度の変化は、ミトコンドリアの機能に良い影響を与えます。寒冷な環境は、体を刺激し、ミトコンドリアの活性を高め、体温を上げるための活動を促進し、ＡＴＰの生成と利用を増加させます。一方、高温の環境は、細胞内で熱ショックタンパク質（ＨＳＰ）を活性化し、これがミトコンドリアを損傷から守り、その機能を維持するのに役立ちます。さらに、ＨＳＰは新しいミトコンドリアの生成を促進し、ＡＴＰの生成効率を向上させることができます。

血糖とインスリン

上記の要因によってミトコンドリアが損傷されると、食物エネルギーを細胞エネルギーに正しく変換できなくなります。それにより、ミトコンドリアは効率の悪い機械になり、細胞のさまざまなプロセスが滞る原因となります。これは大きな問題です。

通常、脂肪と糖の分解生成物はミトコンドリアに輸送され、ATPに変換され、消費されます。理想的で健康的な状況では、必要なエネルギー量と食事摂取量がほぼ一致し、ミトコンドリアは上述の10の環境要因によって損傷されず、全体のプロセスが円滑に進行します。

しかし、私たちの現状は違います。ミトコンドリアが正常に機能しないため、脂肪と糖のATPへの変換が妨げられ、これらの原材料は細胞内に「有害な脂肪」として蓄積されます。脂肪細胞以外の、脂肪で満たされた細胞は、シグナル伝達や物質の輸送などを妨げ、大きな問題となります。これは、細胞内の過剰な脂肪が原因で起こる交通渋滞です。**脂肪で満たされた細胞により、伝達が妨げられる信号の1つが、血糖値を大きく左右するインスリンシグナルです。**

通常、炭水化物の豊富な食品を摂取して消化し、血流にグルコース（糖）が急増すると、膵臓からホルモンであるインスリンが分泌され、体内を巡り、細胞のインスリン受容体に結合して、細胞膜のグルコースチャネルにグルコースを流入させるよう信号を送ります。しかし、細胞が脂肪で満たされると、この信号が伝達されず、細胞へのグルコースの取り込みが妨げられます。**この取り込み阻害をインスリン抵抗性と呼びます。**インスリン抵抗性は、細胞が原材料（グルコース）から過剰なエネルギーを受け取らないようにする仕組みです。細胞は、ミトコンドリアの機能不全により、グルコースを細胞エネルギーに変換できないと「わかっている」ので、細胞内への血中グルコース（血糖）の取り込みを妨げます。インスリン抵抗性は血糖を過剰なままにし、さまざまな問題を引き起こします。

しかし、これで終わりではありません。体は非常に賢く、体内を巡る過剰な血糖が問題を引き起こすことも「わかっている」ので、細胞にその吸収を促すように、より一層働きかけます。これにより、**膵臓に過剰なインスリンを作るように促し（血中のインスリン値を高める）、インスリンシグナルにより血糖を細胞に取り込ませようとします。**驚くべきことに、これは一定期間うまくいきます。何年にもわたり、体は過剰にインスリンを分泌することで、インスリン抵抗性に対抗し、インスリン受容体を猛攻撃し、グルコースを細胞内に強制的に送り込みます。この過剰な反応が起こっている間、血糖値は正常で健康に見えることがありますが、実際には深刻な機能不全とインスリン抵抗性が進行しています。**時間が経つにつれ、脂肪と機能不全のミトコンドリアで満たされた細胞に限界がきて、グルコースを取り込むことができなくなります。**この時点で血糖値が急激に上昇し、その制御が難しくなるのです。

ここに血糖問題の根源があります。米国では、成人の50％以上と、子供のほぼ30％が糖尿病予備群や2型糖尿病などの状態です。これは、複数の環境要因によるミトコンドリアの機能不全に起因する連鎖反応の結果です。これにより、グルコースと脂肪酸が蓄積し、有害な脂肪に変わって細胞を満たし、インスリンシグナルがブロックされ、細胞が血液からグルコースを取り込もうと苦労する状態が生じます。インスリン抵抗性は最終的に、日常的な血糖値の上昇につながります。

それでも過剰な栄養を摂り続けると、高血糖は独立して、免疫システムの活性化と過剰なフリーラジカルの生成を促進します。その結果、細胞や体全体の機能の混乱が引き起こされます。ミトコンドリアの機能不全は、炎症と過剰なフリーラジカルの生成を招き、高血糖がこれに拍車をかけ、悪化させます。さらに、**高血糖の状態が慢性化すると、過剰な血糖が物質に結合する「糖化」という過程が起こります。**糖化が進んだ体内の構造物は正常に機能せず、免疫システムに異物とみなされ、慢性的な炎症の悪化を引き起こします。

糖化が引き起こす機能不全の簡単な例として、シワができる仕組みがあります。過剰な血糖が私たちの皮膚で最も豊富なタンパク質であるコラーゲンに結合します。通常、コラーゲンは皮膚を構造的に強くする役割を果たしていますが、糖化により、コラーゲンの形が歪み、「架橋」と呼ばれる化学的結合を形成すると、シワや老けた顔つきの原因になります。さらに深刻で命に関わる糖化の影響もあります。例えば、糖化は血管内皮に問題を引き起こし、アテローム性動脈硬化と呼ばれる血管の詰まりを加速させます。これは、心臓発作、脳卒中、末梢血管疾患、網膜症、腎臓病、勃起不全などにつながります。

米国では、成人の約74％が過体重または肥満であり、93・2％が代謝異常を抱えています。非常に高い数値に聞こえますが、現代の生活習慣の多くが、正常なミトコンドリア機能と代謝に反していることを考えると、納得がいくでしょう。糖分、ストレス、座っている時間、環境汚染、薬、農薬、画面を見る時間はすべて過剰であり、睡眠と微量栄養素は不足しています。これらは流行病ともいえる規模で、ミトコンドリアの機能不全と細胞のパワー不足、病気、炎症を引き起こしています。この背景には、数兆ドル産業があります。

現代の米国人を苦しめる、ほぼすべての症状と病気の根源である、細胞の機能不全の「三位一体」は、食卓で話題になることも、インスタグラムで最もポストされることもありませんが、非常に重要です。これらを知ることで、米国の医療事情の根源を多くの医師よりも理解でき、自分や家族の健康を回復、維持し、この貴重な人生を無限の可能性を秘めたものとする手助けができるからです。私たちの体内でバッドエナジーを生み出す「三位一体」の機能不全は、次のように要約されます。

1. **ミトコンドリアの機能不全**　細胞は環境中の多くの有害物質にさらされており、エネルギー工場であるミトコンドリアに過剰な負荷がかかり、損傷を受けている。その結果、ATPの産生が減少し、細胞内に脂肪が蓄積して通常の細胞機能が阻害される。

2. **慢性炎症**　ミトコンドリアの機能不全と細胞エネルギー（ATP）産生の低下は、脅威と認識され、体は防御反応を活性化する。この反応は環境が変わらない限り持続し、慢性化する。

3. **酸化ストレス**　細胞は環境中の多くの有害物質や損傷したミトコンドリアからの影響を処理する際に、反応性の高い有害廃棄物であるフリーラジカルを生成する。これらのフリーラジカルは細胞に損傷を与え、機能不全を引き起こす。

グッドエナジーの測定方法

私がこれらの情報を伝えてきた多くの人々と同じように、あなたも細胞を深く知ることで、1つの疑問を抱いたことでしょう。「自分の内側で、目に見えない機能不全が起きているかどうかを、一体どうやって知ることができるのだろう?」。

これは非常に良い質問です。幸いなことに、私たちはその答えをもっています。簡単な検査値が「エンジントラブル」の警告を表示してくれます。代謝の健康状態を調べる最も基本的で簡単な方法は、年次健診でほぼ必ず検査され、追跡される5つのバイオマーカー、**血糖値、中性脂肪値、高密度リポタンパク質(HDL)コレステロール値、血圧、ウエスト周囲径をチェックすることです。**これらのマーカーが、薬を使用することなく、最適な範囲内にある場合(具体的な数値については、第4章を参照)、細胞のエネルギー産生は良好であると判断できます。また、「自分が精力的で健康的で、どこにも痛みがない」と感じられるならば、健康の基盤となる「グッドエナジー」が満ちている状態だと言えるでしょう。

しかし、これらのマーカーのうちいくつかが、最適な範囲から外れている場合は、話は変わってきます。これらのマーカーは、メタボリック症候群の可能性を示しています。メタボリック症候群とは、細胞がエネルギー産生システムに問題を抱えているため、本来の機能を果たすことができずに難渋している状態を指します。メタボリック症候群は、臨床的には以下の症状が３つ以上ある場合と定義されています。

・空腹時血糖値　１００mg／dL以上
・ウエスト周囲径　女性で88cm以上、男性で１０２cm以上
・ＨＤＬコレステロール値　男性で40mg／dL未満、女性で50mg／dL未満
・中性脂肪値　１５０mg／dL以上
・血圧　１３０（収縮期）／85（拡張期）mmHg以上

〔２００５年に日本内科学会などの８つの医学系の学会が策定したメタボリック症候群の診断基準では、内臓脂肪の蓄積（へその高さで測定するウエスト周囲径が、男性85cm以上、女性90cm以上）があり、かつ高血圧（収縮期血圧１３０mmHg以上、かつ／または拡張期血圧85mmHg以上）、高血糖（空腹時血糖が１１０mg／dL以上）、脂質異常（中性脂肪値が１５０mg／dL以上、かつ／またはＨＤＬコレステロール値が40mg／dL未満）のうち２つ以上が基準値から外れている状態を指す〕

マーカーが最適な値から外れているか調べることで、細胞内で「バッドエナジー」が発生しているかの確実な手がかりが得られます。十分に機能していない細胞から発生する、無数の問題を防ぎ、解決す

るために、マーカーの改善が必要です。これについては、第Ⅱ部で詳しく説明します。細胞が途方もない課題に毎日直面するにもかかわらず、適切な機能を確立（または再確立）し、バイオマーカーを改善し、より良い健康を構築（または再構築）し、現代で最も一般的な健康問題や病気を回復（または予防）することは、すべての人が実行できるものであることを示します。

私たちは、病気がしばしばランダム（または遺伝的）に起こると教えられてきました。そのため、米国の最大の死因のいくつかを、あなた自身で防ぐことができるという私の明確な主張を聞いて、おそらく驚いていることでしょう。しかし、科学文献を調べると、驚異的な事実が見えてきます。グッドエナジーをもつ人々は、心臓病（米国における死因の1位）、多くの主要ながん（同2位）、脳卒中（同5位）、アルツハイマー病（同7位）、2型糖尿病（同8位）、および肝臓病（同10位）のリスクが大幅に低くなります。グッドエナジーをもつ人々は、肺炎（同9位）、COVID-19（同3位）、および慢性下気道疾患（同6位）から回復する可能性がはるかに高くなります。研究によると、心臓病患者の70％とアルツハイマー病患者の80％が血糖値に異常があります。

高血糖などとして現れるエネルギー代謝の低下は、死への緩やかで苦痛に満ちた旅路、短命、心身の不調、高額な医療費などを引き起こす危険にさらされていることを示します。疲労、不妊、集中力の欠如などの「軽度」の症状が現在ある場合でも、低下の証拠は明白です。体のエネルギー処理の科学を理解すること、すなわち体に必要な栄養素とケアを与え、エネルギー処理能力を最大限に高め、瞑想や運動などの簡単な習慣を日常生活に取り入れ、細胞に必要な栄養素やホルモンなどの生物学的情報を提供し、細胞が健康に機能できるようにすることで、これらの問題を改善できます。**エネルギー代謝を改善することで、あなたは自分の可能性を最大限に発揮し、前向きで、頭が冴え、パワフルで、何でもできる自由を感じられるようになります。**

しかし、これらの「軽度」の症状が示す警告に注意を払わなければ、私たちの「グッドエナジー」を生み出す仕組みは時間とともに悪化し、より深刻な症状につながります。2型糖尿病、心臓病、肥満などの病気が、全く別々の病気であると患者に説明されている現状は残念なことです。それらはすべて、「バッドエナジー」の警告サインであり、同じやり方で改善または好転させることができるのですから。

従来の医学の分断的で還元主義的な枠組みから抜け出し、細胞の視点から健康と病気を統一的に捉えることは、私にとって大きなパラダイムシフトでした。おそらく患者にとっても、そうでしょう。しかし、今は固く閉ざされた扉を開く、純金製の鍵を手にしたような気持ちです。この鍵は、長年続く困難な状況や、くじけたくなる状況に陥っていても、あなたの体調を良くし、体の機能を改善する可能性の扉を開く、一種の超能力をもっています。この鍵は、年齢を問わず、今日では当たり前になってしまった心身の慢性疾患や症状を防ぐのに役立ちます。米国の74%が過体重または肥満であること、5000万人が自己免疫疾患を患っていること、25%の若年成人が脂肪肝であることは正常ではありません。「疲れている」という漠然とした感覚が、医師の診察を受ける主な理由であることも正常ではないのです。

あなたは今、西洋社会で一般的な症状のほとんどすべてが、どのように関連しているか、そして20代、30代、40代の人が、「明らかな病気ではない」、あるいは「太り過ぎていない」というだけで「健康」であるとされていることが、医学における最大の誤解の1つであることを理解しました（実際、データは、この年齢層のほとんどの米国人が、体重に関係なく、最適な健康状態ではないことを示している）。私たちと私たちを取り巻く植物、動物、微生物を含むあらゆる生命にとって、多くの不利な状況があり、生命力を司る力が継続的かつ劇的に弱められている世界において、この超能力は非常に貴重です。

その理由を正確に理解するためには、細胞の内部から離れて、病気と代謝の関係を広い視野で見ることが必要です。

本章の引用考文献については、caseymeans.com/goodenergy 参照。

第2章 「バッドエナジー」は病気の根源

36歳のルーシーは、健康上の悩みが重なり、ウェルビーイング、自信、未来に対する希望が脅かされ、だんだんイライラを感じるようになっていました。前年、彼女はニキビ治療のために皮膚科医に、食後の頻繁な膨満感のために胃腸科医に、気分の落ち込みと不安のために精神科医に、そして不眠症のためにかかりつけ医を訪れました。彼女と彼女の夫は2年以上も子供を授かろうと努力していましたが、効果がなく、多嚢胞性《たのうほう》卵巣症候群（ＰＣＯＳ）の治療薬を処方してもらうために、産婦人科医に定期的に通い、高額な体外受精（ＩＶＦ）を試みようとしていました。

ルーシーは、研修医を辞めて開業したばかりの私の個人診療所で、初めて向き合った最初の患者の1人でした。それまで受けた治療はどれも効果がなく、彼女は体調も見た目も改善し、子供がほしいと思っていました。彼女は熱心ながらも少し緊張した様子で、植物でいっぱいの診察室にある快適なアームチェアに座っていました。診察室は意図的に、診療所というよりも穏やかなリビングルームのように見えるようにしていました。彼女は私のウェブサイトで、個別の症状を治療するのではなく、病気の根本原因に対処することに重点を置いた、私の治療方針を知り、自分に必要だと直感したのです。

ルーシーは、統計的に見れば、典型的な米国人女性でした。彼女には目立った「致命的な」病気もなく、すぐに入院したり、亡くなったりする危険もありませんでした。体調や見た目は自分が望むほど良くはありませんが、それは誰にでも当てはまることでしょう。米国では、成人女性の19％以上が抗うつ薬を服用し、最大26％がPCOSを経験しています。ルーシーの状態はとても「一般的」で、自分を「健康」だと考えていました。しかし、何かがおかしいという漠然とした不安があり、もっと楽に、喜びと活力に満ちた生活を送れるはずだと感じていました。

2時間の初回診察の間、ルーシーと私は1つずつ問題の本質に迫りました。疲労感、ニキビ、胃腸の不調、うつ病、不眠症、不妊症は、彼女とこれまでの医師たちにとっては、それぞれ無関係の問題だったはずです。彼女の諦めたような様子に気づき、私は視点を変えて、彼女の体を別の視点から見てみる必要があると伝えました。**彼女が抱えるさまざまな症状は、体の異なる部分に現れ、全く異なる名前で呼ばれていましたが、同じ木の違う枝を見ているだけである可能性が高いのです。**私たちの仕事は、その木が何なのかを突き止め、それを癒す方法を見つけることでした。

通常の診察では、ルーシーは「食事と睡眠は良好です」と言って、生活習慣についての会話はそこで終わっていたでしょう。しかし、私たちはもっと深く掘り下げて、以下の事実を発見しました。

・**睡眠**　夫は彼女よりも遅く就寝し、飼い猫がよくベッドに飛び乗ってくるため、睡眠が妨げられていた。
・**食事**　トルティーヤ、ピタチップス（ピタパンを薄くスライスして揚げたスナック菓子）、クルトンなどの精製穀物、添加糖が含まれたグラノーラバー、焼き菓子、飲み物など、多くの加工食品や超加工食品を含む食事を摂っていた。
・**運動**　ヨガや週末のハイキングをしていたが、たまに行うだけだった。それ以外はほとんど動かず、デスクワークをしていた。レジスタンス運動（筋力トレーニングやウェイトトレーニングなど）をしておらず、筋肉はほとんどなかった。
・**ストレス**　新しい街でコミュニティに属しておらず、孤独を感じていた。ソフトウェアエンジニアとしての仕事、両親の老い、不妊などから、日常的に軽度のストレスを感じていた。
・**毒素**　飲んでいた水はろ過されておらず、彼女は1日を通して有害な化学物質を摂取していた。彼女のパーソナルケア用品やホームケア用品には、一般的な有害物質がいくつか含まれていた。また、週に数回ワインを飲んでいた。
・**光**　1日中、コンピューターのブルーライトを浴び、その後夜遅くまで、テレビの前でメールを処理していた。家の電球も光環境に悪影響を与えていた。彼女はほとんどの時間を家、会社、お気に入りのヨガスタジオで過ごし、屋外で過ごす時間はほとんどなかった。

私たちは、食事を薬と捉え、睡眠を最適化し、慢性的なストレスを軽減し、腸内細菌のバランスを整え、環境毒素を減らし、日中に日光を最大限浴びるという計画を立てました。

その後の6ヵ月間で、彼女の症状はほとんどすべて消えていきました。月経周期が正常化し、月経痛が大幅に軽くなり、気分が向上し、消化器系の機能が改善されました。彼女は薬を減らすことができ、生殖ホルモンのバランスが整いつつあるという確信をもてたため、最初の体外受精の予約を延期しました。彼女は単に今、体調が良くなり、活力が湧いて、幸福感が高まっただけではなく、将来の慢性疾患の可能性を大幅に減らすことができました。

私の診療所では、生活習慣を継続的に変えた他の患者にも同様の好転が見られました。これらの変化は、3つの単純な真実に基づいています。

1. **現代人の体を悩ませるほとんどの慢性症状や病気は、細胞機能不全という共通の根本原因によって引き起こされ、その結果としてしばしば「バッドエナジー」が生じる。**すべての症状は、細胞の機能不全の直接的な結果であり、症状は突然生じるものではない。そして、大多数の米国人にとって、代謝異常が細胞機能不全の主な原因となっている。

2. **「バッドエナジー」に関連する慢性疾患は、すぐに命を脅かすものではないもの（勃起不全、疲労、不妊、痛風、関節炎など）から、より切迫して命を脅かすもの（脳卒中、がん、心臓病など）まで、幅をもって存在する。**

3．今日見られる「軽度」の症状は、より深刻な病気の前兆の可能性を示すものと見るべきである。

この「小さな」病気と「大きな」病気の関連を説明する、最もわかりやすい例として、私と母の物語を掘り下げて紹介します。

「健康な」赤ちゃん

1980年代に母が妊娠の準備をしていた頃、彼女は当時の栄養に関するアドバイスを忠実に守っていました。それは、穀物、パン、クラッカーを1日に6～11単位食べること〔ご飯1膳（150g）、パン1枚（60g）で1単位、現代の栄養学では過剰摂取とされる量〕と、低脂肪の間食をたくさん食べることでした。当時は、脂肪は「控えめに」摂るべきとされていたからです。健康的なタンパク質を十分に摂ることは二の次で、食品ピラミッドの真ん中でわかりにくいところに位置していました。20代から30代の初め、母は野菜嫌いで有名で、彼女が時折食べる主な野菜料理は、パルメザンチーズをかけた焼きトマトでした。若い頃は料理を学ばず、20代のニューヨークカーらしくテイクアウトに頼っていました。散歩はしていましたが、定期的な運動はせず、夜遅くまで起きていることで有名でした。妊娠中に一時的にやめた以外は、20代から50代まで喫煙していました。

母の体の目に見えないところで進行していた代謝異常は、胎児である私にも影響していました。理由もなく、体重が5000g近くに達する赤ちゃんが生まれるわけではありません。そして、巨大児の出産は、母子双方の将来的な代謝異常（2型糖尿病や肥満など）のリスクを高めます。この関係は、いくつかのメカニズムによって引き起こされます。

1. インスリン抵抗性　巨大児として生まれた子供は、子宮内で高濃度のグルコースにさらされることが多く、これが子供のインスリン抵抗性を引き起こす可能性がある。この時期の高いインスリン値の影響は成人期まで続き、2型糖尿病やその他の代謝異常を発症するリスクが高まる。

2. 脂肪細胞の数と大きさ　巨大児として生まれた子供は、母親の脂肪酸が胎児の幹細胞を脂肪細胞に変えるよう刺激するため、脂肪細胞の数と大きさが増加していることがよくある。これは、後々、肥満と代謝異常の一因となる可能性がある。

3. 炎症　巨大児として生まれた子供は、子宮内で高レベルの炎症にさらされることが多く、年齢とともに代謝異常を発症する一因となる可能性がある。

私が巨大児であったため、母の主治医は帝王切開を主張しました。私は母の産道を通り抜けずに生まれたため、私のマイクロバイオームの構築に役立つはずの、母の微生物を得る機会がありませんでした。帝王切開後は母乳育児がより困難になるため、母は私に母乳を与えることができませんでした。また、帝王切開の傷が癒える間は4・5kg以上のものを持ち上げないように言われており、私は5kgを超えていたので、母乳での育児はさらに困難でした。このため、子供のマイクロバイオームを生涯にわたって支えることになる、母乳に含まれる健康的な微生物とオリゴ糖も得られませんでした。

幼少期、家庭で愛情のこもった手料理をよく食べていましたが、シリアルやチップス、カップケーキなどの多くの典型的な子供向け食品も食べていました。「バッドエナジー」の警告サインはすぐに現れました。私は幼児の頃、慢性的な耳の感染症と扁桃炎にかかり、母は頻繁に医師のところに駆け込み、抗生物質を処方してもらっていました。子供の頃は、小児科の診察室で「生活」し、スタッフ全員と親しくしていたという話を覚えています。

私は今、慢性的な感染症が、免疫システムが十分に機能していないために、起こっていることを理解しています。マイクロバイオームの組成と腸（免疫システムの70%がある）の粘膜が、健全に保たれることによって、私たちの免疫システムは機能します。帝王切開で生まれ、粉ミルクで育ち、加工食品を食べ続け、マイクロバイオームを破壊する抗生物質を頻繁に摂取していた、私の腸機能はおそらく悲惨なものだったでしょう（科学文献では、この「悲惨さ」は「ディスバイオシス」〔48ページ参照〕と「腸管透過性亢進（リーキーガット）」の組み合わせとして言及される）。そして、これがさらに代謝状態を悪化させ、加工食品への欲求を強め、免疫機能も悪化させる悪循環を引き起こします。

私は10歳の頃には、すでにもう太り気味で、13歳になる前には体重が95kgになっていました。10代の初めには、軽度の不安、月経痛、顎と背中のニキビ、時折起こる頭痛、繰り返す扁桃炎を経験しましたが、私はこれらを危険信号とは考えていませんでした。それらは米国の子供にとって、通常の通過儀礼であり、医師でさえ私を「健康」と言っていました。けいれん、頻回な頭痛、ニキビ、溶連菌性咽頭炎などはありふれたものでした。私は、これらの現代の米国で一般的な状態のすべてが、細胞の機能不全を表しているのだとは理解していませんでした。

14歳の頃、私は健康的な体重になることに情熱を傾け、その方法を学ぶために、多くの栄養学の本や料理本を読みました。その夏は健康的な生活を送ろうと、食事をすべて自分で作り、毎日バスでスポーツジムに通い、ウォークマンでバックストリート・ボーイズのCDを聴きながら、エリプティカルマシン（クロストレーナー）で汗を流し、筋力トレーニングをしました。私は約6ヵ月間で、余分な体重をすべて健康的に落とし、他の症状もかなり改善されました。当時の私はわかっていませんでしたが、乳児期からの体重増加やその他の症状を引き起こし、悪化させていたインスリン抵抗性と慢性炎症をおそらく改善させたのでしょう。10代の半ばに献身的なアスリート・料理人になったことで、私は自分の多くの症状を抑えることができました。

20代と30代の「普通の」課題

10年後、私は26歳の新米医師で外科研修医1年目でしたが、再び細胞レベルの不調を感じるようになりました。外科研修医として、明るく健康に病院に足を踏み入れたその日から、私の世界は慢性的なストレスとアドレナリンに支配されるようになりました。私のポケットベルは24時間鳴り響き、病院の蛍光灯が昼夜を問わず私を見下ろしていました。私は頻繁な夜勤で不規則に眠り、食堂で加工食品の食事を食べ、ほとんど運動せず、常にカフェインを摂取し、よどんだ空気を吸い込んでいました。私は何日も日光を浴びず、夜明け前に起きて、日が暮れてから仕事を終えていました。私の体は再びバッドエナジーの震源地となり、さまざまな症状が出現してきました。

過敏性腸症候群

過敏性腸症候群（ＩＢＳ）は、私の腸の細胞が機能不全に陥り、文字通り仕事ができなくなったという最初の兆候でした。私はほぼ2年間、固形の便が出ませんでした。ＩＢＳにはさまざまな症状がありますが、私の場合は痛みを伴う下腹部の膨満感と1日に8～10回の水様性下痢でした。

ＩＢＳ患者では、腸粘膜細胞内のミトコンドリアの活動が低下し、エネルギー産生が低下するというエビデンスが示されています。この活動の低下は、腹痛や排便習慣の変化などの腸症状の一因となります。奇妙に聞こえますが、ＩＢＳはインスリン抵抗性とバッドエナジーと強く関連しています。ＩＢＳがある場合、メタボリック症候群や中性脂肪値の上昇リスクが2倍になります。

インスリン抵抗性は腸（「第2の脳」とも呼ばれる）の神経系に悪影響を与え、腸の運動能（腸壁の筋肉の協調的な収縮と弛緩）を変化させると考えられています。また、インスリン抵抗性は、腸のバリア機能（腸粘膜により有害物質の血液への流入を防ぐ能力）も変化させ、腸の炎症と過敏性を増大させ、腹痛やその他のＩＢＳの症状を悪化させることがあります。さらに、腸のバリア機能の低下による慢性炎症は、全身の代謝異常を助長する可能性もあるのです。

ニキビ

当時、新米医師だった私を悩ませた顔や首のニキビは、上昇した血糖値とインスリン値が、ホルモンバランスの変化を引き起こしていることを示唆していました。研究では、ニキビのある人は、ニキビのない人よりもインスリン値が高いことが示されています。インスリン値が高いと、皮脂を作る男性ホルモンの生成が増加します。皮脂が過剰になると、皮脂は古い角質細胞と混ざり合って、毛包を詰まらせ、細菌が繁殖する環境を作り出します。多くの研究において、低糖質（低炭水化物）食がニキビを大幅に軽減することが示されています。

ニキビのある人は、酸化ストレスとミトコンドリアの損傷が、より大きいことが示されています。どちらもバッドエナジーの典型的な特徴です。興味深いことに、円形脱毛症（ある種の脱毛）、アトピー性皮膚炎（湿疹）、扁平苔癬、強皮症、尋常性白斑、酒さ、日焼け、乾癬など、10種類以上の皮膚疾患が酸化ストレスとミトコンドリアの損傷の後遺症であることが知られています。皮膚細胞の機能不全は、さまざまな皮膚疾患や症状として現れることがあり、この機能不全の多くはバッドエナジーによって引き起こされていると考えられます。

うつ病

外科の研修医時代に経験した、私にとって突然のうつ病の発症も、代謝との強い関連性があります。脳は酸化ストレスと炎症に非常に敏感です。脳は最もエネルギーを消費する臓器の1つであり、体重のわずか2％であるにもかかわらず、体の総エネルギーの20％を使用しています。そのため、ミトコンドリアの機能不全、炎症、酸化ストレスなどのバッドエナジーのプロセスは、ＩＢＳの腸機能に影響を与えるのと同様に、脳の機能と気分の調節に影響を与えることが知られています。私の有毒な仕事環境と研修医としての生活様式が合わさって、私の腸と脳のエネルギー産生経路を破壊していたのです。

脳－腸軸とは、消化器系と中枢神経系の間のコミュニケーションを指します。マイクロバイオームは、私たちの考えや感情を制御し、気分や行動を調節する、神経伝達物質を作るのに重要な役割を果たしています。そのため、脳－腸軸は、うつ病において重要です。これらの神経伝達物質の不均衡は、うつ病の一因となります。気分と満足感を調節するホルモンであるセロトニンの90％以上は、脳ではなく腸で作られます。ＩＢＳにつながるバッドエナジーのように、腸の機能を乱すものは、心の健康に大きな影響を与える可能性があります。当然のことながら、ＩＢＳとうつ病には強い関連性があり、ＩＢＳは「腸のうつ病」と呼ばれることもあります。実際、ＩＢＳは多くの場合、抗うつ薬で治療されています。

動物を使った研究でも、ヒトの研究でも、マイクロバイオームの変化が、うつ症状を引き起こす可能性が示されています。うつ病の人では、マイクロバイオームが不健康な状態に変わっていることが、観察されています。また、うつ病の動物の腸内細菌を健康な動物へ移植すると、すぐにうつ症状を引き起こすことも示されています。

細胞の「バッドエナジー」の問題は、うつ病の病態生理に以下のように関連しています。

1. **エネルギー産生**　ミトコンドリアの機能不全は、中枢神経系でのエネルギー産生量の低下につながり、気分を調節するセロトニンやノルエピネフリンなどの神経伝達物質のシグナル伝達が変化する。

2. **炎症**　ミトコンドリアの機能不全は、酸化ストレスの増加にもつながり、炎症を引き起こす可能性がある。慢性的な炎症はうつ病と関連しており、うつ病のある人は、炎症マーカーの値が高いことが、多くの研究で示されている。

3. **神経細胞機能**　ミトコンドリアは、アポトーシス（細胞死）、カルシウムの調節、酸化ストレス防御など、神経細胞機能に不可欠なプロセスに関与している。ミトコンドリアの機能不全は、これらのプロセスを変化させ、神経細胞の機能不全につながり、うつ病の一因となる。

ストレス応答を調節する視床下部ー下垂体ー副腎（ＨＰＡ）軸は、適切なミトコンドリア機能に依存している。そのため、ミトコンドリアの機能不全は、ＨＰＡ軸の調節に影響を与え、ストレス応答の変化を引き起こし、うつ病の一因となる可能性がある。

4. ストレス応答

不安定な血糖値は、体内の他の細胞と同様に、脳の細胞にも影響を及ぼす可能性があります。脳の細胞はストレスホルモンの生成を促進し、ストレスと機能不全の無限のフィードバックループを生み出すことがあります。驚くべきことに、第1章で紹介した5つの主要な代謝バイオマーカーは、うつ病のリスクについても、多くを教えてくれます。ある研究では、空腹時血糖値が18㎎／dL増加するごとに、うつ病の発症率が37％高くなることが示されています。さらに、中性脂肪値／ＨＤＬ比が1単位増加するごとに、うつ病の発症リスクが89％高くなります。私は研修医時代、両親にうつ病の感情を、「脳が急に、フルカラーから白黒に変わったように感じる」と涙ながらに話しました。創造性、概念を統合する能力、鋭い記憶力は失われていました。30時間の当直の後、もう生きていないほうが楽だと感じたこともありました。「バッドエナジー」の観点から見ると、これは今では理解できます。新米の外科研修医としての生活習慣とストレスレベルの変化により、私の脳細胞は、思考や感情の多様さをもつ力も、それを維持するエネルギーも不足していたのでしょう。

メタボリック症候群のバイオマーカーと自殺願望との関連は、いくつか報告されています。特に若者の間でうつ病や自殺が、驚くべき速度で増加している現状、これらの関連について早急に調査し、対処すべきです。

慢性疼痛

私が若い外科医だった頃に発症した慢性的な首の痛みさえ、代謝異常が原因だった可能性があります。最近の研究では、ミトコンドリア機能の低下とインスリン抵抗性が、慢性疼痛の発症にどのように関わっているかが明らかになってきました。神経やその他の組織で起こる酸化ストレスと炎症は、神経を傷つけ、痛みを感じやすくしてしまうことがあります。ミトコンドリアの機能が低下すると、痛みの認識を調節する神経伝達物質などのシグナル伝達分子の産生が減ってしまう可能性があるのです。さらに、インスリン抵抗性が筋肉やその他の組織の細胞の代謝を変化させ、筋肉の萎縮、関節の劣化など、痛みを引き起こす、さまざまな変化につながる可能性も指摘されています。私は当時、長時間、手術台に屈み込んで首を酷使していたため、その負担が首の痛みの原因だと考えていました。しかし、実際には細胞内のエネルギー産生システムに何らかの不具合が生じていたことが痛みの根本原因だったのかもしれません。こうした慢性的な痛みを抱えているのは、決して私だけではありません。米国では、成人の約20%が慢性疼痛に苦しんでいると推定されています。

副鼻腔炎と片頭痛

私は、自分の健康問題の根本原因から目を背けていました。しかし、私が当時働いていた耳鼻咽喉科もまた、手術を必要とする患者の頭や首の疾患の原因を見過ごしていたように思います。例えば、ソフィアを含め、米国で3100万人以上が苦しんでいる副鼻腔炎。顔面の痛みや圧迫感、鼻づまり、頭痛、後鼻漏、緑色や黄色の鼻汁に悩まされるこの慢性的な病気を、医師たちは「副鼻腔組織の慢性炎症」と呼びます。しかし、私たちは「その慢性炎症の原因は何なのか?」について深く考えることは、ほとんどありませんでした。

実は、血糖値が高い人ほど、副鼻腔炎になりやすいというデータがあります。2型糖尿病の場合、その確率は2・7倍にも跳ね上がるのです。

ある時、私は米国医師会雑誌『JAMA(Journal of the American Medical Association)』に掲載されていた副鼻腔炎に関する論文を読み、衝撃を受けました。その論文には、副鼻腔炎の人の鼻腔組織で増加している炎症経路を示す図が示されており、示された炎症マーカーの多くが、心臓病、肥満、2型糖尿病の患者で見られるものと全く同じだったからです。当直室の明るい照明の下、その論文を眺めながら、私はある可能性に思い至りました。**もしかしたら、これらはすべて、「過剰な炎症」という根本的な問題が、異なる部位に異なる症状として現れているだけなのではないか?**

サラが苦しんでいた片頭痛もまた、代謝異常と密接な関係があります。耳鼻咽喉科のクリニックでは、片頭痛の患者を頻繁に診察しますが、治療には限界がありました。米国では人口の約12%がこの衰弱性の神経疾患に苦しんでいますが、彼らはインスリン値とインスリン抵抗性が高い傾向にあります。56報もの研究論文を網羅的に分析した総説では、片頭痛と代謝異常には関連性があることが明らかになり、「片頭痛患者は、インスリン感受性〔インスリンが血糖低下作用を発揮できている状態。インスリン感受性が低下すると、インスリン抵抗性となる〕が低下する傾向がある」という指摘がなされています。この研究結果は、片頭痛は神経のエネルギー代謝異常で起こるという説を裏付けるものとなっています。

さらに、ミトコンドリアの働きに欠かせない微量栄養素の不足も、片頭痛の原因の1つとして考えられています。ビタミンB群、ビタミンD、マグネシウム、コエンザイムQ10、アルファリポ酸、L-カルニチンなどの栄養素を適切に補給することで、片頭痛を改善できる可能性があるのです。例えば、ビタミンB_{12}は、ミトコンドリア内でエネルギーを作り出す最終段階である電子伝達系に関わっており、高用量のビタミンB_{12}を摂取することで、片頭痛の予防効果が期待できるという研究結果もあります。これらの微量栄養素は、片頭痛治療薬と比べて、副作用が少ないという利点があります。日頃から、これらの栄養素を豊富に含む食品を積極的に摂ったり、サプリメントを活用したりすることで、片頭痛の症状を緩和できるかもしれません。

また、バッドエナジーの特徴の1つである、酸化ストレスレベルが高い女性は、そうでない女性に比べて片頭痛のリスクが大幅に高くなるというデータもあります。いくつかの研究では、片頭痛発作は、上昇した酸化ストレスに対する体の防御反応なのではないかという説も提唱されています。さらに、痛みは少ないものの、より多くの人が経験する筋緊張型頭痛も、血糖値の乱高下と関連付けられています。

難聴

耳鼻咽喉科では、聴覚の問題や難聴で来院する患者が、後を絶ちませんでしたが、ここでもやはり、代謝への無知が問題となっていました。私たちは普段、患者に対して「加齢や若い頃に大音響のコンサートに行ったりしたことが原因で、聴力が衰えるのは仕方がないことだ」と説明し、補聴器の使用を勧めていました。しかし実際には、インスリン抵抗性が聴覚の問題に深く関わっているという、あまり知られていない事実があります。インスリン抵抗性があると、耳の中で音を感知する繊細な細胞に十分なエネルギーが行き渡らなくなり、さらに内耳に血液を供給する細い血管が詰まりやすくなるため、加齢とともに難聴が進行しやすくなってしまうのです。

ある研究では、体重や年齢を考慮しても、インスリン抵抗性があると、加齢に伴う難聴のリスクが高くなるという結果が出ています。これは、音が聞こえる仕組みが非常に複雑で、多くのエネルギーを必要とするためだと考えられています。インスリン抵抗性があると、グルコースからエネルギーを作り出す代謝機能がうまく働かなくなり、エネルギー不足に陥ってしまうのです。

バッドエナジーが聴覚に与える影響は、決して小さくありません。ある研究からは、空腹時血糖値が高い人は高音域の聴力が低下している割合が42%と、そうでない人と比べて約2倍高いことがわかっています。さらに、70歳未満の男性を対象とした調査では、糖尿病を発症する前でも、インスリン抵抗性と高音域の軽度難聴の関連が見られるという結果も出ています。これらの研究結果は、耳鼻咽喉科を受診した際には、早い段階で代謝機能やインスリン抵抗性の値をチェックし、患者一人ひとりに、将来的に聴覚の問題が起こる可能性について、きちんと説明する必要があることを示唆しています。

自己免疫疾患

体の免疫システムが、自分自身の組織を攻撃してしまう自己免疫疾患。まれに起こる病気ではありますが、ここでも代謝との深い関わりが指摘されています。私たちの耳鼻咽喉科クリニックでも、体のさまざまな分泌腺〔涙腺や唾液腺など〕が正常に機能しなくなるシェーグレン症候群や、免疫細胞が甲状腺に侵入して甲状腺ホルモンの分泌が低下する橋本病など、いくつかの自己免疫疾患の患者を診察していました。医学部では、細胞レベルの代謝機能に着目して、自己免疫疾患のメカニズムを考えるという発想は教わっていませんでした。しかし近年、代謝と自己免疫疾患の密接な関係を示唆する研究結果が次々と発表されているのです。エネルギーを正常に作り出すことができなくなった細胞は、周囲に危険信号を発し、その信号を受けた免疫システムが、異常をきたした細胞を排除しようと、攻撃を開始することがあります。実際、自己免疫疾患の患者は、そうでない人と比べて、インスリン抵抗性やメタボリック症候群を発症している割合が1・5倍から2・5倍も高いというデータがあります。バッドエナジーが慢性炎症を引き起こし、それがやがて自己免疫疾患につながるケースも少なくないと考えられます。

著名な医師であり研究者でもあるテリー・ワールス博士は、自己免疫疾患は、細胞の危険信号に対する体の反応（cell danger response：ＣＤＲ）なのではないかと推測しています。ＣＤＲは、偏った食生活、怪我、感染症、栄養不足など、細胞が自らを脅かす何らかのストレスにさらされることで、ミトコンドリアが引き起こす反応です。この反応が起こると、本来は細胞内でエネルギー源として働くはずのATPが細胞の外に放出されます（通常、ATPは細胞内にあり、細胞の生物学的プロセスにエネルギーを供給する）。細胞外に放出されたATPは、周囲の細胞に対して「危険が迫っているぞ！」という警告を発する役割を担っています。このCDRが過剰に働きすぎると、自己免疫疾患だけでなく、心臓病やがんなどの慢性疾患のリスクも高まる可能性があると指摘されています。

関節リウマチ、ループス（全身性エリテマトーデス、SLE）、乾癬、炎症性腸疾患（IBD）、多発性硬化症（MS）といった自己免疫疾患。これらの病気は、肥満や2型糖尿病などの代謝性疾患とも深く関わっていることが、近年の研究で明らかになってきました。例えば、関節リウマチの患者は、そうでない人と比べて、糖尿病のリスクが最大で50％も高くなります。また、ループス患者はメタボリック症候群のリスクが約2倍に、MS患者はインスリン抵抗性になるリスクが約2・5倍にもなるという調査結果が出ています。さらに、MS患者の場合、空腹時血糖値が高いと、認知機能障害が悪化する傾向があることもわかっています。このように、代謝の問題と自己免疫疾患が密接に関連している背景には、慢性的な炎症が体内でくすぶり続けているという問題があります。**この「慢性炎症」が、インスリンの働きを妨げてインスリン抵抗性を引き起こし、さらに、代謝異常の一因であると同時に、その結果としても生じる「酸化ストレス」が、炎症に拍車をかけるという悪循環に陥ってしまうのです。**

そして、当然のことながら、ここ数十年の間に自己免疫疾患は、米国で爆発的に増加しています。国立環境健康科学研究所の報告によると、米国では、国民の約20％にあたる約５０００万人が、何らかの自己免疫疾患を抱えていると言われています。いくつかの研究では、１９５０年代以降、自己免疫疾患の患者数は50～75％も増加しており、特に女性に多く発症しているという推計結果も出ています。現在では、実に５人に１人が自分自身の細胞に攻撃され、破壊されようとしているという状況に置かれているのです。この自己免疫疾患の急増は、現代人の食生活や生活習慣が私たちの体に大きな負担をかけ、混乱した細胞が、「一体何が起こっているんだ？」と叫んでいる状況を物語っています。

不妊症

30代前半になると、周りの友人たちから、妊娠やセックスに関する悩みを打ち明けられることが、増えました。なかなか子供ができない、流産を経験したという話も珍しくありませんでした。お酒の席では、パートナーの性機能や性欲の減退、ＥＤなどの悩みが、ひそひそ声で打ち明けられることもありました。

私の友人のルーシーも、多嚢胞性卵巣症候群（ＰＣＯＳ）と診断され、悩んでいました。ＰＣＯＳは、私の年代の女性の間で増加の一途をたどっており、現代の女性不妊の大きな原因となっています。卵巣に嚢胞ができるこの病気は、一見すると血糖値やインスリンとは無関係に思えるかもしれません。しかし実は、ＰＣＯＳの重要な要因の１つが「高インスリン血症」なのです。インスリン値が高い状態が続くと、卵巣の莢膜《きょう》細胞が刺激されてテストステロン〔男性ホルモンの一種〕が過剰に分泌されます。その結果、女性ホルモンのバランスが崩れ、月経周期が乱れ、妊娠しにくくなってしまうのです。PCOSは、肥満や糖尿病と併発することが多く、代謝の健康と密接に関係しています。そのため、2012年には、NIHのパネルが、PCOSの名称を「メタボリック生殖器症候群」に変更することを提案するほどです。

代謝性疾患の増加とともに、PCOSの患者数も増加しています。米国と同様に2型糖尿病の蔓延が深刻化している中国の最近の研究では、PCOSの患者数が、この10年間で65％も増加したという報告があります。世界的に見ると、女性の5人に1人がPCOSを抱えているという推計もあります。米国疾病予防管理センター（CDC）によると、PCOSの女性の半数は、40歳になるまでに2型糖尿病を発症する可能性があり、また80％が肥満であると報告されています。一方で、減量や食事、運動などの生活習慣の見直し、そして場合によっては薬物療法によって、インスリン感受性を改善し、PCOSの症状を和らげることができることがわかっています。実際に、野菜を多く摂り、血糖値が上がりにくい食品を選んで食べる「低GI食〔GIはグリセミック・インデックスの略、食後の血糖値上昇度を示す指標〕」をわずか12週間続けただけで、PCOSの重要な指標が、すべて改善したという研究結果も報告されています。

PCOSと診断された女性には、ホルモンバランスの乱れを調整したり、血糖値をコントロールしたりするために、ホルモン剤やメトホルミンなどの糖尿病の薬が頻繁に処方されます。また、妊娠を望む女性の中には、体外受精（IVF）などの高度生殖医療を選択するケースも少なくありません。米国では、この40年間でIVFをはじめとする高度生殖医療を受ける人が増加の一途をたどっており、2015年には、18万2000件以上の高度生殖医療が行われました。しかし、このような負担の大きい治療を受ける女性たちの多くは、なぜ自分が不妊になってしまったのか、その根本原因や改善策について、医師からきちんと説明を受けていません。血糖値の高い人は、高度生殖医療を受けても、流産する確率が2倍になるというデータがあります。また、「糖尿病の患者では、酸化ストレスの影響で精子のDNAが損傷している割合が高く、それが原因で、受精卵の生育や妊娠の結果に悪影響を及ぼしている可能性がある」という指摘もあります。さらに、体格指数（BMI）が高い人、特にBMIが22を超えると、高度生殖医療後の流産のリスクが高くなることもわかっています。

米国における不妊の危機は、決して女性だけのものではありません。男性の精子数は、この100年の間に急激に減少しており、40年前と比べて、50～60％も減少しているという結果が出ています。その原因の1つとして、ここでも代謝異常が大きく関わっていると考えられています。精子数の減少は、特に肥満の男性で深刻です。肥満の男性は、正常体重の男性と比べて、精液中に精子が全く含まれていない〔無精子症〕確率が81％も高いというデータがあります。現在、男性側の要因で不妊になるケースは全体の約半数を占めており、その多くが代謝の問題と関連しています。男性の体内に蓄積された脂肪組織には、アロマターゼと呼ばれる酵素が含まれています。この酵素は、テストステロン〔男性ホルモン〕をエストロゲン〔女性ホルモン〕に変えてしまう働きがあり、精子を作り出すために必要なホルモンバランスを崩してしまうのです。ベンジャミン・ビックマン博士は、「男性の脂肪組織は、いわば大きな卵巣のようなもので、テストステロンの低下とエストロゲンの増加を引き起こす」と指摘しています。

バッドエナジーの大きな特徴の1つである酸化ストレスは、精子細胞を守る膜を傷つけ、精子が正常に成長するのを妨げ、精子のＤＮＡをバラバラにしてしまいます。その結果、精子の質が低下し、受精率の低下や流産の増加につながってしまうのです。さらに、酸化ストレスは、男性ホルモンのテストステロンの産生を直接低下させる働きもあります。２０２３年に発表された研究総説では、「男性の生殖器系における活性酸素の増加と、繰り返し流産を経験してしまうこととの間に、関連性があることを示す証拠が増えている」と報告されています。この論文では、酸化ストレスを高める要因として、「飲酒、喫煙、肥満、加齢、ストレスに加えて、糖尿病や感染症などの病気」を挙げています。さらに、放射線、加工食品中心の食生活、特定の薬、慢性的な睡眠不足、農薬、大気汚染、さまざまな化学物質なども、酸化ストレスの原因となります。

近年、男性の性機能障害も増加しており、40歳以上の男性の半数以上が、何らかの悩みを抱えていると言われています。その代表的なものが、勃起不全（ＥＤ）です。ＥＤの原因の多くは、代謝異常と深く関わっています。インスリン抵抗性が高まると、動脈硬化が進んで血管が狭くなり、血液の流れが悪くなってしまいます。その結果、陰茎の毛細血管や神経にも十分な血液が供給されなくなり、ＥＤを引き起こしてしまうのです。代謝と性機能に詳しいサラ・ゴットフリード博士は、「他の要因であることが証明されるまでは、ＥＤは陰茎の動脈硬化が原因であると考えてまず間違いないだろう」と述べ、Ｅ

Dの症状は、代謝機能を検査する必要性を示すサインであると指摘しています。さらに、高血糖によって引き起こされる糖化も、陰茎の血管や組織にダメージを与え、EDを悪化させる要因となります。

妊娠中に「妊娠糖尿病」と診断されたという話を友人たちから聞くことがありました。妊娠糖尿病は、米国では2016年以降、患者数が30％も増加している病気です。また、流産の悲しい経験を話してくれた友人たちもいました。流産は、なかなか人に話せることではありませんが、実は体の代謝機能への負担が原因の1つとなっているケースが少なくないと考えられています。流産の件数は、この10年間で10％増加しており、代謝異常が、胎盤に悪影響を及ぼす可能性を示す研究結果も報告されています。専門的には、胎盤が本来の役割を果たせなくなった状態を「胎盤機能不全（PD）」と呼びます。胎盤は、赤ちゃんに栄養や酸素を届けたり、老廃物を運び出したり、ホルモンを作ったり、免疫機能を調整したりと、妊娠を維持するために実にさまざまな役割を担っています。しかし、母体に肥満やインスリン抵抗性などの代謝の問題があると、胎盤の成長や機能に関わるホルモンや成長因子のバランスが崩れてしまい、PDが起こりやすくなってしまうのです。メタボリック症候群の特徴（HDLコレステロール値の低下、中性脂肪値の上昇、血糖値の上昇など）が多い人ほど、PDや胎児死亡のリスクは高くなります。3～4つ以上の特徴がある場合は、PDのリスクが7・7倍にもなると言われています。代謝のバランスが崩れると、胎盤で新しい血管が作られにくくなったり、血流が悪くなったりして、赤ちゃんに十分な酸素や栄養が供給されなくなります。さらに、肥満やインスリン抵抗性があると、胎盤に酸化ストレスを引き起こして組織が傷つき、PDにつながってしまうのです。
さまざまなデータを見てみると、現代人の食生活や生活習慣が、バッドエナジーを生み出し、人類の生殖能力そのものを低下させている可能性が見えてきます。

慢性的な疲労

米国では、病院を受診する理由の10~30%が「疲労」に関するもので、医療機関を訪れる最も一般的な理由となっています。実に、米国人の67%が仕事中に定期的に疲労を感じ、7000万人が慢性的な睡眠障害を抱え、90%もの人が毎日カフェインを摂取しているという現実があります。特に閉経後の女性にとって、疲労の問題は深刻です。最近の研究によると、閉経後の女性の85・3%が、肉体的、精神的な疲労を感じていると回答しています。これは、閉経前の女性(19・7%)や、閉経を控えた女性(46・5%)と比べて、圧倒的に高い割合です。

私自身も研修医時代に、この疲労問題を身をもって経験しました。私たち医師の誰もが、ひどい慢性的な疲労を過酷な労働による睡眠不足のせいにしていました。時には、当直で36時間ぶっ続けで働いた後、車で帰宅する際に、車を出てアパートに上がって寝るだけの気力も残っていないほど、疲労困憊してしまうこともありました。そんな時は、車中で少し仮眠を取り、なんとか動けるようになるまで、体力を回復させていたものです。

このような極端な状況ではないにせよ、私たちは疲労や睡眠不足を、現代社会を生きる上で、ある意味仕方のないこととして受け入れてしまいがちです。しかし実際には、ATP（エネルギー）産生の低下、血糖値の乱高下、ホルモンバランスの乱れなど、体の代謝機能の異常こそが慢性的な疲労や睡眠障害の大きな原因となっているのです。そして、質の高い睡眠を十分に取ることができないと、ミトコンドリアの働きがさらに低下し、疲労がますます悪化するという悪循環に陥ってしまいます。現代社会では、このような悪循環が当たり前になってしまっていますが、これらは、私たちの体内でバッドエナジーが渦巻いていることを知らせる、危険信号なのです。

子供たちの体に忍び寄るバッドエナジー
――異常な事態が「当たり前」になりつつある現実

小児肥満と脂肪肝

小児肥満は、この50年間で劇的に増加しました。これは、子供たちの体にバッドエナジーが蔓延していることを示す、ほんの一例です。CDCのデータによると、小児肥満の割合は、1970年代以降、3倍以上に増加しています。1970年代には、6歳から19歳までの子供の約5％が肥満とされていましたが、2000年代後半には、その割合は約18％にまで増加し、現在も増加傾向にあります。子供たちの体に忍び寄るバッドエナジーのもう1つの顔として、近年、深刻化しているのが非アルコール性脂肪性肝疾患（NAFLD）です。NAFLDは、今や子供たちの間で最も一般的な肝疾患となっており、その患者数は驚くべきスピードで増加しています。1983年に初めて、子供のNAFLDの症例が報告されて以来、現在では子供の20％（肥満の場合は80％）が、NAFLDを患っているという状況です。特に、特定の民族や性別において、その割合はさらに高くなっています。例えば、25歳から30歳のヒスパニック系の若年男性では、42％がNAFLDを患っているという調査結果もあります。本来であれば、ほぼゼロに近くなければならない数字です。そして、このような恐ろしい事態は、米国だけでなく、世界中で起こっています。かつて、脂肪肝はお酒の飲み過ぎが原因であり、主に大人に発症する病気でした。アルコールは、細胞内での脂質の処理を妨げ、酸化ストレスを引き起こすことで、肝臓に脂肪を蓄積させてしまうからです。しかし、この30年間で、飲酒の有無を問わない非アルコール性の脂肪肝が増加し、NAFLDが世界で最も患者数の多い慢性肝疾患となってしまいました。1990年には、世界人口の25％だったNAFLDの患者数は、2019年には40％弱にまで増加しています。NAFLDは、子供も大人も関係なく、肝臓の細胞に脂肪が蓄積する病気で、インスリン抵抗性を悪化させます。NAFLDを悪化させる要因は、加工食品、精製糖、精製穀物〔白いパンや米など〕、加糖飲料〔甘いジュースなど〕、異性化糖（果糖ブドウ糖液糖、高果糖コーンシロップ）、ファストフードの過剰な摂取、食物繊維やフィトケミカル〔植物由来の化学物質〕の不足、寝る前に食事を摂る習慣、運動不足、酸化ストレスなどです。肝移植の手術件数もこの15年間で約50％増加しており、かつてはアルコールやC型肝炎ウイルスが肝炎の主な原因だったのが、現在では、NAFLDが女性の肝機能障害の最大の原因となり、男性にとっても主な原因の1つとなっています。米国では、若年成人の肝移植の原因として、NAFLD

が最も多くなっています。私たちは、子供たちの未来を奪ってしまっているのかもしれません。

子供たちの脳に広がる異変

子供たちの脳もまた、バッドエナジーの脅威から逃れることはできません。近年、子供の心の病気、つまり、子供たちの脳が正常に機能しなくなる「小児精神疾患」が、恐ろしい勢いで増加しています。米国では、毎年、子供の約20％が何らかの精神的な問題を抱えていると診断されています。さらに、CDCの調査によると、18歳までに、実に40％もの子供が精神疾患の診断基準を満たしてしまうというのです。この数字は、ここ数十年の間に劇的に増加しており、特に近年は、その増加スピードが加速しています。米国の医学誌『JAMA Pediatrics』に掲載された最新の研究によると、２０１６年から２０２０年のわずか４年間で、３歳から17歳までの子供における「不安症」の診断数は29％、「うつ病」の診断数は27％も増加したという結果が報告されています。

私がスタンフォードや他の病院で勤務していた頃、カリフォルニア州サンタクララ郡では、毎年20人もの子供や若者が自ら命を絶っていました。サンタクララ郡の高校生の17％が、真剣に自殺を考えたことがあるという報告もあり、自殺は今や10歳から34歳までの若者の死因の第2位となっています。さらに、２０２０年のCDCの調査によると、なんと米国の若者の４人に１人が自殺を考えたことがあると回答しています。しかし、このような事態にもかかわらず、炎症を引き起こす食事、慢性的な睡眠不足、シリコンバレーの中心地〔サンタクララ郡はシリコンバレーの中心地域に含まれる〕でのテクノロジーや学業のプレッシャーによる慢性ストレスなどの代謝的要因が、これらの問題とどのように関連しているかについて、地元のリーダー達は真剣に議論しているようには見えませんでした。

さらに、自閉症やＡＤＨＤ（注意欠陥多動性障害）といった、発達障害と診断される子供たちも、年々増加しています。肥満や糖尿病の母親から生まれた子供は、そうでない子供に比べて、自閉症のリスクが4倍、ＡＤＨＤのリスクが2倍になるという研究結果も報告されています。私たちの脳は、体の中で最も多くのエネルギーを必要とする器官であり、バッドエナジーの影響を受けやすく、特に発達途上の子供たちの脳では、その影響は大きいでしょう。本来の医療の目的に立ち返れば、公衆衛生上、最も優先すべき課題は、妊娠中の母親と幼児の代謝の健康をサポートすることであり、これは人口学的にも最も効果の高いアプローチでしょう。

子供たちの体に広がる代謝の異変

肥満、肝機能障害、脳機能障害の増加は、細胞エネルギーの混乱が蔓延している現実を浮き彫りにしています。子供たちの体は、まだ小さく、発達段階にあります。加工食品やミトコンドリアや細胞のエネルギー産生を阻害するさまざまな要因に満ちた現代社会は、まるで子供たちの細胞を最初から壊すように、プログラムされているかのようです。

子供たちの間で増加している病気には、ＡＤＨＤ、自閉スペクトラム症、2型糖尿病、ＮＡＦＬＤ、心筋症、うつ病、不安症、高血圧、高コレステロール血症、ＩＢＤ、喘息、アトピー性皮膚炎、アレルギー、ニキビ、乾癬、湿疹、統合失調症、双極性障害、境界性パーソナリティ障害、化膿性汗腺炎（ＨＳ、皮膚の下に痛みを伴う炎症性の塊ができる病気）などがありますが、これらはほんの一部です。

これらの病気はすべて、細胞のエネルギー産生の低下、ミトコンドリア機能不全、酸化ストレスなどが原因で引き起こされる、あるいは悪化する可能性があると指摘されています。

親である多くの友人たちは、子供がたびたび「喉が痛い」「耳が痛い」と訴えたり、ウイルス性上気道感染症にかかったなどの理由で、仕事を休み、病院に連れて行かなければいけないことに不満を漏らします。しかし、こうした病気の背景にある、子供たちの体のエネルギー産生システムの異常に気づいている人はほとんどいません。私たちの免疫細胞は他の細胞と同様に、エネルギーが十分に供給されなければ、正常に働くことができません。つまり、**子供たちの体が、どれだけ効率良くエネルギーを作り出し、利用できるかによって、病気に対する抵抗力が大きく変わってくるのです。**

代謝機能に問題を抱えている子供たちは、そうでない子供たちや健康的な体重の子供たちに比べて、溶連菌感染症（溶連菌咽頭炎）や中耳炎などの感染症にかかりやすい、ということがわかっています。

例えば、ある研究では、肥満の子供は、そうでない子供に比べて、溶連菌咽頭炎になる確率が１・５倍も高いという結果が出ています。また、別の研究では、肥満の子供は正常体重の子供に比べて、中耳炎になる確率が２・５倍も高いという結果も出ています。しかし、子供たちの体の不調を何とかしてあげたい一心で、安易に抗生物質を処方してしまうことは、別のリスクを招きます。なぜなら、抗生物質は決して無害な薬ではないからです。私がこれまでに出会った研究結果の中で、最も衝撃的だったものの1つに、「小児期の抗生物質の服用により、精神疾患のリスクが1・44倍になる」というものがあります。

強力な抗生物質は、腸内に住む細菌の生態系であるマイクロバイオーム（腸内細菌叢《そう》）を破壊してしまい、腸内環境を悪化させます。その結果、消化吸収機能や代謝機能が低下し、慢性的な炎症状態を引き起こしやすくなってしまうのです。そして、この悪循環こそがバッドエナジーを生み出し、さまざまな病気のリスクを高める原因となります。実際、妊娠中や生後1～2年の間に、抗生物質を多く服用した子供ほど、4歳～5歳になった時にBMIが高くなるという研究結果も報告されています。私たちは、バッドエナジーによる免疫機能の低下が、より多くの感染症を引き起こし、より多くの抗生物質の使用につながり、マイクロバイオームの破壊によってバッドエナジーがさらに悪化する、という悪循環を子供たちの体内に作り出しているのです。

単純な事実として、子供たちの体も大人と同じように細胞からできています。そして、細胞が活動するためにはエネルギーが必要です。しかし、現代社会の子供たちは、悲惨な代謝環境の中で生きており、大人たちが作り出した「バッドエナジーの世界」のツケを、その小さな体で払わされているのです。食品会社から多額の資金提供を受けている栄養学の権威たちも、「代謝性疾患の管理」という名目で、製薬会社から巨額の研究費を受けている医療業界の権威たちも、沈黙を守っています。また、子供たちの慢性疾患の爆発的な増加を食い止めるために、社会全体で予防に向けた具体的な対策を講じてもいません。食生活や生活習慣の乱れが、子供たちのミトコンドリアを傷つけ、さまざまな病気のリスクを高めているというのにです。そして、その結果として、子供たちは糖尿病、心臓病、がんなどの命を脅かす代謝性疾患に苦しみ、親の世代よりも平均寿命が短くなるかもしれない、そんな時代を生きていくことになるのです。

それにもかかわらず、私たち大人は、子供たちをバッドエナジーの世界から守ってあげるどころか、自らその世界を押し付けています。1歳になったばかりの子供にケーキやスナック菓子、ジュース、フライドポテトなどを平気で与え、体に悪影響を及ぼす化学物質がたっぷり入ったベビーローションやベビーシャンプーを、何の疑問も持たずに使っていませんか？　子供がぐずったり、少し風邪気味になったからといって、安易にアセトアミノフェン〔解熱鎮痛剤〕入りの薬を与え、耳が痛いと言ったら、すぐに抗生物質を投与することで、私たちは子供たちの肝機能と抗酸化能を破壊しているのです。そして、信じられないくらい早い登校時間を強いて、子供たちの睡眠を妨害し、1日に6時間以上も机に座らせているのです。私たちは、また、ソーシャルメディアやメディアからの情報に子供たちをさらすことによっても、子供たちの体に恐怖と慢性的なストレスを与えています。親が、米国の「当たり前」に疑問を持たず、行動を変えなければ、子供たちは、炎症と代謝性疾患などに満ちた、危険なバッドエナジーの世界から抜け出すことはできないのです。皮肉なことに、多くの親は、子供たちに「病気にかかりにくくなってほしい」「夜泣きがひどくならないでほしい」「もっと手のかからない子になってほしい」と願っているにもかかわらず、このような行動を繰り返します。私たちが、ほんの少しだけ意識を変え、コントロールできることをコントロールするだけで、子供たちと私たち自身を楽にする可能性があるのです。

50歳以上
――生命を脅かす慢性疾患の増加

私たちの多くは、両親が年をとるにつれて、慢性疾患を発症するのを見てきました。友人たちとの会話の中で、両親の健康状態の悪化について誰も話をしないということは珍しいことです。一般的な病気としては、高血圧、高コレステロール、心臓病、脳卒中、認知症の進行、関節炎、がん、入院が必要な上気道疾患などがあります。私が1年目の研修医だった頃、同僚2人の両親が脳卒中で倒れました。医師として、私たちは両親や高齢の家族から、最近の健康不安について相談や助けを求める最初の相手になることがよくあります。こうした慢性疾患の多くは、バッドエナジーが原因で引き起こされます。

脳卒中

高血糖と脳卒中のリスクの関係は、すでに明らかにされています。2014年のメタアナリシス（複数の研究論文のデータを収集し、解析した研究〕では、2型糖尿病の人は、そうでない人に比べて脳卒中のリスクが2倍になることがわかりました。また、別の研究では、糖尿病予備群の人〔血糖値が110〜125㎎／dL〕は、正常な血糖値の人に比べて脳卒中のリスクが60％高いことがわかりました。驚くべきことに、急性脳卒中の患者の8割以上が血糖値に異常を抱えているにもかかわらず、そのことに気づいていないといいます。高血糖により生じるインスリン抵抗性は、血管をさまざまな形で傷つけ、脳卒中のリスクを高めます。具体的には、血液がドロドロになりやすくなる、一酸化窒素〔血管を拡張する働きをもつ〕が減少する、アテローム性動脈硬化症〔血管の内側にプラークと呼ばれる脂肪の塊が蓄積して、血流が阻害される疾患〕になりやすくなる、などです。

認知症

若年性認知症をはじめとする、深刻な影響を及ぼす認知症も急増しています。脳は他のどの臓器よりも多くのエネルギーとグルコースを消費するため、バッドエナジーや血糖値の変動の影響を受けやすいことを覚えておきましょう。インスリン抵抗性があると、細胞がグルコースを効率的に取り込めなくなり、脳細胞は慢性的なエネルギー不足に陥ります。この状態が続くと、脳細胞の中にあるミトコンドリアの働きが低下し、脳全体の代謝が低下してしまいます。この「脳の低代謝」こそが、アルツハイマー病を引き起こす原因の1つではないかと考えられています。

アルツハイマー病は、インスリン抵抗性とインスリン分泌機能障害をもつ人の間でより多く見られ、

「3型糖尿病」とも呼ばれています。米国では、65歳以上の高齢者のうち、約620万人がアルツハイマー病を患っていると推定されており、2050年までに2倍以上になると予想されています。米国におけるアルツハイマー病およびその他の認知症に関連する医療費は、2021年に3550億ドルに達すると推定されています。それに加えて、患者の家族や親しい人々による無償の介護費用は、推定2500億ドルに上ります。世界中で5000万人が認知症を患っており、毎年1000万人の新規患者が発生すると予想されています。認知症の壊滅的な進行を防止する方法、治療する方法、あるいは単に遅らせる方法を見つけることも、世界中で緊急性の高い課題になっています。特にアルツハイマー病の患者で、薬物治療の効果がなく、むしろ有害となってしまう人には、治療法の確立が強く求められています。

幸いなことに、一流の医学雑誌『The Lancet』に掲載された最近の研究によると、アルツハイマー病の症例の40％は、修正可能な12の危険因子に関連しており（したがって、予防可能である可能性が高い）、「アルツハイマー病の予防に、もっと積極的に取り組むべきだ」としています。

2013年の研究で、2000人以上の成人の血糖値を約7年間追跡調査した結果、血糖値が高いほど、アルツハイマー病を含む認知症のリスクが高くなることが、明らかにされています。これは、糖尿病と診断されていない患者でも同様でした。そして別の研究でも、糖尿病が認知機能低下のリスクを高めること、そして糖尿病予備群があらゆるタイプの認知症の危険因子であることが確認されています。

2021年に発表された観察研究では、2型糖尿病と診断された時期が早いほど、アルツハイマー病を発症するリスクが高くなるという結果が発表されています。

心臓病

心臓病は、西洋社会において、他のどの臓器よりも多くの死をもたらす疾患です。高血圧、高コレステロール、冠動脈疾患などのあらゆる心臓病は、バッドエナジーに直接起因しています。

1979年、医学史上最も長期に行われ、最も重要な研究の1つである「フラミンガム心臓研究」は、糖尿病という形の代謝異常が、心臓病発症の危険因子であることを初めて証明した研究です。なぜ、代謝異常が心臓病を引き起こすのでしょうか？ そのメカニズムは以下の通りです。まず、血糖値が高い状態が続くと、体内で酸化ストレスが起こります。酸化ストレスは細胞を傷つけるフリーラジカルを増加させ、血管に炎症を引き起こします。炎症が起こると、血管の内壁（内皮細胞）が傷つき、そこにコレステロールなどの脂肪の塊（プラーク）が蓄積しやすくなります。プラークが蓄積すると、血管が硬く、狭くなってしまい、血液の流れが悪くなる動脈硬化が起こります。動脈硬化が進み、最終的に、心臓に栄養や酸素を送る血管（冠動脈）が詰まることで、心臓が正常に機能しなくなる冠動脈疾患に至ります。米国では心臓病が原因で年間約70万人もの人が亡くなっており、その多くが、第1章で紹介したバイオマーカーの異常を伴っています。

心臓病の重大な危険因子は高血圧であり、人口の50％が経験しています。炎症、肥満、インスリン抵抗性、高血糖、酸化ストレスはすべて、血管の内壁に負担をかけ、血管を弛緩させる化学物質である一酸化窒素の産生を減少させます。インスリン抵抗性と糖尿病は、脳など他の臓器の血管にも直接影響を与え、一酸化窒素の産生と放出の仕組みに異常をきたします。これらのことがすべて、動脈硬化、血圧上昇、心臓病のリスク増加につながります。さらに、機能不全に陥った血管内皮細胞は、血栓やプラークの不適切な蓄積を促進し、最終的に心臓発作を引き起こします（興味深いことに、これらのメカニズムは、ＥＤと非常によく似ている。ＥＤも前述の通り、陰茎の血管が狭くなり、拡張しなくなることで起こる）。

呼吸器疾患

慢性呼吸器疾患の代表的なものに、慢性閉塞性肺疾患（ＣＯＰＤ）があります。ＣＯＰＤは、肺に損傷を与え、呼吸を困難にする進行性の炎症性疾患です。新たにＣＯＰＤと診断された人の16％が２型糖尿病を患っており、さらに19％がＣＯＰＤと診断されてから10年以内に、２型糖尿病を発症します。

ＣＯＰＤの重要な危険因子は喫煙であり、喫煙はミトコンドリアの機能不全と2型糖尿病のリスクに直接関係しています。タバコの煙には、シアン化物など、ミトコンドリアに直接ダメージを与える可能性のある多くの有害な化学物質が含まれています。これらの有害物質は、細胞に酸化ストレスや炎症を引き起こし、ミトコンドリアを損傷するのです。

血糖コントロールを改善することで、慢性呼吸器疾患の患者が改善するという概念は、複数の研究によって裏付けられています。２０１９年に５２００人以上の患者記録を分析した結果、血糖を調節する薬剤であるメトホルミンを服用した2型糖尿病の成人は、慢性の肺疾患で死亡する可能性が低いことが示されました。研究によると、果物や野菜を豊富に含む抗酸化食は、COPDの重症度を低下させ、リスクを低減させますが、このような栄養指導は一般的な治療には含まれていません。加糖飲料の摂取は、COPDのリスク（および小児・成人の喘息や気管支炎のリスク）と強く関連しています。『Nutrients』誌に掲載された、食事がCOPDに与える影響を調べた総説では、「食事が肺機能に与える影響は、慢性的な喫煙に匹敵するほど大きい」と述べられています。健康的な食事は、炎症と酸化ストレスを抑え、COPDの重症度を軽減するのです。

関節炎

命に関わるような病気の発症は別として、多くの人が年を重ねるにつれて経験する最も悲しいことの1つは、体の調子が悪くなったり、以前のように体が動かなくなったりすることです。体の痛み、こわばり、硬直などは、すべて代謝と直接的な関係があります。ハワード・ラックス博士のような一流の整形外科医は、「関節炎は構造的な病気というよりも、むしろ代謝性疾患である可能性がある」と明言しています。変形性関節症の人は、心血管疾患のリスクが3倍、2型糖尿病のリスクが61%も高くなります。近年の研究では、関節炎のような、筋肉や骨の痛みでさえ、バッドエナジーが引き起こす代謝異常が原因で起こることが明らかになってきました。これは、他の慢性の心血管代謝疾患と同様です。

関節炎や筋肉、関節の痛みに深く関わる代謝異常として、まず挙げられるのが慢性炎症です。慢性炎症は、関節の組織を少しずつ破壊し、痛みを引き起こす物質を産生します。また、慢性的な酸化ストレスも、関節炎や筋肉、関節の痛みを引き起こす原因の1つと考えられています。酸化ストレスは、細胞を傷つけ、関節の老化を促進するだけでなく、傷ついた組織の修復を遅らせ、回復を困難にするという、厄介な特徴があります。

体重過多は、最も一般的な関節炎である変形性関節症のリスクを高めることが示されています。米国関節炎財団が行った研究では、体重が1ポンド（約450g）増加するごとに、膝関節にかかる負荷が4ポンド（約1・8kg）増加することがわかりました。この余分な負荷は、関節の摩耗や損傷につながり、変形性関節症のリスクを高めます。さらに、肥満は、膝の変形性関節症のリスクを高めることと関連しており、BMIの増加に伴いリスクは増加します。17件の研究に基づくメタアナリシスでは、BMIが1単位増加するごとに、膝の変形性関節症のリスクが13%増加することが示されました。さらに、肥満は、膝の変形性関節症の痛みを増加させ、身体機能を低下させることと関連しています。運動は、高齢者が関節の痛みを最小限に抑えるためにできる最善の方法の1つです。これは身体活動がミトコンドリア機能をサポートするためと考えられています。医学の世界では、変形性関節症は、心血管代謝疾患の患者によく見られる厄介な症状として軽視されがちです。私たちは、関節炎を関節組織だけでなく、体のあらゆる部分に変性を引き起こす可能性のある、細胞内で進行している機能不全の警告として捉える必要があります。

COVID―19（新型コロナ感染症）

私は、米国で蔓延するさまざまな病気と代謝異常の関係性を探る旅を続けてきました。そんな中、世界は新型コロナウイルス感染症（COVID-19）という未曾有の危機に直面しました。この病気の最初のニュースが2020年初頭に流れ始めた頃、私は共同設立者と協力して、個人が自分の代謝の健康状態を理解できるようにするために、ヘルステック企業レベルズ社を立ち上げたばかりでした。バッドエナジーと、ほぼすべての慢性疾患や症状との関連性がますます明らかになってきている現在、代謝の研究と医療に携わる私たちは、この急速に広がるウイルス現象を、代謝の観点から見ないわけにはいきませんでした。

COVID-19の危機は、従来の医学の、代謝に対する盲点を最も劇的かつ強烈に示すものでした。この急性疾患は、しばしば知らず知らずのうちに、主に食事と生活習慣によって引き起こされた、バッドエナジーによる慢性疾患や病気を抱えていた人々の体を容赦なく蝕《むしば》んでいきました。その関連性は、数多くの質の高い査読付き論文で明らかになっています。世界中の専門家が、それを声高に叫ぼうとしていました。しかし、残念なことに、こうした重要な情報は、広く社会に伝わることがありませんでした。病気の重症度と、食事、運動、その他の修正可能な要因との間に明らかな関連があることについて、世界中の人々に啓蒙する貴重な機会を失ってしまったのです。

COVID-19の死亡に関する多くの研究では、死亡した人の80〜100%が、その他の慢性的な健康上の問題を抱えており、その中でも最も多かったのは、2型糖尿病や高血圧などの代謝に関する問題でした。他の研究では、メタボリック症候群の患者は入院リスクが77%、死亡リスクが81%高くなることが示されています。

COVID-19は、糖尿病の人を生物学的に差別する最初の病原体ではありません。細菌感染症や季節性インフルエンザはどちらも、糖尿病の人でははるかに重症化する傾向があり、実際、糖尿病患者は糖尿病でない人に比べて、インフルエンザ流行時に入院が必要になる可能性が6倍高いのです。では、なぜ、高血糖は免疫力を低下させてしまうのでしょうか？　そのメカニズムには、いくつかの要因が考えられます。まず、血糖値が高い状態が続くと、免疫細胞が体内をスムーズに移動できず、感染部位に素早く駆けつけることができなくなり、病原体や感染細胞を攻撃する能力も低下すること、抗体（病原体を攻撃するタンパク質）に糖が結合して、抗体本来の働きができなくなってしまうこと、免疫細胞を刺激して、炎症を引き起こす物質であるサイトカインを過剰に放出させ、免疫システムの暴走を引き起こし、自らの体の組織まで傷つけてしまうこと、などが考えられます。

サインを見逃すことの残酷な代償

人生の早い段階で、私たちは肥満、ニキビ、疲労、うつ病、不妊症、高コレステロール、糖尿病予備群などの状態を、一般的に「健康な」成人が年をとるにつれて経験する、よくある通過儀礼として受け入れています。

これが医学における最大の盲点です。**これらの「ちょっとした不調」は、私たちの体内でバッドエナジーが渦巻き、代謝機能に異常が生じていることを知らせる重要なサインなのです。**もし、このサインを見逃し、何も対策を講じなければ、バッドエナジーは、やがてより深刻な病気を引き起こすことになるでしょう。

私の機能性医学的な診察では、心臓病やがんのように、バッドエナジーに起因する複雑な症例や重篤な疾患を抱えている患者の多くは、すでに数年前から何らかのさまざまな体の不調を経験していたのです。

現代医学では、2つ以上の病気が一緒に起こる傾向がある場合、「併存症」と呼びます。一緒に起こる、つまり「たまたま一緒に見られる」ということです。研修医として、私たちは糖尿病の人は高血圧を併発することが多く、肥満の人はうつ病を併発することが多いことを知ります。医学部では、これらの同時発生の結論は、一般的に肩をすくめて「へえ、面白い」という反応で終わっていました。病院の現場では、「併存症」という言葉は、単に「この病気を発見したら、あの病気も探してください」という意味であり、その後は、訓練を受けた通りにそれぞれの病気を治療するか、治療する権限のないものについては、適切な専門医に患者を送ります。関節炎と心臓病は併存症ですが、目の前の患者の細胞におけるミトコンドリア機能不全、酸化ストレス、慢性炎症の原因や、その原因となる経路をどのようにして正常に戻し、両方の問題を改善するかについて、深く考えている整形外科医や循環器内科医はほとんどいません。ただ、症状を抑えるための対症療法を施し、患者を別の専門医へと送り出すだけの作業を繰り返しているのです。

併存症とは、同じ原因に根差した深刻な状態の集まりであり、この言葉が広まっていることは、決して普通であってはならないことです。これを普通だと思うことは、ある意味で私たちの盲点を強化し、健康が悪化して、回復が難しくなる前に何百万人もの人々を助けるための絶好の機会を逃すことと同じです。これは、まさに私の母に起こったことです。

私の母は、自分の体についた余分な脂肪が、細胞が悲鳴を上げているサインであることに全く気づいていませんでしたし、彼女の担当医もわかっていませんでした。母の代謝は、「脂肪燃焼モード」に切り替わることは、ほとんどありませんでした。体にグルコースや炭水化物を摂り過ぎている場合は「脂肪燃焼モード」には切り替わらないのです。彼女は、自分が抱えていた併存症、つまり高血糖、コレステロール値の乱れ、高血圧が「代謝機能の異常」の定義そのものであることを知りませんでした。それらの警告を見逃したことで、時間の経過とともに、彼女の代謝機能にはますます負荷がかかり、その効率は低下していきました。

母は、健康を取り戻そうと、本当に努力しました。禁煙し、トレーナーを雇い、カーブスジムに入会しました。手に入る限りの栄養に関する本を読み、スタンフォード大学が提供する医療減量プログラムや別のダイエットプログラムにも参加しました。彼女は、食事をホールフード〔未加工の自然食品〕の植物性食品に変えたり、ケトン食〔222ページ参照〕にも取り組みました。彼女は何度も何度も挑戦しました。彼女は、それぞれが特効薬であると主張する、氾濫する健康情報や方法論に落胆していました。しかし、残念なことに、細胞レベルでのエネルギー産生という視点、バイオマーカーを理解して活用する知識が、母には決定的に不足していました。それぞれの方法に良い面はありましたが、母の体の奥底で、静かに進行する「代謝機能の異常」という、本当の原因に、焦点を当てたものはありませんでした。そのため、母の努力は報われず、健康状態は改善しませんでした。

細分化された医療システムは、母が直面したすべての健康上の問題を、それぞれ孤立した出来事とみなし、彼女を失望させました。母は、巨大児の出産、減らない体重、高血圧と高コレステロール、糖尿病予備群、そして最終的には膵臓がんが、すべて同じ木の枝であることを教えてくれる医療従事者のサポートを得ることができませんでした。彼女の専門医たちは、すべてをつなぎ合わせて全体像を示してくれるどころか、すべてをバラバラに扱っていたのです。

中年の友人たち、成長していく子供たち、そして、年老いた両親の姿を通して、まさに今、私たちが「バッドエナジーの蔓延」という、大きな危機に直面していることを、私は改めて実感しています。それぞれの症状を別々のものとみなす、私たちの細分化されたアプローチは、致命的なほど間違っています。治療すべき50の病気があるわけではありません。ミトコンドリアの機能と量、慢性炎症の程度、酸化ストレスのレベル、マイクロバイオームの状態など、私たちの体の中にある相互に関連し合う、一貫したメカニズムを大切に守り、癒していくことが必要なのです。

確かに、私たちはこれまで多くの間違いを犯してきましたが、すぐに方向転換することができます。私たちの細胞には、適応力と再生力が備わっており、細胞は毎日休むことなく働き続けています。**壊れた細胞の機能は、迅速に修復し、回復させることができます。これは、あらゆる年齢の人に当てはまります。**私は、8歳の人、18歳の人、そして80歳の人でさえ、細胞のエネルギー産生能力を守ることにより、細胞レベルで健康を取り戻し、自信に満ち溢れた笑顔を取り戻していく姿を、数多く目撃してきました。あなたも自分の健康を自分の手で守ることのできる「自立した患者」になることができます。しかしそのためには、現代医療の構造的な問題点と、そこから抜け出すための方法を正しく理解しておく必要があります。

本章の引用文献については、caseymeans.com/goodenergy 参照。

第3章

医師ではなく自分自身を信じる

私の人生で最も重要な13日間は、医療チームの言葉に耳を傾けないことから始まりました。

母が膵臓がんと診断された直後、スタンフォード大学とパロアルト医療財団の医療チームが直ちに動き出し、生検、輸血、肝臓ステントなど、たくさんの手術や治療を提案してきました。ほとんどの場合、患者はこれらの治療に同意し、会議はすぐに終わります。世界でも有数の医療機関からの提案となれば、ほとんどの患者は医師の言葉を信じ、言われるがまま治療を受けるでしょう。

しかし、私は医学の知識に基づき、いくつかの質問をし始めました。

その結果、これらの治療は、母の寿命を、長くて数ヵ月延ばせる確率が約33%、縮める確率が33%、影響を与えない確率も33%であることがわかりました。いずれにしても、侵襲的な治療を選択すれば、(COVID-19のプロトコルのため)母は家族と離れ離れで、1人で病室にいることになり、手術に合併症が発生した場合(免疫力が低下したがん患者ではよくある)、さらに長く入院することになります。

加えて、がんの進行により、母の肝臓は日に日に衰弱し、赤血球も破壊され続けていたため、予後はさらに悪化し、推奨される治療を複雑にする可能性がありました。ベッドから起き上がるのもやっとの状態であるにもかかわらず、2日に1回のペースで何時間もかかる輸血を病院で受ける必要があったのです。COVIDのロックダウンの最中であり、病院での処置のために、母は1人で病院に行かなければならず、そのまま帰ってこられない可能性もありました。母は、担当医にはっきりと、「迫り来る死は恐れていないが、残りの日々を、不必要な痛みや吐き気に苦しめられることなく過ごしたい」と伝えました。しかし、母の明確な意思表示にもかかわらず、病院側は、痛みや吐き気を伴う可能性のある治療を強く勧めてきた挙句、私たち家族に対して、病院の治療方針に疑問を呈することを強く非難したのです。

医師は決して悪意をもって、この治療法を勧めているわけではありません。しかし、私は侵襲的な治療法を選択すれば、病院に数十万ドルもの利益がもたらされることや、医師の給金は、これらの治療を行うことと結びついていることを知っていました。

私は、担当であるがん専門医に確認しました。「どんなに頑張っても母の命を2ヵ月以上延ばすことはできず、母が1人で病室で死ぬリスクもある。あなたは、それなのに侵襲的な検査を勧めるのですか？CA19-9の血液検査とCTスキャンの結果からステージ4の膵臓がんであること、しかも肝不全を起こしていて、赤血球もほとんど残っていないことは明らかなのに？」

「はい、それが私たちの推奨する治療法です」と医師は答えました。

家族全員の支持を得て、母は確定診断のための侵襲的な検査を受けずに、残りの日々を家で家族と過ごすことを選択しました。医師が勧めてきた検査は、ガイドラインに則り、病院の利益になるものでしたが、母の利益になるものでは決してありませんでした。医療システムのカラクリを知らず、疑問を投げかける術もたずに、大切な家族の治療方針を、医師任せにせざるを得ない人々のことを思うと、胸が締め付けられるような思いでした。

母を病院に残す代わりに、私たちは、スタンフォード大学からカリフォルニア州ハーフムーンベイにある両親の家に車で戻り、最期の数日間を一緒に過ごしました。

母が意識を失う前日、母は弱々しく目を覚まし、言葉をうまく話せなくなりました。その日の午後、母は、まるで急に活力を取り戻したかのように、自分が埋葬される場所に連れて行ってほしいと頼みました。そこは、家からわずか3分のところにある小さな森で、草原と海が見下ろせる場所でした。私たちは、急いで母を車椅子に乗せて、その自然葬の場所へと向かいました。母は、目の前に広がる海と、自分がもうすぐ眠りにつく場所の木々の美しさに驚嘆し、家族みんなで抱き合いました。母は、父に車椅子の隣にひざまずくように頼むと、両手で父の顔を包み込みました。そして、父をじっと見つめながら、これまでの人生がどれほど素晴らしかったかを静かに語り始めました。広大な太平洋を背に、小さな安息の地の上で、二人は言葉では言い表せないほどの愛情と感謝の気持ちを込めて、静かに見つめ合っていました。二人が最期にハグを交わした時に感じた畏敬の念と深い絆は、永遠に忘れられない「人生の意味」を私に教えてくれるものでした。

「あぁ、なんて素晴らしい場所なの」。

母の安息の地になる場所で、自分を抱きしめる家族を見て、母は突然そう言いました。

数分後、彼女は意識を失いました。2日後、手を取り、周りを囲む家族に見守られながら、母は亡くなりました。

母と過ごした最期の13日間は、私の人生で最も意味のあるものでした。

もし私たちが病院のアドバイスに従っていたら、それは実現しなかったでしょう。

介入へのインセンティブ

研修医時代、私の親友の1人は、がん専門外科医でした。母の担当医との面談中、何年も前に友人が言った言葉が私の頭の中で響きわたりました。

「この腫瘍外科のドアをくぐったら、必要かどうかにかかわらず、手術を受けることになる」。

ある日の仕事帰り、この友人は、明らかに動揺した様子で、必要のない手術を強制された患者を見たことを打ち明けてくれました。彼女は、末期がんの患者には、緩和ケア（患者の最期の数日間の苦痛を軽減し、平穏を最優先するケア）を受けることを頻繁に提案していました。しかし、上級医は一般的にそれを却下していました。彼女の担当上級医は、「手術以外を提案しようものなら、烈火のごとく怒り出すのだ」と言っていました。患者が手術を拒否したいと言った場合、部門のトップは患者に「自己責任による治療拒否（Against Medical Advice：ＡＭＡ）」の書類に署名を求め、緩和ケアや侵襲性の低い治療の選択肢すらほとんど与えられないのだそうです。

医師と患者の関係には、大きな力の不均衡があります。患者は病魔に怯えており、医師が糖尿病、心臓病、うつ病、がんを解決するための「治療法」を提示したときに、逆らうことなどできません。

患者を利用して金儲けをしようと思って医学の道に進む人はいません。医師になるには、医学部で4年間学び、さらに3～9年間の研修医期間とフェローシップ、ＭＣＡＴ（医学部入学適性試験）、3つのＵＳＭＬＥ（米国医師免許試験）、口頭試験と筆記試験に合格する必要があります。お金を稼ぐだけなら、こんなに時間をかけるよりも、はるかに簡単に稼ぐ方法があります。私が一緒に働いた医師のほとんどは、子供の頃から病気を治すことを夢見て、医師になるために必死に努力していました。彼らは、医学を学ぶためにひたすら勉強し、理想的なビジョンをもって医学部に入学し、家族の誇りとなりました。彼らは、何十万ドルもの学生ローンを抱えて、研修医になり、当初は慢性的な睡眠不足や上司からの言葉の暴力も経験の不可欠な部分だと考えていました。なぜなら、「高い目標を達成するには、それ相応の犠牲が必要だ」と信じていたからです。

しかし、私が出会った医師のほとんどは、この理想は最終的に冷笑へ変わると言います。研修医時代の同僚たちは、自分の理性を疑い始め、これがすべて本当に価値のあることなのか疑問に思ったりするとよく話していました。今では成功している外科医が、何度も辞表を書いたことがあるとも語っていました。また、すべてを捨ててパン職人になるという空想にふける人もいました。私の指導医の多くは、子供たちと過ごす時間を増やしたいと切望していました。手術が遅れて、またしても子供たちの寝かしつけに間に合わなかったとき、手術室で泣き崩れる人を何人も見ました。自殺願望のあるうつ病を患っている人も少なくありませんでした。医師が他のどの職業よりも燃え尽き症候群と自殺率が高い理由がわかります。

当然これらの会話は、米国のすべての病院の医師たちによってささやかれているに違いありません。彼らは、壊れた医療システムの中に閉じ込められていると感じているのです。多額の借金を抱え、「M.D.（医師）」という立場に、自分のアイデンティティを見出してしまった彼らにとって、別の道を歩むことは、容易なことではありません。

献身的な医師たちは、何十万ドルもの借金を背負いながら、ある単純なインセンティブによって動かされるシステムの中で働き続けています。それは、**健康に影響を与えるすべての機関、病院から製薬会社、医学部、そして保険会社でさえ、人々が「病気であるとき」に、より多くの利益を得る。そして、人々が健康になればなるほど、彼らの利益は減る**ということです。

このインセンティブは、患者に害を与えるシステムを生み出しました。

あなたが、宇宙から米国に瞬間移動してきた宇宙人で、米国の医療事情を見たと想像してみてください。死亡原因の75%以上、医療費の80%以上が、肥満、糖尿病、心臓病、その他の予防可能で改善しうる代謝性疾患によって占められています。そして、その宇宙人に私たちが毎年医療に費やしている4兆ドルを使って、この問題を解決するように依頼したとしましょう。その宇宙人が「すべての人が病気になるまで待って、それから病気の根本原因を解決しない薬を処方し、手術をすればいい」と言うことは絶対にありえません。しかし、それが今日私たちが行っていることであり、それによって米国最大の産業に繰り返し利益をもたらしているのです。

緊急性の高い病気は、迷わず病院へ。しかし、慢性疾患は病院に行かない

健康に関する本の多くは、「医師に相談しましょう」という、注意書きで締めくくられています。私は、それとは異なる結論をもっています。慢性疾患の予防と管理に関しては、医療システムを信頼すべきではありません。これは悲観的あるいは恐ろしいことのように聞こえるかもしれませんが、私たちの医療システムのインセンティブとなぜそれが私たちの信頼に値しないのかを知ることが、自立した患者になるための第一歩なのです。

母は、人生最後の20年間、世界で最も優れた医療を受けたと多くの人が考えるでしょう。彼女は、予防的な検査のために頻繁にメイヨー・クリニックを訪れ、定期的にスタンフォード病院の医師の診察を

受けていました。しかし、毎年、病院の回転ドアを忠実に通り抜けても、彼女の細胞は決して治癒することはありませんでした。彼女の担当医たちは、多くの薬を使って、彼女のバイオマーカーを微調整しましたが、それらの薬は彼女の細胞の混乱を治すのに役立ちませんでした。ほとんどすべての慢性疾患と同様に、膵臓がんでさえも、本書で紹介するグッドエナジーの習慣を生涯にわたって実践することで予防できる可能性が高いのです。しかし、これらの著名な医療機関の誰も彼女の細胞の基本的な機能を改善するために、具体的なアドバイスをしてくれることはありませんでした。医師たちが積極的に介入しようとしてきたのは、母がもはや手の施しようがない状態になってからでした。

「私たちの医療システムは、この100年間、素晴らしい成果を上げてきたのではないか?」「だからこそ、この間に、平均寿命が2倍近くも延びたのではないか?」「医学は、そんなに単純なものではない。なぜ、こんなにうまく機能している医療システムを、疑わなければいけないのか?」、そう思ったかもしれません。

平均寿命が延びたのは、主に衛生習慣の改善と感染症対策、虫垂炎や外傷などの急性で生命を脅かす病状に対する緊急手術技術、そして生命を脅かす感染症を治療する抗生物質のおかげです。要するに、私たちが挙げることができるほとんどすべての「健康の奇跡」は、急性疾患(つまり、解決しなければすぐに死に至る問題)に対する治療法なのです。経済的に見ると、急性疾患は、現代の医療システムではあまり歓迎されていません。なぜなら、患者はすぐに治ってしまい、もはや顧客ではなくなってしまうからです。

１９６０年代以降、医療システムは、これらの急性疾患における革新によって得られた信頼を利用して、患者に対して慢性疾患（生涯にわたって続くため、より収益性が高い）に関する権威に疑問を持たないように求めてきました。

過去50年間、もともと病気とされていなかった慢性疾患を病気として医療の対象としてきたことは、完全な失敗でした。私たちは今日、病気を細分化し、それぞれに特化した治療法を開発しています。

・コレステロール値が高い？

↓循環器内科を受診して、スタチン〔コレステロール低下薬〕を処方してもらおう。

・空腹時血糖値が高い？

↓内分泌内科を受診して、メトホルミン〔血糖値低下薬〕を処方してもらおう。

・ＡＤＨＤ（注意欠陥・多動性障害）？

↓神経内科を受診して、アデロール〔中枢神経刺激薬〕を処方してもらおう。

・気分が落ち込む？

↓精神科を受診して、ＳＳＲＩ〔選択的セロトニン再取り込み阻害薬〕を処方してもらおう。

・眠れない？

↓睡眠専門医を受診して、アンビエン〔睡眠薬〕を処方してもらおう。

・痛みがある？
↓ペインクリニックを受診して、オピオイド〔鎮痛剤〕を処方してもらおう。
・PCOS（多嚢胞性卵巣症候群）？
↓産婦人科を受診して、クロミフェン〔排卵誘発剤〕を処方してもらおう。
・勃起不全？
↓泌尿器科を受診して、バイアグラ〔ED治療薬〕を処方してもらおう。
・肥満？
↓肥満専門医を受診して、ウェゴビー〔GLP-1受容体作動薬〕を処方してもらおう。
・副鼻腔炎？
↓耳鼻咽喉科を受診して、抗生物質を処方してもらうか、手術を受けよう。

しかし、誰も口にせず、多くの医師でさえ気づいていないと私が思うことは、これらの症状の発生率はすべて、治療に莫大な費用を費やすほど増え続けているということです。

生涯にわたって私たちの脳と体に起こる、これらの前例のない傾向（すべて代謝異常に起因）に直面しても、私たちは「医学を信じなさい」という言葉を繰り返し聞かされてきました。これは明らかに理にかなっていません。私たちは、慢性疾患の発生率が爆発的に増加している、この50年間、疑問を抱かないように誘導されてきました。

現代医療は「介入」を前提としたシステムです。医学部の授業で最も多く引用される医師の1人は、1900年代初頭に活躍したジョンズ・ホプキンス大学医学部の創設医師であり、研修医制度を作り上げたウィリアム・スチュワート・ハルステッド博士です。彼は医学教育を「英雄的であり、自己犠牲の精神をもち、たゆまぬ努力を重ねる、疲れ知らずの超人的な職業を歩む第一歩である」と考えていました。

有名な外科医でもあるハルステッドは、病院で外科医が患者の体を切り開き、病気を取り除くことほど重要で崇高な使命はなく、積極的な医療介入は、長期的な利益のために患者に短期的な痛みを与える英雄的な行為であると考えていました。外科医になるという名誉を得るためには、最も優秀で頭の良い者だけがその特権を得られるようにする、ダーウィン的なシステムが必要でした。彼は学生をふるいにかけるために、研修医とともに何日も続く手術漬けの日々を送っていました。

この頃、ジョン・D・ロックフェラーは、石油生産の副産物を利用して、医薬品を作ることができることに気づき、米国中の医学部に多額の資金を提供し、介入を優先するハルステッドモデルに基づいたカリキュラムを教えるようにしました。手術や薬物療法などの、積極的な介入を重視する医療システムを確立する一方で、栄養療法や伝統医学、ホリスティック医学といった、代替医療を徹底的に排除していきました。ロックフェラーの部下は、「フレクスナー報告書」と呼ばれる医学教育のビジョンを概説した報告書を作成しました。米国議会は、1910年にフレクスナー報告書を承認し、米国内のすべての認定医療機関は、ハルステッド／ロックフェラー型の介入モデルに従わなければならないと定めました。

当初、私はハルステッド博士の考え方に賛成でした。外科研修に応募したとき「メスで病巣を取り除く」という、外科手術のある種の力強さに憧れを抱きました。私は、医師、特に外科医になることは特権であり、最高の者だけが医師になれるように、厳格なプロセスが必要であると考えていました。若い研修医だった私は、過酷なスケジュールに文句を言う人を批判していました。

私はハルステッド博士が生涯にわたってコカインとモルヒネ中毒に苦しんでいたことを知りませんでした。彼は、薬物によってハイテンションな状態のまま、何日も手術を続け、その後、精神的に疲弊し、何週間も自宅に引きこもってしまうこともあったそうです。彼は、睡眠不足とコカイン中毒のために手が激しく震えて、手術ができないことがよくありました。しかし、フレクスナー報告書、そしてハルステッド／ロックフェラー型の介入に基づく医療ブランドは、1910年以降、議会によって変更されることなく、米国の医療を定義し続けています。

真実はこうです。**生命を脅かす感染症や骨折などの急性疾患を患った場合は、医療システムの意見に耳を傾けるべきです。しかし、私たちを悩ませる慢性疾患に関しては、栄養や慢性疾患のアドバイスに関して、ほとんどすべての機関に疑問をもつべきです。**医療システムの裏側では、常に、「お金」と「利益（インセンティブ）」が、複雑に絡み合っていることを忘れてはなりません。

行動バイアス

私が学部生だった頃、スタンフォード大学医学部の学部長は、フィリップ・ピッツォ博士でした。彼は、2011年、米国政府の要請を受け、慢性疼痛の治療に関する提言を行う委員会の委員長に就任しました。彼が委員に任命した19人のうち9人は、オピオイド系鎮痛剤製造業者と直接的な関係がありました。委員長に任命されたのと同時に、ピッツォ博士は、主要なオピオイド製造業者の1つであるファイザーから、学校に3百万ドルの寄付を確保しました。この委員会は、オピオイド系鎮痛剤の処方に関する、非常に緩いガイドラインを策定しました。このガイドラインが、今日の米国におけるオピオイド中毒の蔓延という、深刻な社会問題の一因となっていることは疑いの余地がありません。

2012年から2019年の間に、NIHの助成金は、少なくとも8000人以上の、製薬会社と「重大な」利益相反〔ある立場や役割に基づいて行うべき判断や行動が、自分や関係者の個人的な利益と衝突してしまう状態〕のある研究者に支給され、1億8800万ドルを超える利益相反が報告されています。

一流機関の学部長は、製薬会社から何百万ドルの直接支払いを受けています。

研修医になった当初、医療費負担適正化法（Affordable Care Act：ACA〔通称オバマケア〕）が可決され、すべての医師は、メリットに基づいたインセンティブ支払い制度（Merit-based Incentive

Payment System：ＭＩＰＳ）について理解する必要がありました。これは、「質に基づいた支払いプログラム（Quality Payment Program：ＱＰＰ）」に基づいて、医師の診療報酬を決定するというものでした。医師は、特定の医療の質に関する基準を満たした場合、メディケア〈65歳以上の高齢者および65歳未満の障がい者を対象とした米国の公的医療保険制度〉からの支払いに対して、大幅な調整を受けることになりました。医学における「質」と「メリット」とは、患者が実際に良くなっていることを意味すると考えるのが普通でしょう。しかし、ＭＩＰＳのウェブサイトを詳しく調べて、各専門分野の具体的な質の指標を調べたところ、これらの質の基準が、主に医師が定期的に薬を処方しているか、より多くの介入を行っているかどうかに基づいていることに驚きました。そうです、政府のインセンティブプログラムは、実際の患者の転帰（つまり、患者は健康になったのか）よりも、医師が長期的な医薬品を処方しているかどうかを重視していたのです。例えば、喘息の「効果的な臨床ケア」という領域には、4つの質の指標がありますが、喘息の改善や根本的な解決に言及しているものはなく、医師は、「持続型喘息と診断された5歳から64歳までの患者のうち、長期的な管理薬（コントローラー）を処方された患者の割合」などの指標を報告します。これは、多くの症状に対する何百もの指標に共通しています。製薬会社が石油業界の3倍のロビー活動費を費やしていること、そして私が従っていた医療法とガイドラインのほぼすべてに、製薬会社が大きな影響を与えていることを知ったのは、後のことです。

私は他の医師が、相対価値尺度（relative value units：ＲＶＵ）に基づいて、変動する給与について話しているのをよく耳にしました。ＲＶＵは、医師が病院にどのくらいの利益をもたらしたかという生産性を数値化したものです。多くの病院は、医師がＲＶＵを増加させるように奨励しています。肥満の患者に健康的な食事を指導するよりも、肥満手術（バリアトリック手術）を行うほうが、はるかに多くのＲＶＵポイントが付与されます。ＲＶＵを明示的に給与と結びつけていない病院でも、ほとんどの場合、経営陣は医師が1年間で最低限のＲＶＵを達成することを期待しています。この指標は、昇進を評価するためにも使用されます。ＲＶＵは医師が病院に提供する経済的価値の明確な評価基準であり、ＲＶＵの最大化は、病院の経営陣と病院で働く医師にとって最も重要な関心事です。これは理にかなっています。なぜなら、病院の収益は、ＲＶＵで測定される介入〔手術や検査などの医療行為〕により成り立っているからです。このシステムは、医師たちが根本的な原因を探るために患者に質問するよりも、必要以上に手術を推奨してしまうことにつながります。研修医になった初めの頃、指導医から、「請求の仕方をきちんと覚えなさい。外科医は、自分で獲物を仕留めなければ食べていけないんだ」と、教えられたことがあります。この不快な婉曲表現は、「より多くの手術を行い、より多くの請求をすれば、それだけ多くの報酬を得ることができる」という意味なのです。

私が、なぜ手術を行うのかを尋ねたり、（片頭痛患者のサラのような人に対して）食事療法の可能性を提案したりするたびに、先輩医師は、「私たちは、食事のアドバイスをするために外科医になったのではない」と言い、私を叱責しました。たとえ、末期患者が非常に苦しむことになっても、残された時間を家族と過ごせなくなるとしても、医師は患者を生かし続けるために、何でもするように教え込まれています。たとえICUで数日、寿命を延ばすだけだとしてもです。

請求は、なぜ人々が病気になるのかに対処することではなく、介入的な行為を完了して、コード化することによって行われます。薬剤の処方、手術やMRIの実施などの医療行為は数値化して、払い戻すためのコード化ができますが、患者の健康状態を改善させる、多くの要因が絡む生理学的なアプローチ（糖尿病の改善、がんの予防、炎症や酸化ストレスの軽減など）はコード化することができません。

収益は使用される請求コードに依存するため、病院は、できるだけ多くの介入的な治療を行い、できるだけ多くの患者を短時間で診察することが求められます。腕を骨折して来院した患者には、腕の治療に加えて、鎮痛剤を処方すれば、病院はより多くの収益を得ることができます。**患者にとってどのような結果であっても、より多くのことをすれば、より多くの報酬を得ることができるのです。**

研修医時代、私は耳鼻咽喉科の休憩室で「がんをぶっ飛ばせ！」と書かれた看板のそばに座っていました。おそらく、病気に怯え、すでに弱っている患者を励ますためのものでしょう。スタンフォード大学医学部では、裕福ながん患者が、病気との戦いを支援してくれた腫瘍科チームを称賛し、検査の合間に家族に「世界最高の医師が自分の味方についている」と自信満々で話すのを見かけました。患者が病気と闘うためのモチベーションを高めることは、確かに重要です。自分の担当医を信頼し、治療に積極的に取り組むことは、決して悪いことではありません。しかし、私は、これらの患者が糖尿病、軽度の認知症、高血圧などの症状を呈していた数十年前には、こうした激励のスローガンはどこにあったのだろうかと考えずにはいられませんでした。がんは、多くの場合、予防可能な病気ですが、「闘う」という熱意は深刻なダメージが進行した後になって初めて生まれます。

しかし、悲しいことに、がんと診断された後では、どんなに優秀な医師に診てもらっても、結果はほとんど変わらないのです。どの医師も他のすべての医師と同じ薬を処方し、同じ機械を使って、同じ化学療法を行い、すべて全米総合がん情報ネットワークの（利益相反だらけの）ガイドラインに基づいて、ほぼ同じ基準で同じ手術を行います。がんと診断された後に「最高の医療チームがいる」と言うのは、車を全損させた後に「最高の整備士がいる」と言うようなものです。

母の死後、私は担当の腫瘍内科医の1人と電話で話す機会がありました。医師として、そして1人の女性として、私は彼女に心の内を率直に伝えました。母の残りの日々を家族から奪い、寿命を意味があるほど延ばすことのない治療を推奨していたことに対する不満を伝えました。同時に、彼女が人を助けたい一心で、医学の道に進んだこともわかっていたので、同情もしました。彼女はあまりにも長い間、この医療システムの中で働き続けてきたため、別の考え方や別の方法を考えつかなかったのです。

医療における最大の嘘

現代医療の「介入中心主義」という歪んだ構造が生み出した最も深刻な問題は、医療のリーダーたちが私たちを実際に病気にするもの、つまり食事と生活習慣について全く口にしないことです。

もし、公衆衛生局長官、スタンフォード大学医学部の学部長、そしてＮＩＨの長官が、明日、議会の階段に立ち、国民に向けて、「子供たちの砂糖摂取量を削減するための、緊急の国家的な取り組みを行うべきだ」と訴えかけたとしたら、どうでしょうか？　そうすれば砂糖の消費量は減ると、私は信じています。米国人は、一般的に医療界の権威の言葉に耳を傾けます。実際、公衆衛生局長官の喫煙に関する報告書が発表されたとき、喫煙は激減しましたし、１９９０年代にフードガイドピラミッド（悲惨な結果をもたらした）が発表されたとき、私たちは炭水化物と砂糖を多く摂取する食事に変えました。

しかし、米国の医療界の権威たちは、ほぼすべての人が経験する「代謝異常の大流行」の真の原因については沈黙を守っています。

彼らは、米国の10代の若者が運動不足で、質の悪い食事をしているため、21歳の若者の77％が、軍隊に入隊できるほどの体力がないことに対して警鐘を鳴らしません。

彼らは、子供向けの食品広告を規制しないよう、連邦取引委員会に働きかけるために、何百万ドルも費やしているバイアコム社（ニコロデオン社）のようなメディア企業を非難していません。２０１９年には、ファストフード企業だけでも、広告の99％が米国農務省のガイドラインに反する、子供たちをターゲットとした不健康な食品の宣伝に50億ドルを費やしていたのです。

彼らは、10代の若者の睡眠リズムが他の年齢層とは大きく異なり、現在の早すぎる始業時間が正常な脳の発達を阻害するという科学的なコンセンサスがあるにもかかわらず、学校の始業時間を遅らせることを要求していません。

また米国栄養学会の資金の40％が食品業界から提供されていることを非難していません。これらの経済的な利益相反により、最大かつ最も影響力のある栄養士グループは、コカ・コーラ社のミニ缶を健康的であると認め、砂糖が肥満の原因であるという考え方を公然と攻撃し、砂糖税に反対するロビー活動を行っています。

彼らは、SNAP（補助的栄養支援プログラム〔低所得者向けに行われている米国の食料費補助制度〕、国民の15％が受給している）の資金の10％が、加糖飲料に費やされていることに対して、抗議していません。これは、コカ・コーラ社やペプシコ社のような企業に、数十億ドルもの税金が、直接流れ込んでいることを意味します（これら企業は、彼らの製品に添加されている異性化糖を助成する農業法からも利益を得ている）。

彼らは、超加工食品企業からの寄付を拒否するよう、医療機関に求めていません。これらの企業は、米国小児科学会（アボット社やミードジョンソン社などの粉ミルク会社から資金提供を受けている）や米国糖尿病協会（コカ・コーラ社やキャドバリー社などから資金提供を受けている）などの医療団体に、何百万ドルもの寄付を行ってきました。

彼らは、食品、水、空気、土壌、家庭、パーソナルケア用品に含まれる8万種類以上の合成化学物質の規制強化を求めていません。これらの化学物質のうち、ヒトに対する安全性が十分にテストされているのは1％未満ですが、その多くはホルモンやミトコンドリアの破壊物質であり、糖尿病、肥満、不妊症、がんの発症に関連することが知られています。

彼らは、加工食品の原料を生産するための数十億ドルもの農業助成金を停止することを求めていません。米国の農業助成金の80％は、トウモロコシ、穀物、大豆油に充てられています。驚くべきことに、タバコは、すべての果物と野菜を合わせたもの（助成金全体の０・45％）よりも４倍も多く（２％）、政府の助成金を受けています。

肥満の専門医や小児科医は、子供たちの推奨添加糖量をゼロにまで減らすことを求めていません。彼らは、肥満は「脳の病気」であり、政府はそれを管理するために、肥満手術や薬物注射に助成金を出すべきだと言っています。

循環器内科医は、米国人の最大の死因である心臓病を抑制するために、加工食品を減らすための緊急の国家的な取り組みを訴えてはいません。

米国糖尿病協会（ＡＤＡ）は、砂糖との戦いを宣言していません。彼らは、コカ・コーラ社のような加工食品会社から何百万ドルも受け取っており、キャドバリー社のチョコレート、クール・エイド、クリスタルライト〔いずれも粉末ドリンク飲料〕、ジェロー〔果実風味のゼリーミックス〕、スナックウェルズ〔低脂肪クッキー〕、クールホイップ〔冷凍ホイップクリーム〕、レーズンブラン〔シリアル食品〕などの製品にＡＤＡのロゴマークを付けて、販売しているのです。

医療界の権威たちは、食事ガイドラインで、添加糖類の摂取量を総カロリーの10％から６％に減らすという、科学諮問委員会の勧告を米国農務省（ＵＳＤＡ）が露骨に無視したことに対して抗議していません。彼らは、ＵＳＤＡがクラフト・ハインツ社と契約し、学校給食に超加工食品のランチャブルズ〔子供向けの包装済みランチキット〕を導入する決定にも、食堂でのホールフードの提供の規制を緩和する一方で、より多くの加工食品を提供できるようにする決定にも、反対していません。

私たちは、ＮＩＨ、医学部、米国医師会（米国の医師を代表する団体）のような機関が、なぜこれほど多くの人が病気になっているのか、つまり食事やその他の代謝習慣に対して、警鐘を鳴らしてくれることを期待しています。私たちは、世間から尊敬されている彼らが、私たちの食品業界システムの変更を積極的に求め、座り過ぎの生活習慣を減らすための国家的な取り組みを始めてくれることを期待しています。しかし、これらの重要な医療機関は沈黙を守り、増加する患者から利益を得てきました。

私は医療研修で、患者は「怠惰」であり、必然的に悪いものを食べ、悪い決断をすると言われているのをよく耳にしました。患者に対するこのような悲観的な見方は、医学では蔓延しています。しかし、米国民が進んで肥満や代謝異常になろうとしているわけでも、病気で苦しみ、大切な家族との時間を犠牲にしたいと思っているわけでもないと、私は思います。むしろ、食品を安価で中毒性のあるものにしたい６兆ドルの食品業界と、患者への介入により利益を得て、病気の原因については沈黙を守る４兆ドルの医療業界との悪魔の取引によって、患者は押しつぶされているのです。

これは陰謀論ではなく、すべての患者が明確に理解すべき、厳しい経済的現実を語ったものです。あなたの医師、そして医師が働くシステム全体は、あなたの継続的な苦しみ、症状、そして病気から、直接的かつ明確に利益を得ています。あなたの医師もまた、自分がこの巨大な医療産業の中で演じる役割、医学教育、栄養学に関する研究、医師の治療方針決定をコントロールする経済的・政治的な操り糸の存在に気づいていないのかもしれません。

医療や食品業界のシステムのインセンティブは、患者に質問しないように圧力をかけています。これらのインセンティブは、「私たちが病気になり、太り、うつ病になり、不妊になっている理由は、複雑である」という、医療における最大の嘘につながっています。

その理由は複雑ではありません。すべてが「グッドエナジー」の習慣と結びついているのです。

私は医師を深く尊敬していますが、1つだけ明確にしておきたいことがあります。米国のすべての病院で、多くの医師が間違ったことをしています。彼らは食事や生活習慣の改善という根本的な解決策を患者に提示することなく、安易に薬や手術を勧めます。医療現場では、自殺と燃え尽き症候群の発生率が非常に高く、毎年約4百人の医師が自殺しています（毎年4つの医学部のクラスがなくなっていることに相当）。医師の自殺率は一般人口の2倍です。若い外科医としてうつ病を経験した、私自身の経験に基づくと、自分たちが行っている医療が本当に患者のためになっているのかという疑問と、医療システムの矛盾や問題点に気づきながらも、その巨大なシステムを変えることやそこから抜け出すことができない閉塞感が一因であるように思います。

自分自身を救う

そうは聞こえないかもしれませんが、本章のテーマは楽観主義です。私たちは、健康危機の真っただ中にいます。良いニュースは、**私たちのシステムは修正可能であり、その危機を終わらせることができるということです。**

わずか120年前、飢餓、栄養失調、そして早死は当たり前のことでした。結核と肺炎が主な死因で、米国の平均寿命は約47歳でした。当時は、米国の全死亡者の30%が5歳未満の幼児でしたが、1999年にはわずか1・4%になりました。もし、当時の人を現代に連れてきたら、社会の進歩を目の当たりにして、きっと愕然とするでしょう。私たちのシステムが正しい問題に焦点を当てれば、良い結果を生むことは間違いありません。

今日の米国の病院は、世界で最も献身的で知的で勤勉な専門家たちで溢れています。しかし、彼らは、患者が病気のときに利益を得て、健康なときに損をするという、道を見失ったシステムの中で働いています。

現代医療は、慢性疾患の予防と改善において、私たちを裏切ってきました。実際、過去のデータから（抗生物質によって減少した）上位8つの感染症による死亡を除外すると、平均寿命は過去120年間でそれほど改善されていません。医療が米国で最大かつ最も急成長している産業であり、医療費の大部分が慢性疾患のケアに費やされているという事実にもかかわらずです。

システム自体が変わる前に、私たちは皆老いていくでしょう。**しかし今、患者が自分自身で積極的に健康管理を行う武器を持てる、革命的な時代が訪れているのです。**次章以降、今日からより健康で、幸せな毎日を送ることを可能にする、グッドエナジーの原則を実践する方法を具体的に見ていきましょう。

本章の引用文献については、caseymeans.com/goodenergy 参照。

第 II 部

グッドエナジーを手に入れる

CREATING GOOD ENERGY

第4章 あなたの体は、すべてを知っている

――血液検査とウェアラブル端末を駆使して、体のサインを読み解こう

エミリーは、米国のすべての妊婦が妊娠24週目に行う検査を行いました。彼女は医師の診察室に行き、水に溶かした50gのグルコースと人工着色料を含むブドウ糖液を飲み（経口ブドウ糖負荷試験、OGTT）、1時間待ち、血糖値検査を受けて、妊娠糖尿病かどうかを調べました。彼女の血糖値は、妊娠糖尿病の診断基準にはあたらず、「問題ない」と言われました。

エミリーは、血糖値に興味があり、持続血糖測定器（CGM）を入手していました。彼女はOGTTを受けるために病院に行ったとき、腕にCGMを装着していました。そのため、彼女は、検査の前後数時間にわたって、数十の血糖値データを個人的に取得し、検査室での1つの血糖値よりも、はるかにダイナミックな血糖値の全体像を見ることができました。CGMの結果は、医師が彼女に説明したこととは全く異なる値を示していました。彼女は、ブドウ糖液を飲んでから数時間後も、実際に妊娠糖尿病と診断されるレベルの高血糖だったのです。「ひょっとしたら、病院が私の結果を間違えたのかもしれないけど、もうあの検査室を信用できないと思った」とエミリーは言いました。

ＣＧＭのデータがなければ、エミリーは、自分の基礎的な健康状態と、それが子供と自分自身に及ぼす可能性のあるリスクを知らずに診察室を出ていたでしょう。『Diabetes Care』誌によると、妊娠糖尿病の女性の20％は、通常のスクリーニング検査を受けても診断されないというのです。この状態を管理しないと胎児にインスリン抵抗性が生じ、生涯にわたって代謝に起因する問題が起こるリスクが高くなります。私の母のように、妊娠中の代謝異常は、将来の健康問題を予兆する最初のサインなのです。血糖値を正常な範囲にコントロールすることで、より深刻な病気を未然に防ぐことができるのです。

妊娠糖尿病を管理することは、「ＣＧＭのおかげで楽しい挑戦だったわ」とエミリーは言いました。彼女は、妊娠を機に自分自身の健康と生まれてくる子供のために積極的に行動を起こしたのです。「高血糖や2型糖尿病は、アルツハイマー病のリスクを高めるという研究結果もあるのよ。私は、子供のためにも、自分の脳をしっかりと守っていきたいと思ったの」。エミリーは、そう語ってくれました。

「ＣＧＭを装着する前は、自分の体が謎だった。私は、自分がやったことと、自分がどう感じるかを関連付けることができなかった。でも今は、疲れやストレスを感じたときに、過去24時間に何を食べてきたのか考えるようにしているの。そうすると、たいてい原因がわかるのよ。これまでいつも、体重を減らして、やせて、より美しくなりなさいと言われてきたけど、ＣＧＭを装着してからは、『私は、自分の体を守るために食事をしているんだ』って思えるようになった。食べ物は、敵じゃなくて、健康のための大切なパートナーなんだって、気づいたのよ」と彼女は続けました。

食生活が私たちの健康に、どんな影響を与えるのかを知ることは、より良い選択をするためにとても大切なことです。しかし、エミリーがCGMにより知ったように、自分の体の状態を詳しく知ることができる妊婦や患者は、ほんの一握りにすぎません。

私たちは、自分の体の機能についてよりも、自動車、経済、コンピューターが現在どのように機能しているかについて、より多くを理解しています。私たちは、年に一度の基本的な代謝状態の把握のために、さまざまな手続きを踏まなければなりません。米国の22の州では、患者は依然として法的に自身の医療記録を所有しておらず、代わりに医師や病院が所有しています。

食品が私たちの体にどんな影響を与えるのか、それを知るための検査結果にアクセスできなければ、私たちは自分の健康状態がどうであるのか、今選んでいるものが本当に正しいのか、判断できなくなってしまいます。その代わりに、私たちには、「悪い食べ物など存在しない」と謳った、食品業界の資金援助を受けたキャンペーンに踊らされているのが現状です。残念ながら、こうした誤った情報が、公衆衛生や栄養学の分野にまで広まってしまっているのです。

また、検査結果を聞きに病院へ行っても、医師からは次の2つのうち、どちらかの言葉しか返ってこなかったという人も多いでしょう。

1. 「全く問題ありません！ 健康そのものです。」 体調が優れないことを訴えても、全く取り合ってもらえない。
2. 「少し数値が高いですね。この薬を出しておきましょう。」 なぜなのか、あるいはそれについてあなたに何ができるのかを詳しく説明することはない。

実際のところ、検査結果から本当に意味のある情報を引き出せる医師はほとんどいません。確かに、カリウム値が低ければカリウム輸液、ＬＤＬコレステロール値が高ければスタチン、白血球数が1万1000を超えていれば抗生物質を処方できます。しかし、複数の検査結果を組み合わせ、体の中で何が起こっているのか、細胞レベルでどんな異変が起きているのかを説明できる医師はほとんどいないでしょう。医師は検査結果を一歩下がって統合された情報として読み解くよりも、ルールに従って解釈するように訓練されています。そして、93％以上の米国の成人において、その統合された情報は「バッドエナジー」と読み解けます。

しかし、幸いなことに、医学は新たな時代を迎えようとしています。もはや、医師だけが検査結果を解釈する時代ではありません。そして、これは患者にとって大きな前進となるでしょう。レベルズ社のＣＥＯであるサム・コルコス氏は、これを「**バイオ・オブザーバビリティ**（bio-observability，生体データの可視化）」と呼んでいます。ウェアラブル端末やセンサー、そして個人向けの検査サービスを利用して、自分の体の状態を把握する能力を指します。これは医療業界にとって、非常に大きなインパクトをもたらす概念です。医師の言うことを鵜呑みにする必要はありませんし、私の言うことも鵜呑みにしないでください。何よりも、自分の体に耳を傾けることが大切です。アクセスしやすい検査やウェアラブル端末のリアルタイムデータにより、個々の症状が代謝全体とどのように関係しているのか、という体の声が聴けるようになるのです。

私たちは、人類の歴史上最も長く、最も健康な生活を送ることができる可能性を秘めたエキサイティングな時代に生きていますが、そのためには最適化が必要です。あなたは自分の体を理解する主要な責任者です。もしかすると、あなたはこれまで「自分の体のことは、自分ではよくわからない」「専門家の言うことを聞いていれば大丈夫」と思い込まされてきたかもしれません。しかし、もうそんな時代は終わりです。自分の健康データを自分自身で理解し、活用していくべきだという機運が高まっています。今こそ、この運動に参加して、あなたの体から発せられるサインについて学ぶ時です。体の症状、血液検査の結果、そしてリアルタイムバイオセンサーのデータをどのように活用すればいいのか、具体的に解説していきます。グッドエナジー・プランの効果を最大限に引き出し、健康的な毎日を送るためのヒントをお伝えします。

体の不調は、大切なメッセージ
――あなたの今の気分は？

私の診療所で診てきた多くの患者は、「気分はいい」し「健康」だと言います。しかし、詳細な症状に関する質問票をよく見てみると、10以上の別々の症状や病状があり、以前の医師はそれを「問題ない」

としていました。これらの症状には、首の痛み、季節性の副鼻腔感染症や繰り返す風邪、湿疹、耳のかゆみ、腰痛、ニキビ、頭痛、腹部膨満感、逆流性食道炎、慢性咳嗽、軽い不安感、寝つきの悪さ、倦怠感、PMSの症状（けいれんや情緒不安定など）などがあります。

これらは、どれも正常ではありません。正常であれば、あなたは、ほとんどの時間を精神的にも、肉体的にも、調子がいいと感じられるはずですし、そうであるべきです。私たちの多くは、マーク・ハイマン博士が「FLC（Feel Like Crap 気分が悪い）症候群」と呼ぶものを、あまりにも当然のこととしてきたため、症状がない状態がどのようなものかを想像することすらできません。先ほど挙げた症状はどれも、細胞が必要な栄養を十分に受け取っていない、酸化ストレスやミトコンドリア機能不全、慢性炎症が起こっている、という体からのSOSのサインであり、食生活や生活習慣を見直すことで、改善できる可能性があるというメッセージでもあるのです。

ベースラインの症状を把握することは、バイオ・オブザーバビリティを高めるためのシンプルかつ重要なステップです。私のウェブサイト（caseymeans.com/goodenergy）にある、機能性医学研究所が作成した症状に関する質問票に答えて、過去30日間にどのような影響を受けてきたかを把握することをお勧めします。

私たちは、症状を「すぐに治療すべきもの」だと教えられてきました。しかし、それらは贈り物なのです。あなたの細胞のことを、あなたが世話をする37兆人の赤ちゃんだと考えてみてください。赤ちゃんと同じように、細胞は言葉でコミュニケーションをとることができません。**症状は、細胞が必要な栄養を得るために、あなたの注意を引こうとした結果なのです。**

私は、何らかの症状が現れるたびに、「私の体は私に何を伝えようとしているのか？」と自問自答します。首の痛みが再発したら、自分の睡眠とストレスのレベルがどうだったかを見直します。不安を感じたら、運動をしているかどうか、その週にアルコールをどれくらい飲んだかを考えます。突然ニキビができたら、最近食べたレストランの食事で砂糖を摂り過ぎていないかどうかを考えます。頭痛がしたら、その日の水分補給について振り返ります。ＰＭＳの症状が出たら、食物繊維の摂取量、アルコール、ストレス、睡眠など、その月のホルモンにいつもと違う影響を与えた可能性のあるすべての要因について考えます。

そして、症状以外に体からのメッセージを受け取るもう1つの手段が、「バイオマーカー」です。

標準的な血液検査を分析する方法

中性脂肪値、空腹時血糖値、善玉コレステロール、悪玉レステロールなど、医師が検査結果を簡単に説明すると、私たちは皆うなずきますが、これらの数値が何を意味するのかを実際に理解している人はほとんどいません。これらの数値には限界があります。私たちの体は、常に変化し続けています。血液検査の結果は、あくまで、その時点での体の状態を映し出したものにすぎません。しかし、血液検査の結果を正しく読み解くことで、体の代謝の状態や細胞のエネルギー代謝が、うまくいっているかどうかを知ることができます。

標準的な血液検査の結果から、私たちがまず確認すべきことは、「自分は、薬に頼らなくても健康な状態を維持できているだろうか？」ということです。具体的には、５つの基本的な代謝バイオマーカー（中性脂肪値、空腹時血糖値、ＨＤＬコレステロール値、ＬＤＬコレステロール値、血圧）のすべてが、正常範囲内に入っているかどうかをチェックします。米国では、人口のわずか６・８％しかこの条件を満たしていません。このチェックはグッドエナジーを生み出すための第一歩です。最新の健康診断の結果を見返して、５つの代謝バイオマーカーがすべて基準値内に入っているかどうかを確認してみましょう。もし、基準値から外れている項目がある場合は、うつ病、ニキビ、頭痛、そして命に関わる慢性疾患などの病気を人生の中で経験する可能性が非常に高くなります。もしあなたが女性なら、不妊や流産を経験したり、胎内で代謝異常を子供が受け継いだり、更年期障害の症状が悪化したり、アルツハイマー病を発症したりするリスクが高まります。米国民の70％が何らかの慢性疾患を抱えているか、あるいは近い将来発症するリスクが高いと言われているのです。しかしあなたはそうなる必要はありません。

私は、個人の選択の自由を尊重しています。もし、健康に悪いとわかっていても、不健康なものを食べたい、不健康なことをしたいという人がいれば、それは個人の自由です。**しかし、少なくとも、自分の体がグッドエナジーで満たされているのか、それともバッドエナジーを抱え込んでいるのか、よく理解した上で、情報に基づいた選択をするべきだと思います。**行動変容に関する科学的研究によると、自分の健康データにアクセスできる患者は、そうでない患者に比べて、大幅に良好な結果を得られることがわかっています。私は、中性脂肪値／HDL値比〔153ページ参照〕が高い患者が、うつ病になる確率が89％も高くなることを明確に理解していれば、代謝を最適化する食事や生活習慣の管理を、より積極的に実践するようになるのではないかと考えています。

自分の健康について自信をもつためには、次の5つの基本的な代謝バイオマーカーについて理解する必要があります。これらは年1回の健康診断（通常無料で受けられる）でも検査されているでしょう。

中性脂肪値——細胞が脂肪で満たされていないかを示すサイン

糖質や炭水化物を摂り過ぎると、肝臓にあるミトコンドリアが処理しきれなくなり、余分なグルコースが中性脂肪（トリグリセリド）に変換されます。そして、血液中に放出され、体内の組織や筋肉に蓄積されていきます。この働きを「デノボ脂肪合成」（デノボ、de novo〔新たにの意味〕）と言います。

これは進化的に理にかなったプロセスです。近代以前の、人間が飢餓と満腹を繰り返していた時代には、この働きは非常に重要な役割を担っていました。食べ物が手に入らないときや、激しい運動をするときなどに、中性脂肪をエネルギー源として利用していたのです。しかし、現代では、いつでも好きなだけ食べ物を口にすることができ、体を動かす機会は減る一方です。その結果、使い切れなかった中性脂肪が、血液中にどんどん蓄積されていくのです。

体内の細胞がインスリン抵抗性を示すようになると、脂肪細胞は、ため込んだ脂肪を分解し始めます。

分解された脂肪は、再び肝臓へと送られ、中性脂肪へと作り変えられます。残念なことに、脂肪で満たされた肝細胞は正常に機能せず、インスリンのシグナル伝達を阻害し、今日のほとんどの米国人の体内で起こっている悪循環の中で、インスリン抵抗性を悪化させています。

中性脂肪値の上昇は、ほぼ確実に、糖分、精製された炭水化物、アルコールのいずれか、あるいはすべてを摂り過ぎており、おそらく十分な身体活動をしていないという警告サインです。肝臓に負担をかけ脂肪のもとになる炭水化物の量を減らす必要があります。これは、炭酸飲料、加糖飲料、ジュース、あらゆる種類の添加糖、キャンディー、精製穀物を使った製品（パン、パスタ、クラッカー、トルティーヤ、チップス、クッキー、ペストリー、ケーキ、シリアルなど〔白米も含まれる〕）、などの高GI食品〔食後の血糖値を急上昇させる食品〕を断つことが含まれます。さらに、日頃から体を動かし、余分なエネルギーを消費することも大切です。

過剰なアルコール摂取は、肝機能に影響を与えるため、中性脂肪値に悪影響を及ぼします。アルコール摂取量が増えるにつれて中性脂肪値も上昇します（砂糖やジュースを加えたアルコール飲料はさらに悪化させる可能性がある）。さらに、アルコールを脂肪（特に飽和脂肪）を含む食事と一緒に摂取すると、脂肪を分解する酵素であるリポタンパク質リパーゼの活性を阻害することで、食後の中性脂肪値が上昇しやすくなります。アルコール摂取量の増加に伴い、中性脂肪値が増加することに加えて、アルコールは細胞内の抗酸化物質を枯渇させ、活性酸素を作り出します。これらは、どちらも代謝機能の低下につながってしまうのです。

基準値（中性脂肪値）

■ **一般的な「正常値」** 150㎎／dL未満（日本人間ドック・予防医療学会の判定基準（2025）では30〜149㎎／dL）

■ **理想的な値** 80㎎／dL未満

中性脂肪値の「正常値」が150㎎／dL未満とされていること自体、大きな問題です。本来は、もっと低い値であるべきです。ある研究によると、中性脂肪値が81㎎／dL未満の人は、110〜153㎎／dLの人に比べて、心筋梗塞や脳卒中などの心血管イベントのリスクが50％も低いという結果が出ています。それなのに、現在の基準では、どちらの数値も「正常範囲内」とされてしまうのです。そして、153㎎／dLを超えると、リスクはさらに急上昇することがわかっています。

私自身、過去に2種類の全く異なる食事療法を試してみたことがあります。1つは、高炭水化物・低脂肪のビーガン食、もう1つは、動物性食品もバランスよく取り入れた、高脂肪・適度な低炭水化物食です。驚くことに、どちらの食事法でも、中性脂肪値は47㎎／dLと、非常に低い値を維持することができました。なぜ、このような結果になったのでしょうか？　それは、どちらの食事法も、細胞に過剰なエネルギー負荷をかけずに済むような内容だったからだと考えられます。精製されていない、自然な状態の食品（ホールフード）を中心に食べることで、体が本来もっている満腹を感じる機能が、正常に働き、食べ過ぎを防ぐことができたのです。食生活の改善に加え、睡眠をしっかりとる、ストレスをためない、有害物質を避ける、適度な運動をするなど、グッドエナジーを高めるための習慣を身につければ、代謝機能全体が活性化され、余分なエネルギーが効率良く消費されるようになります。さらに、ミトコンドリアをより健康な状態に保つことができます。そうすれば、自然と中性脂肪値も理想的な範囲に落ち着いていくはずです。

HDL（高密度リポタンパク質）コレステロール

血液検査の際に、コレステロールという呼び方をしますが、これは、厳密に言うと、正しくありません。コレステロールや中性脂肪は、それ自体では血液中を移動することができません。なぜなら、これらの脂質は、水に溶けない性質をもっているからです（血液のほとんどは水分）。そこで、コレステロールや中性脂肪は、水に溶けやすい物質でできたカプセルのようなものに入っています。このカプセルの表面には、タンパク質でできた目印（宅配便のラベルのようなもの）が付いていて、細胞は、この目印を見て、カプセルの中身が何かを認識します。カプセルの表面にあるタンパク質の種類や、中に含まれているコレステロールと中性脂肪の割合によって、カプセルは、「HDLコレステロール」「LDLコレステロール」などと分類されます。

HDLコレステロールは、「善玉コレステロール」と呼ばれることもあります。HDLコレステロールは、血管内に蓄積したコレステロールを回収し、肝臓へと運びます。肝臓に運ばれたコレステロールは、分解された後、体外へと排出されます。このように、HDLコレステロールは、体内のコレステロールを掃除してくれるため、動脈硬化を防ぎ、心臓病や脳卒中のリスクを下げる効果が期待できます。そのため、血液中のHDLコレステロール値が高いほど、血管の状態が良いと考えられています。

一方、「悪玉コレステロール」と呼ばれるLDLコレステロールは、血管の壁にコレステロールを蓄積させ、プラークと呼ばれる脂肪の塊を形成します。これにより動脈が狭くなり、アテローム性動脈硬化を引き起こしやすくなります。動脈硬化は、心臓病や脳卒中の大きな原因となります。

HDLコレステロール値が高い人は、心臓病や脳卒中のリスクが低いというデータが出ています。逆に、HDLコレステロール値が低い人は、これらの病気のリスクが高い傾向にあります。HDLコレステロール値は、血圧や喫煙習慣、年齢などと並び、心血管疾患のリスクを予測する重要な指標となっています。さらに、HDLコレステロールには、抗炎症・抗酸化作用があると言われています。血管の炎症は、動脈硬化を進行させる原因の1つですが、HDLコレステロールは、炎症細胞が血管の内壁にくっつくのを防ぐことで、動脈硬化の予防に役立っていると考えられています。HDLコレステロールには、さまざまな種類があり、それぞれに異なる働きをしていることが明らかになりつつあります。現在も、世界中で研究が進められていますが、現時点では、HDLコレステロールは、総じて、代謝機能の改善に役立ち、健康な状態を保つために重要な役割を担っていると考えられています。HDLコレステロールは低いよりは高いほうが良いと言える、数少ない検査値です。

基準値（HDLコレステロール）

■ **一般的な「正常値」** 男性40㎎／dL以上、女性50㎎／dL以上〔日本人間ドック・予防医療学会の判定基準では男女ともに40㎎／dL以上〕

■ **理想的な値** HDLコレステロール値と病気の発症リスクの関係は、U字カーブを描くように変化し、HDLコレステロール値が低過ぎても、高過ぎても、病気のリスクが高まる可能性がある。基準値は、機関によって異なる場合があるが、一般的には、50〜90㎎／dLくらいを維持するのが理想的と言われている。

空腹時血糖値

空腹時血糖値は、直近の食事の影響を受けない血糖値を測定するもので、8時間の絶食後に検査を受ける必要があります。前章で、なぜこれが重要なのかを学びました。空腹時血糖値が高いということは、インスリン抵抗性によってグルコースの細胞への取り込みが阻害されていることを示しています。また、体は最初、この取り込み阻害を過剰に補おうとして、より多くのインスリンを産生し、それがしばらくの間は、細胞にグルコースを「押し込む」働きをします。このような過剰な補正のために、インスリン抵抗性が本格的に進行している間は、空腹時血糖値は長期間にわたって正常に見えることがあります。

しかし、残念ながら、空腹時インスリン値を検査しない限り、インスリン抵抗性が進行しているかどうかを知ることはできません。これは安価で簡単な検査であるにもかかわらず、米国では標準的な臨床検査項目にはなっていません。『Lancet』誌に掲載された研究によると、インスリン抵抗性は、空腹時血糖値が糖尿病の範囲に達する10年以上前から確認できることが示されており、これは、私たちが介入できる大きな機会をみすみす逃していることを意味しています。この点については、本章後半で詳しく説明します。

もし血糖値が上昇しているなら、それはあなたの細胞の機能に問題があるという重大な警告のサインであり、ミトコンドリア機能不全、酸化ストレス、慢性炎症などの「バッドエナジー」が進行しており、細胞内の問題によりインスリンシグナルの正常な伝達を妨げられているという手がかりなのです。

基準値（空腹時血糖値）

- **一般的な「正常値」** 100mg／dL未満〔日本人間ドック・予防医療学会の判定基準では99mg／dL以下〕
- **理想的な値** 70〜85mg／dL

空腹時血糖値が100mg／dL未満であれば「正常」とされていますが、これは大きな間違いです。ロバート・ラスティグ博士は、著書の中で、以下のように述べています。「空腹時血糖値が100mg／dLを超えると（糖尿病予備群）、メタボリック症候群は、すでにかなり進行している。この段階では、もはや予防策は期待できない。一刻も早く、治療を開始する必要がある。実際には、空腹時血糖値が90mg／dLでも、注意が必要だ」。

マーク・ハイマン博士が警鐘を鳴らす「糖尿病の密かな進行」

糖尿肥満（diabesity, diabetes（糖尿病）とobesity（肥満）を組み合わせた造語）、別名インスリン抵抗性には6つの段階があります。インスリン抵抗性の第一段階は、糖分を摂取した30分後、1時間後、2時間後のインスリン値の急上昇です。この段階では、血糖値は完全に正常値の範囲内かもしれません。第二段階は、空腹時インスリン値が上昇しているが、空腹時および糖負荷試験後の血糖値が完全に正常である状態です。第三段階は、糖負荷30分後、1時間後、2時間後に血糖値とインスリン値がともに上昇する状態です。第四段階は、空腹時血糖値が90〜100㎎／dL以上に上昇し、空腹時インスリン値も上昇している状態です。おわかりのように、空腹時血糖値が90〜100㎎／dL以上に上昇する頃には、インスリン抵抗性はかなり進行しているのです〔マーク・ハイマン博士によると、第五段階は、空腹時血糖値が126㎎／dLを超える状態、第六段階は、空腹時インスリン値が低下し、膵臓の機能不全が始まり、空腹時血糖値が上がり続ける状態とされている〕。

――マーク・ハイマン博士

血圧

高血圧は、心臓病、心不全、脳卒中、心筋梗塞、不整脈、慢性腎臓病、認知症、手足の動脈閉塞など、さまざまな血管の病気を引き起こす大きな原因の1つです。そして、これらの病気は、世界中で人々の命を奪い、健康を害する深刻な問題となっています。高血圧になると、血管の内側に負担がかかり、血管が傷つきやすくなります。そして、傷ついた血管は、弾力を失い、硬く、もろくなっていきます。さらに、血管の内側に脂肪やコレステロールなどが蓄積しやすくなり、血管が詰まることもあります。こうした血管の変化は、長い年月をかけて少しずつ進行し、体中の重要な血液の流れを妨げ、体に悪影響を与えるのです。

実は、血圧とインスリン抵抗性の間には、深い関係があります。インスリンには、血管壁の細胞から一酸化窒素を分泌させる働きがあり、一酸化窒素には血管を拡張させる働きがあります。しかし、インスリン抵抗性が起こると、この働きがうまくいかなくなり、血管が十分に拡張せず、血圧が上昇しやすくなるのです。さらに、バッドエナジーがこの状況を悪化させます。慢性的な炎症は、一酸化窒素を作る酵素である「一酸化窒素合成酵素」の働きを弱め、一酸化窒素の分泌量を減少させます。酸化ストレスも、血管の内壁にダメージを与えるとともに、一酸化窒素も減少させ、血圧の上昇につながります。これらの相乗効果により高血圧が悪化するのです。

基準値（血圧）

■**一般的な「正常値」**　収縮期血圧120㎜Hg未満、拡張期血圧80㎜Hg未満〔日本人間ドック・予防医療学会の判定基準では129／84㎜Hg以下〕

■**理想的な値**　上記「正常値」と同じ

ウエスト周囲径

ウエスト周囲径（腹囲）が重要なのは、腹部臓器とその周囲の脂肪の指標となるからです。ここに過剰な脂肪があるということは、本来あるべきでない場所に、過剰なエネルギーが蓄積されていることを示しています。脂肪は、体内の以下の3つの場所に蓄積しますが、それぞれ代謝異常のリスクレベルが異なります。

・**皮下脂肪**　指でつまめる、皮膚の下にある脂肪のこと。この脂肪は危険であるとは考えられておらず、その量が多いほど死亡率が高くなるわけではない。

・**内臓脂肪**　腹部の臓器を覆う脂肪のこと。肝臓、腸、脾臓の上にある脂肪の毛布のようなもの。この脂肪は危険であり、慢性炎症を促進し、病気や早死のリスクを高める。

・**異所性脂肪**　肝臓、心臓、筋肉などのさまざまな臓器の細胞内に蓄積された脂肪のこと。この脂肪は非常に危険であり、インスリン受容体のシグナル伝達を阻害し、病気や早死のリスクを高める。

内臓脂肪と異所性脂肪は、インスリン抵抗性および代謝異常と強く関連しています。内臓脂肪は、ホルモンを分泌する臓器として働き、炎症性細胞を呼び寄せる炎症性化学物質を分泌するという点で、他の脂肪とは異なります。この炎症の発生源は、脂肪を血流に漏れ出させ（脂肪分解）、インスリンのシグナル伝達を阻害し、インスリン抵抗性を促進します。異所性脂肪はインスリンのシグナル伝達など細胞の正常な内部活動を直接阻害します。

ウエスト周囲径は、内臓脂肪の状態を示す、初歩的ではあるものの有用な指標です。これは、腰骨のすぐ上、へその高さで測定します。内臓脂肪の量は、標準体重か肥満かにかかわらず、代謝異常を予測するのに役立ちます。内臓脂肪の量をより正確に測るためには、医療機関で、ＤＥＸＡ（二重エネルギーX線吸収測定法〔ＤＸＡ検査とも呼ばれる〕）などの検査を受ける方法もあります。しかしまずは、日頃から自分のウエスト周囲径を把握しておくことが大切です。

基準値（ウエスト周囲径）

■ **一般的な「正常値」** 男性１０２cm未満、女性88cm未満〔日本人間ドック・予防医療学会の判定基準では男性84・９cm以下、女性89・９cm以下〕

■ **理想的な値** 国際糖尿病連合が発表した、より詳細な基準値は以下の通り。

南アジア、中国、日本、中南米の人では、男性90cm未満、女性80cm未満

欧米、サハラ以南のアフリカ、中東および東地中海地域の人では、男性94cm未満、女性80cm未満

中性脂肪値／ＨＤＬ値比

これら5つのバイオマーカーをそれぞれ評価した後、もう1つステップがあります。それは、**中性脂肪値とＨＤＬコレステロール値の比率を計算し、インスリン感受性をより深く理解することです。**これは中性脂肪値をＨＤＬコレステロール値で割るだけです。興味深いことに、研究によると、この値は根底にあるインスリン抵抗性とよく相関していることがわかっています。そのため、空腹時インスリン検査を受けられない場合でも、中性脂肪値／ＨＤＬ値比から、自分の状態を大まかに把握することができます。

マーク・ハイマン博士は、「中性脂肪値／ＨＤＬ値比は、インスリン反応検査以外でインスリン抵抗性をチェックする最良の方法である。『Circulation』誌に掲載された論文によると、心臓発作のリスクを予測する最も強力な検査は、中性脂肪値とＨＤＬ値の比率だ。この比率が高い場合、心臓発作のリスクは16倍、つまり１６００％も増加する。これは、糖尿肥満になると中性脂肪値が上昇し、ＨＤＬコレステロール値が低下するためである」と述べています。

ロバート・ラスティグ博士も同意見で、「中性脂肪値／ＨＤＬ値比は、心血管疾患の最良のバイオマーカーであり、インスリン抵抗性とメタボリック症候群を発見する最良の代理マーカーでもある」としています。小児では、中性脂肪値／ＨＤＬ値比と、平均インスリン値、ウエスト周囲径、インスリン抵抗性に有意な相関が認められます。成人においても、体重にかかわらず、この比率とインスリン抵抗性の間には、密接な関係があることがわかっています。また、中性脂肪値／ＨＤＬ値比が高い人ほど、インスリン抵抗性が高く、インスリンの分泌量が増え、糖尿病予備群になりやすい傾向があります。
不可解なことに、中性脂肪値／HDL値比は、標準的な診療では用いられていません。もしあなたが、本章から1つだけ覚えておくことがあるとすれば、それは、**自分のインスリン感受性を知る必要がある**ということです。インスリン感受性は、体内で進行している初期の機能不全やバッドエナジーについて、命を救う手がかりを与えてくれます。インスリン感受性を正しく知るためには、空腹時インスリン値を測定するのが一番です（空腹時インスリン値については、次ページ参照）。残念ながら、現在のところ、米国の一般的な健康診断では、空腹時インスリン値を測定しているところはほとんどありません。毎年、空腹時インスリン検査を受けるか、そうでなければ中性脂肪値とHDL値の比率を計算することをお勧めします。子供にも同じようにしてください。そして、この数値が上昇し始めないように、次章で説明する具体的な行動を実行していきましょう。

基準値（中性脂肪値／HDL値比）

- **一般的な「正常値」** 特に基準値は設けられていない。
- **理想的な値** 3以上になると、インスリン抵抗性の可能性が高くなるため、1.5未満を目指し、できる限り、低い値を維持することが大切。

私は、目標として中性脂肪値／HDL値比を1未満にすることを推奨しています。私のHDLコレステロール値は92mg／dL、中性脂肪値は47mg／dLのため、中性脂肪値／HDL値比は0・51です。

合わせてチェックしたい6つの検査項目

ここまで取り上げた検査項目は、年次健康診断で標準的に、（通常無料で）行われており、バッドエナジーが生み出されているかが大まかにわかります。

これらの5つの基本的な血液検査に加えて、以下の6つの検査項目も、合わせてチェックすることをお勧めします。これらの検査は、代謝機能や体の状態を、より詳しく知ることができる検査であり、また比較的安価で、ほとんどの医療機関で受けることができます。少なくとも、年に1回は、これらの検査を受けるように心がけましょう。かかりつけの病院で、これらの検査を受けられるかどうか、確認してみましょう。もし、検査項目に含まれていない場合は、追加で依頼してみてください。

空腹時インスリンとHOMA-IRの計算

空腹時インスリン検査は、あなたが受けることができる、最も価値のある臨床検査です。

空腹時インスリン値の上昇は、あなたの細胞が攻撃を受けており、バッドエナジーが作用していることを示す赤信号です。それは、あなたの体の細胞が有害な過剰の脂肪で満たされ、インスリンのシグナルを遮断し、グルコースの細胞への取り込みを阻害し、膵臓にインスリンを過剰に分泌させて、この機能不全の状態を過剰に補おうとしている可能性が高いと言えます。また、空腹時インスリン値の上昇は、炎症が細胞の外側から内側へのインスリンシグナルの伝達を直接阻害している可能性があることを示しています。次回の血液検査の際には、医師に空腹時インスリン検査を依頼してください。空腹時インスリン検査と空腹時血糖検査の結果から、HOMA-IR（インスリン抵抗性の恒常性モデル評価）を計算することができます。これは、研究において、インスリン抵抗性を測定する最も標準的な方法の1つです。計算するには、MDCalc（医療用計算ツール）のウェブサイトで「HOMA-IR」と検索し、空腹時血糖値と空腹時インスリン値を入力すると計算できます。

おそらく医師は「あなたの血糖値は正常です。インスリン検査は必要ありません」とか、「あなたは健康的な体重です。インスリン検査は必要ありません」とか、「この検査は日によってばらつきがあるので、信頼できません」などと反対するでしょう。もし、このようなことを言われたとしても、決して諦めないでください。

糖尿病がなく、健康的な体重の人であっても、インスリン抵抗性の程度を理解することの臨床的有用性を示す論文は、すでに何十報も発表されています。もし、あなたの担当医がこの検査に反対する場合は、その医師も知っているであろう一流の医学雑誌である『Lancet Diabete & Endocrinology』誌の以下の引用を提示することをお勧めします。

「明らかな高血糖を伴う2型糖尿病の段階に進行した患者では、血糖値による糖尿病の診断の15年前からHOMA2スコアに著しい変化が見られる。この期間中は、血糖値はほぼ正常範囲内だった。（中略）過剰な膵臓β細胞機能は、高インスリン血症を特徴としている。これは、この臓器が体のインスリン抵抗性の増大を克服しようとするときに起こり、非糖尿病の血糖値範囲内で糖尿病の症状が現れる。この高血糖インスリン抵抗性の段階では、高血糖インスリン抵抗性の個人は、明らかな糖尿病を発症するずっと前から、糖尿病の併存症のリスクが高くなっている」

〔*Lancet Diabetes Endocrinol.* 2019; 7(6): 424. PMID: 31103174〕

この論文では、血糖値に基づいて2型糖尿病と診断できるようになる、最大で15年前には、インスリン抵抗性を発症している可能性があることを伝えています。糖尿病を発症していなくてもインスリン抵抗性があるということは、細胞内でバッドエナジーに対処して、細胞に負荷がかかり続け、将来の代謝異常に関連する無数の症状や病気を発症するリスクが高いことを意味します（第2章参照）。

ＨＯＭＡ-ＩＲは、空腹時血糖値に対するインスリン値を考慮した計算式です。2人の人が全く同じ空腹時血糖値であっても、インスリン抵抗性の高い人のほうが、その血糖値を維持するために（インスリンブロックを克服するために）より多くのインスリンを産生しています。次の例は、ＨＯＭＡ-ＩＲを知ることがなぜ重要なのかを示しています。

Aさんの空腹時血糖値は85㎎／dL、インスリン値は2mIU／L。

Bさんの空腹時血糖値はAさんと同じ85㎎／dLだが、インスリン値は30mIU／L。

Bさんの体は、空腹時血糖値を85㎎／dLに保つために、かなり多くのインスリンを分泌しなければならず、これはBさんが極度にインスリン抵抗性であることを示している。

AさんのHOMA‐IRは0・4（非常に良好、非常にインスリン感受性が高い）。

BさんのHOMA‐IRは6・3（非常にインスリン抵抗性が高い）で、より多くの病気や症状を発症し、早死の可能性が高い。

しかし、医師が空腹時インスリン値を検査することはめったになく、2人とも空腹時血糖値が正常のため、全く問題ないと説明するだろう。


近年の研究によると、肥満の子供では、空腹時インスリン値とHOMA‐IRの上昇は、将来の血糖値に関する病気の予測因子となるのに対し、空腹時血糖値とヘモグロビンA1cは予測因子とならないことが示されています。

基準値（空腹時インスリン値）

- 「正常値」の明確な基準はないが、一般的には、25mIU／L未満。
- 理想的な値は2～5mIU／L。10mIU／Lを超えると要注意。15mIU／Lを超えると、インスリン抵抗性がかなり進行している可能性がある。

基準値（HOMA-IR）

■2・0未満が理想的だが、低いほど良い。

最新の研究によると、若くて健康な人であっても、空腹時血糖値、ウエスト周囲径、空腹時インスリン値が、正常範囲内の上限値に近い場合は、将来的に深刻な心血管イベント〔心筋梗塞や脳卒中など〕を起こすリスクが、そうでない人に比べて、5倍も高くなるという結果が出ています。現在の医療制度の最大の欠点は、こうした若い人たちに対して、「健康です。何も問題ありません」と、誤った診断をしてしまう可能性があるということです。

高感度CRP（hsCRP）

炎症を起こすと、主に肝臓で作られるタンパク質であるhsCRPの血中濃度が上昇します。この検査は、炎症を測定する最も一般的で、かつ受けやすい検査の1つです。メタボリック症候群の人では、しばしば高値を示します。肥満、心臓病、2型糖尿病、リーキーガット症候群、アルツハイマー病、閉塞性睡眠時無呼吸症候群などの睡眠障害も、hsCRP値の上昇と関連付けられています。また、感染症の際にも上昇します。インスリン抵抗性、酸化ストレス、慢性炎症、ミトコンドリア機能不全、細胞の危険信号に対する体の反応（CDR）、そして今日の米国人が直面しているほぼすべての慢性疾患や症状の発症との間に、非常に強い関連性があるため、この検査で自分の炎症レベルを毎年把握しておくことが重要です。〔hsCRP検査は、通常のCRP検査（「正常値」は日本人間ドック・予防医療学会の判定基準では0・30㎎／dL以下）より低い範囲まで検出できる〕

基準値（hsCRP）

■ **一般的な「正常値」** CDCと米国心臓協会の基準では、

- **低リスク** 1・0㎎／L未満
- **平均的なリスク** 1・0〜3・0㎎／L
- **高リスク** 3・0㎎／L以上

■ **理想的な値** 0・3㎎／L未満。

この値は可能な限り低い値が望ましい。よってCDCが示す「低リスク」の範囲を確実に下回っている必要がある。約3万人を対象とした研究では、hsCRPが非常に低い（0・36㎎／L未満）人は、心臓発作や脳卒中などの心血管イベントのリスクが最も低く、値の上昇に比例してリスクが高くなることが示されている。0・36〜0・64㎎／Lの範囲でも、0・36㎎／L未満の人よりもリスクが高く、0・64〜1・0㎎／Lに達する頃には、心血管イベントの相対リスクは2・6倍という結果がある。

慢性炎症は、バッドエナジーの3つの重要な特徴の1つです。もし、あなたのhsCRP値が最適でない場合は、次章で説明する「グッドエナジー」の柱のうち、どれが体内で「脅威」を引き起こしている可能性があるのかを見極め、それに対処しましょう。

ヘモグロビンA1c（HbA1c）

HbA1c（多くの場合、単にA1cと呼ばれる）は、糖化によって体内のヘモグロビンに糖が結合している割合を測定します。HbA1cは、（空腹時血糖値と経口ブドウ糖負荷試験とともに）2型糖尿病の3つの主要なスクリーニング検査の1つです。ヘモグロビンは、すべての赤血球に含まれており、酸素を運ぶ役割を担う分子です。血流中にグルコースが多く存在するほど、ヘモグロビンと結合しやすくなります。これを糖化と呼びます。糖化したヘモグロビンの割合は、平均血糖値の近似値として扱うことができます。

赤血球は、脾臓によって除去されるまで、約90～120日間、血流中を循環しています。そのため、HbA1cは、数ヵ月にわたる平均血糖値の長期的な推定値を表しています。しかし、赤血球の寿命（遺伝や民族に関係する場合がある）、貧血、腎臓病、脾臓の腫大など、多くの要因がHbA1cに影響を与える可能性があります。したがって、HbA1c検査は、代謝状態を理解するための多くのツールの1つとして使用すべきです。

基準値（HbA1c）

■ **一般的な「正常値」** 5・7％未満〔日本人間ドック・予防医療学会の判定基準では5・5％以下〕

■ **理想的な値** 研究によると、HbA1cのリスクが最も低い範囲は、5・0〜5・4％であることが示唆されている。

尿酸値

尿酸は、果糖やプリン体の豊富な食品（動物性タンパク質〔特に赤身肉、魚介類、内臓肉〕、アルコール〔特にビール〕など）が分解される際に生じる代謝産物です。異性化糖を含む炭酸飲料をがぶ飲みするときのように、過剰の果糖を急激に摂取すると、尿酸値が急上昇し、いくつかの問題を引き起こします。尿酸が過剰になると、ミトコンドリアの機能を阻害する酸化ストレスが発生し、細胞のエネルギー（ATP）産生に使われるべきものが、脂肪の合成に回されてしまいます。そして、特に肝細胞に脂肪が蓄積されると、インスリン抵抗性が悪化します。また、尿酸は、炎症性化学物質（サイトカイン）の放出を促進することで全身性の炎症を引き起こし、通常は血管を弛緩させる、一酸化窒素を不活性化することで血圧を上昇させます。

尿酸値が高いと、関節の中で結晶化し、痛風の原因となります。痛風は、非常に痛みを伴う炎症性疾患で、当然のことながら、2型糖尿病のリスクが71％高くなる（女性の場合）、腎臓病のリスクが78％高くなる、うつ病のリスクが42％高くなる、睡眠時無呼吸症候群や心臓発作のリスクが2倍になるなど、さまざまな病気と関連付けられています。あなたは、これらの病気の関係を不可解だとは、もはや思わないでしょう。それぞれの病気は、体の異なる臓器に現れたバッドエナジーのサインなのです。

基準値（尿酸値）

■ **一般的な「正常値」** 通常、男性で2・5〜6㎎／dL、女性で1・5〜6㎎／dL。〔日本人間ドック・予防医療学会の判定基準では2・1〜7・0㎎／dL〕

■ **理想的な値** 尿酸値が男性で5㎎／dL未満、女性で2〜4㎎／dLのときに心代謝性疾患の発症を最も抑制することが、研究により示唆されている。

肝酵素——AST、ALT、GGT

アスパラギン酸アミノトランスフェラーゼ（AST）とアラニンアミノトランスフェラーゼ（ALT）は、肝細胞で作られるタンパク質で、肝細胞が死んだり、損傷したりすると血中に放出されます。肝細胞が機能不全に陥る主な原因の1つに、インスリン抵抗性があります。そのため、ASTとALTの上昇は、脂肪肝やメタボリック症候群のリスク増加と関連付けられています。

γ-グルタミルトランスフェラーゼ（GGT、γ-GTP）は、体内で作られるタンパク質で、特に肝臓に多く含まれています。**GGTの値はバッドエナジーの根底にある、3つの重要なプロセスの1つである酸化ストレス（直接検査することが非常に難しいことで知られている）の手がかりを得ることがで**

きる数少ない検査項目の1つです。ＧＧＴの役割は、グルタチオンというタンパク質を代謝することです。グルタチオンは、私たちの体が作り出す重要な抗酸化物質で、活性酸素を中和します。そのため、酸化ストレスが増加し、グルタチオンが活性化すると、ＧＧＴ値も増加します。ＧＧＴ値が高いことは、2型糖尿病、心血管疾患、がん、肝臓病、早死のリスク増加と関連しています。

肝臓は、私たちの代謝全体、そしてグッドエナジーを生み出す能力にとって、最も重要な臓器と言っても過言ではありません。肝臓は、食事の摂取後、腸から栄養素が最初に届く場所で、体がどのようにエネルギーを処理し、利用するかを決定します。肝臓はグルコースを分解、貯蔵し、脂肪などの他の基質からグルコースを合成する能力をもち、血糖値のバランスをとる役割を担っています。また肝臓は、代謝やミトコンドリア機能に重要な微量栄養素と三大栄養素を吸収できるように、腸内での食物の分解を助ける胆汁を生成します。さらに、脂肪やコレステロールを梱包して、体内の他の部位に送り出し、貯蔵・利用します。また、血流から脂肪やコレステロールを受け取って処理する役目も担っています。すでに学んだように、肝臓に負荷がかかり過ぎ、損傷を受けると、細胞内に脂肪が蓄積し、脂肪肝を引き起こします。これは、現在、米国の成人の約50％が罹患している、有害で予防可能なプロセスです。現代の生活は、この重要な代謝器官を破壊しているのです。

興味深いことに、インスリンは膵臓から分泌されると、すぐに全身の循環系に入るのではなく、静脈から門脈という特別な血管を通って、肝臓に直接送られます。そのため、肝臓がインスリン抵抗性になると、膵臓は、より多くのインスリンを作るようにという直接的なフィードバックを受け、高インスリン血症とバッドエナジーの悪循環を引き起こします。正常で最適に機能する肝臓を維持することは、健康のあらゆる側面において、非常に重要です。以降の章で紹介する戦略は、そのための助けとなるでしょう。心臓病、アルツハイマー病、PMS、勃起不全、不妊症などに、肝臓の健康が直接影響を与える可能性を考えたこともなかったかもしれません。しかし、肝臓は、全身の代謝、ホルモン処理、解毒、消化、細胞のエネルギー産生を統括する、まさに司令塔のような役割を担っているのです。

基準値(AST、ALT、GGT)

■ **一般的な「正常値」** メイヨー・クリニックの基準では、ALTは7〜55U/L。ASTは8〜48U/L。GGTは8〜61U/L。〔日本人間ドック・予防医療学会の判定基準ではAST、ALTは30U/L以下、GGTは50U/L以下〕

■ **理想的な値** ASTとALTが17U/Lを超えると、全死因死亡率が上昇することが研究により示唆されている。GGTは、男性で25U/L未満、女性で14〜20U/L未満で最も低リスク。ただし、8U/L未満を推奨している情報もある。基準値は、医療機関や検査方法によって異なるが、調べる価値のある検査値だ。

ビタミンD

ビタミンDは、日光を浴びると体内で作られるホルモンです。ビタミンDは、カルシウムとリンの濃度、インスリンの分泌、免疫機能とサイトカインの調節、細胞死、血管新生など、数十もの重要な生物学的機能に関与しています。細胞内で作られた多くのタンパク質は、体内の他の場所で作用するために、血中に放出されます。これらのタンパク質には、インスリン、神経伝達物質、炎症性サイトカイン、抗体などがあります。これらが放出されるためには、カルシウムが活性化シグナルとして必要であり、ビタミンDはカルシウム濃度を高度に調節しています。

健康的なビタミンD濃度は、インスリン感受性を改善するだけでなく、インスリンを作る膵臓の細胞の機能も改善します。また、ビタミンDは、免疫システムの健全な調節にも関与しています。一方、ビタミンDの値が低いと、炎症を司るNF-κBが刺激され、炎症性サイトカインが増加し、免疫細胞を暴走させる可能性があります。ビタミンDが低い状態は、体にとって慢性的な「脅威」のサインであり、それはグッドエナジーとは正反対のものです。炎症状態のさまざまな側面が、インスリンのシグナル伝達を直接阻害し、細胞内のグルコースチャネルの発現を低下させる可能性があります。ビタミンDのサプリメントは、空腹時血糖値を低下させ、2型糖尿病の発症率を低下させることが示唆されています。

基準値(ビタミンD)

■ **一般的な「正常値」** NIHは、20~50ng/mLを推奨。

■ **理想的な値** ビタミンDが40~60ng/mLのときに、全死因死亡率が最も低いことが、研究により示唆されている。ビタミンDの毒性は、一般的にこれよりもはるかに高い値になるまで見られない。

さらに追加すると良い検査

より詳細な検査を行うことで、さらに全体像を把握することができます。たとえば、詳細なコレステロールパネル、甲状腺ホルモン、性ホルモン、腎機能、微量栄養素の値を調べる検査などの選択肢があります。私の機能性医学クリニックでは、患者に対して100種類以上のバイオマーカーを検査することがよくあります。体内でバッドエナジーが進行している場所を特定し、改善するための具体策を見つけるためには、より詳細な血液検査を受けることをお勧めします。機能性医学医のデータベース（https://www.ifm.org/find-a-practitioner/）を検索するか、ファンクション・ヘルス（Function Health 手頃な価格で全身の100以上のバイオマーカーを検査し、検査の詳細な解釈と最適な範囲を教えてくれる遠隔医療サービス）を利用することをお勧めします。

総コレステロールとLDL-C

標準的なコレステロールパネルでは、総コレステロールとLDLコレステロール（LDL-C）が測定されます。これらは医療現場では重視されていますが、解釈には注意が必要です。以下は、カリフォルニア大学サンフランシスコ校の内分泌学名誉教授であるロバート・ラスティグ博士による総コレステロールとLDL－Cに関する入門書である『Metabolical（代謝）』（未邦訳）からの要約です。

総コレステロールの結果が出たら、ゴミ箱に捨てよう。これは全く意味がない。「コレステロール値が高い」と言う人は、自分の言葉の意味をわかっていない。どのようなコレステロールについて話しているのかを知る必要がある。（中略）

LDL－Cには、波乱万丈の歴史がある。LDL－Cが心臓病のリスクと相関していることは間違いなく、私たちはLDL－Cについてもっと詳しく知る必要がある。医療の専門家は、この検査を重要視しすぎている。それは、私たちがそれに対処する薬をもっているからだ。（中略）

LDL－Cが高いことと心臓病のハザード比は1・3（LDL－Cが高いと、生涯で心臓発作を起こすリスクが30％高くなる）だが、より気にすべきなのは、中性脂肪値の高さだ。高い中性脂肪値と心臓発作のハザード比は1・8である。

フラミンガム心臓研究から得られた教訓は、LDL－Cが非常に高い人は、心臓発作を起こしやすいということだ。しかし、データを分析すると、LDL－Cが非常に高く（200mg／dL以上）なるまで、危険因子にはならない。LDL－Cが70mg／dL未満の人は、心臓病を発症する割合が低い。しかし、それ以外の人にとっては、LDL－Cは心臓発作を予測する優れた指標にはならない。近年、LDL－Cが低くても、心臓発作を起こす人が増えている。これは、コレステロールの標準的な検査において、すべてのLDL－C粒子が同じであると仮定しているからである。

ＬＤＬ－Ｃには２つの異なるタイプがあるが、通常の検査では、それらをまとめて測定する。循環しているＬＤＬ－Ｃのほとんど（80％）は、大型で浮遊性のＬＤＬ－Ｃ（large buoyant LDL-C, タイプＡＬＤＬ－Ｃ）であり、食事由来の脂肪の分解で増加する。これは、低脂肪食の摂取やスタチン〔抗コレステロール薬〕の服用で減少する。しかし、大型ＬＤＬ－Ｃは、心血管のリスクには関係がない。つまり、心臓病につながる動脈にプラークを蓄積させる粒子ではないのだ。

一方、もう１つの比較的少ない（わずか20％）ＬＤＬ－Ｃは、小型高密度ＬＤＬ－Ｃ（small dense LDL-C, sdLDL-C, タイプＢＬＤＬ－Ｃ）と呼ばれ、心臓発作のリスクを予測する因子である。問題は、スタチンがＬＤＬ－Ｃを下げるのは、全体の約８割を占める大型ＬＤＬ－Ｃを減少させるからであり、心臓病のリスクを高める小型高密度ＬＤＬ－Ｃについては、ほとんど減少させないということである。

ＬＤＬ－Ｃ値が高い場合、医師は低脂肪食を勧めるだろうが、スタチンと同様に、ＬＤＬ－Ｃが下がっても、大型ＬＤＬ－Ｃに影響を与えているのであり、本当に問題となる小型高密度ＬＤＬ－Ｃには影響しない。小型高密度ＬＤＬ－Ｃは、精製された炭水化物（つまり、食物繊維のない食品）や、特に砂糖の摂取に反応して増加する。

マーク・ハイマン博士は「心臓発作で救急外来を受診した人の50％以上が、正常なコレステロール値だ。しかし、彼らは、インスリン抵抗性によって引き起こされる、小型高密度ＬＤＬ－Ｃをもっている。これらの小さく、危険なコレステロール粒子の原因は、私たちの食事に含まれる砂糖と精製された炭水化物なのだ。インスリン抵抗性は、これらの小さなコレステロール粒子を生成し、スタチンを服用しても、問題は解決しない」とも述べています。

病気の原因となるコレステロール値をよりよく理解するために、医師にNMRリポタンパク質分画検査を依頼してみてください。この検査では、大型LDL－Cと小型LDL－Cの量がわかります。また、酸化LDL（oxLDL）についても報告されることがあります。酸化LDLは、酸化によって損傷を受け、炎症を起こしやすいLDL－C粒子のマーカーです。病気の原因となるコレステロール粒子の総量を把握するために、LDL－Cよりも有用な検査は、アポリポタンパク質B－100（ApoB）の検査です。ApoBは、特定のコレステロール粒子を包み込み、血液に溶けやすくするタンパク質で、特にアテローム性動脈硬化症、つまり血管の閉塞を促進し、心臓病の原因となることが知られている血液中のコレステロール粒子に存在します。これらには、LDL－C、超低密度リポタンパク質（VLDL－C）、中間密度リポタンパク質（IDL－C）、リポタンパク質（a）（Lp（a）とも呼ばれる）など、相互に関連するいくつかのコレステロール粒子が含まれます。ApoBは、血液中の病気の原因となるコレステロール粒子の総数を測定するため、LDL－C単独よりも、心臓病のリスクをより正確に示すマーカーとなる可能性があります。これは、標準的な診療では行われない検査であり、ファンクション・ヘルスのような専門サービスを通じて依頼または注文する必要があります。数値の最適な範囲は確立されていません。

基準値（ＬＤＬ－Ｃ）

■**一般的な「正常値」** クリーブランドクリニックの基準によると、

・心臓病や血管疾患のある人、および心臓病のリスクが非常に高い人（メタボリック症候群の人）の場合、70㎎／dL未満。

・リスクの高い患者（糖尿病や複数の心臓病の危険因子をもつ患者など）の場合、１００㎎／dL未満。

・その他の場合、１３０㎎／dL未満

■**理想的な値** ロバート・ラスティグ博士の前述の著書によると、「ＬＤＬ－Ｃ値が１００㎎／dL未満であれば、小型高密度ＬＤＬ－Ｃは、有害なほど高くなることはない。３００㎎／dLを超えている場合は、家族性高コレステロール血症（ＦＨ）という稀な遺伝性疾患の可能性があり、ＬＤＬ－Ｃを処理できず、スタチンが必要になる。ＬＤＬ－Ｃ値が１００〜３００㎎／dLの場合は、中性脂肪値に注目しよう。もし、中性脂肪値が１５０㎎／dLを超えていれば、メタボリック症候群の可能性が高い」とされている。

中性脂肪値／ＨＤＬ値比も考慮して、ＬＤＬ－Ｃ値を見てみましょう。この比率は心血管疾患のリスクとインスリン抵抗性の存在を示す、有用なバイオマーカーです。

リアルタイムツール

レベルズ社の共同創設者であるジョシュ・クレメンテ氏は、レベルズ社を立ち上げる前に、スペースXで生命維持システムを開発していた航空宇宙エンジニアです。彼はロケットを製造する場合、宇宙船のすべての部分の機能を理解し、機械の機能不全やシステムの故障が発生する前に予測できるように、1万個以上のセンサーを取り付けていました。宇宙空間でロケットが故障するのは、絶対に避けたいことです。しかし、人間の健康に関しては、私たちは正反対のパラダイムに固執しています。私たちは、体が激しいシステム障害を発症して症状が現れ、病気特有のバイオマーカーの診断基準を満たすようになるまで待つのです。そして、ようやくその時になって、問題に対処するために、センサーの使用や頻回な検査の実施を推奨します。今日の米国の成人を悩ませている問題のほとんどは、予防可能な慢性疾患です。もし、私たちが人間をロケットのように扱い、システムが故障する前にセンサーを取り付けて、機能不全がどこで発生しているかを理解し、対処できるようにしたらどうなるでしょうか?

ウェアラブル端末で安静時心拍数が徐々に上昇しており、数ヵ月で55bpm（1分あたりの拍動数）から70bpm以上に上昇していることに気づいたら、その理由を詳しく調べる必要があります。あなたは、以前よりも座っている時間が長くなっていませんか? 持続血糖測定器（CGM）で、起床時の血糖値が約75㎎／dLから90㎎／dLに徐々に上昇していることに気づいたら、悪化する前に、その原因に対処する必要があります。超加工食品が原因でしょうか？　最近の仕事のストレスでしょうか？　睡眠不足でしょうか？　私たちはテクノロジーの進化によって、自分の体の状態をより詳しく、より簡単に知ることができるようになり始めました。そして、これらの情報を活用することで、健康を維持し、病気を予防するための、より効果的な対策を立てることができるのです。医療は、これまで、「病気になってから治療する」という、受動的なものでした。しかし、今後は、「病気にならないように、健康を維持する」という、能動的なものへと、変化していくでしょう。

以下では、自分の体の状態をリアルタイムで把握するために、有効なバイオマーカーをご紹介します。これらの情報を活用することで、あなたは、自分の健康をより積極的に管理できるようになるはずです。

持続血糖測定器（CGM）

私は、西洋社会におけるバッドエナジーの危機を克服するために、CGMが最も有効なテクノロジーだと確信しています。**なぜならCGMは、体の不調を早期に発見したり、私たち一人ひとりの体に合ったグッドエナジーを生み出す食生活や生活習慣を指導したり、自己管理を促したりしてくれるバイオセンサーだからです。**世界中で代謝異常に苦しむ人を減らしたいという思いから、私はレベルズ社を共同設立しました。レベルズ社は、CGMとそのデータの解釈を助けるソフトウェアを提供しています。

CGMは、腕に装着する小さなプラスチック製の円盤で、1日に約10分ごとに、24時間体制で血糖値を自動的に測定します。そしてその情報をスマートフォンに送信します。健康診断での空腹時血糖値検査のように、年に1回だけ、その時間だけの血糖値を測定するのではなく、CGMは、朝食を食べたり、運動したり、歩いたり、睡眠不足になったり、ストレスを経験したりなど、あらゆる行動に対して、体がどのようにリアルタイムで反応しているかを正確に教えてくれます。これらの要因により、血糖値はほぼ瞬時に変化する可能性があります。米国人の93・2%が直面している代謝の問題を予防するためには、たった1つのデータポイントではなく、痛みを伴わずに取得できる年間最大3万5040ものデータをもとに個人に最適な対策を講じる必要があるのです。

健康状態を理解し、改善するために、CGMを装着することには、主に7つのメリットがあります。

1．血糖値の乱高下を防ぐ

血糖値は一般的に安定しており、食後わずかに上昇するだけです。食後の血糖値の上昇が大きいと組織が損傷して、心臓病、糖尿病、代謝異常につながる可能性があります。スタンフォード大学の研究によると、一般的な血糖値の基準では健康とされる人でも、CGMで測定すると25%もの人が深刻な血糖値の乱高下（スパイク）を示したそうです。さらに、血糖値が乱高下する時間が長いほど、代謝が悪化しているという結果も出ています。

2．食欲や不安を抑える

血糖値が急上昇すると、その反動で今度は急降下します。こうした血糖値の乱高下は、強い空腹感や疲労感、不安を引き起こす可能性があります。最近のCGMを使った研究では、食後に血糖値が急降下する「反応性低血糖」になる人ほど、その日1日を通して空腹を感じやすく、次の食事までの時間が短くなり、食べる量も多くなるという結果が出ています。つまり、血糖値が大きく乱高下するほど、1日の総摂取カロリーが増えてしまうのです。CGMを使えば、血糖値を安定させ、急激な上昇を抑えることで、反応性低血糖を防ぐことができるようになります。

3. 個々の食品や食事に対する反応を知る

同じものを食べても、血糖値の上昇には個人差があります。腸内細菌の構成や睡眠時間、最近の食事内容、体質など、さまざまな要因が影響するからです。そのため、炭水化物の量や食品のGIだけを参考に食事を選んでも、安定した血糖値を維持することは難しいでしょう。また、慢性的な食べ過ぎはバッドエナジーの原因の1つです。細胞に負担をかけ、酸化ストレスや炎症、ミトコンドリア機能不全、糖化、インスリン抵抗性を引き起こします。CGMを使えば、個々の食品や食事が血糖値に与える影響を、はっきりと知ることができるのです。例えば、食後に血糖値が急上昇したとしたら、それは精製された穀物や砂糖を摂り過ぎたサインであり、細胞に大きな負担がかかっていることを示しています。

4. 血糖値を安定させる方法を学ぶ

食物繊維、タンパク質、脂質をバランスよく摂ること、夕食はなるべく早い時間に済ませ、夜遅くに食べないこと、食後に散歩すること、ストレスを感じているときは食事を控えることなどは、血糖値を安定させるために効果的な方法です。ＣＧＭを使えば、自分に合った方法を見つけることができます。

5. 体の代謝を柔軟にする　脂肪が燃焼すると、健康に良い影響をもたらすケトン体が作られます。しかし、体が常にグルコース（体内でＡＴＰに変換される、優先的なエネルギー源）を供給されている状態だと、脂肪を燃焼させる優先順位が低くなります。食事や生活習慣を見直し、健康的な血糖値を維持することで、体はエネルギー源として脂肪を使うようになります。その結果、代謝が柔軟になり、健康状態の改善につながります。

6. 代謝異常のサインを早期に発見する　インスリン抵抗性が高まると、体は血糖値を下げようと、過剰にインスリンを分泌するようになります。そのため、空腹時血糖値は正常値の範囲内でも、実はインスリン抵抗性が進行しているケースがあります。ＣＧＭで血糖値の変化を継続的に確認することで、食後の血糖値がどのくらい上昇するか、正常値に戻るまでどのくらいかかるかなど、初期の代謝異常のサインを見つけることができます。

7. 生活習慣の改善を促す　リアルタイムで血糖値の変化を「見える化」することで、食事や運動が血糖値に与える影響を把握することができます。その結果、生活習慣を改善しようという意識が高まり、健康的な行動につながっていくのです。

それでは、ＣＧＭでは、どのようなデータを知ることができるのでしょうか？

1. 朝の血糖値　睡眠不足や、夜遅くにデザートなどを食べた翌朝は、血糖値が上昇していることがあります。理想的な朝の血糖値は70～85㎎／dLで、このレベルであれば、将来的に心代謝性疾患を発症するリスクが低いと言われています。

2. 暁現象（dawn phenomenon）　起床前に、成長ホルモンとコルチゾールが自然に分泌されることで、血糖値が上昇する現象のことです。インスリン抵抗性が高くなると、この暁現象がより顕著に現れるようになります。体が朝の血糖値の上昇をうまく処理できなくなっているからです。研究によると、糖尿病でない人の場合、暁現象が見られるのはわずか8・9％ですが、糖尿病予備群の人では30％、新たに2型糖尿病と診断された人では52％に上昇します。暁現象が見られるということは、血糖コントロールがうまくいっていないサインなのです。暁現象の定義はさまざまですが、この研究では、血糖値が20㎎／dL上昇した場合を暁現象と定義しています。もし、起床時に血糖値が明らかに上昇している場合は、インスリン抵抗性が進行している可能性があります。

3. 食後血糖値

食後1～2時間の血糖値を測定することで、食品や食事の内容、食材の組み合わせによって、血糖値がどのように変化するのかを知ることができます。食後に血糖値が急上昇すると、血糖値の乱高下につながりやすくなります。血糖値の乱高下は、さまざまな健康問題のリスクを高めるため、できるだけ抑えることが大切です。食後の血糖値の目標値は115㎎／dL未満、食前と比べて血糖値上昇を30㎎／dL以内に抑えることを目安にすると良いでしょう。一般的には食後血糖値は140㎎／dL未満を推奨されていますが、それよりも低い目標値を設定するほうが、健康を維持するためには有効だと考えられています。この低い目標値は、CGMを装着した健康な人の食後血糖値の平均的なピーク値とも一致しており、多くの専門家からも支持されています。CGMを使い始めたら、まずは1週間程度、普段通りの食事を摂りながら、血糖値がどのように変化するのか、何か気になる点はないかなどを観察してみましょう。例えば、朝食に卵とアボカド、オレンジを食べると、シリアルと低脂肪乳、あるいはドーナツとカフェラテを食べたときよりも、食後の血糖値の上昇がはるかに少ないといったことがわかるかもしれません。卵とアボカドに含まれるタンパク質と脂質が、オレンジに含まれる糖質による血糖値の上昇を抑制していると考えられます。反対に、シリアルやペストリーなどは、精製された炭水化物が多く含まれているため、血糖値が急上昇しやすくなります。

4. 血糖の曲線下面積（AUC）

AUCは、血糖値スパイクの高さ、そして食後どのくらいの時間、血糖値が上昇した状態が続くのかを示す指標です。一般的に、正常な血糖値の人は、食後1～2時間程度で血糖値がベースラインに戻りますが、糖尿病予備群や2型糖尿病の人は、血糖値が上がった状態が長く続く傾向にあります。

5. 反応性低血糖

食後に血糖値が急上昇し、その後、正常値よりも低いレベルまで急降下してしまう現象です。もし、食後に血糖値が急上昇し、その後ベースラインを下回るようなことがあれば、次に食事を摂るときは、以下の点に注意して、血糖値が乱高下しないように工夫してみましょう。

・精製穀物や精製糖を控える。
・炭水化物と一緒に、食物繊維、タンパク質、良質な脂質を摂る。

6. ストレスが血糖値に与える影響

私の場合、これまで一番血糖値が急上昇したのは兄と口論になった後でした。レベルズ社のメンバーからも同じような経験をしたという声がよく聞かれます。ストレスを感じると、たとえ食事に気を付けていても、血糖値が上昇することがあるのです。ストレスを感じると、コルチゾールというホルモンが分泌され、肝臓に蓄えられた糖が分解されて、血液中に放出されます。これは、危険が迫ったときに、体がすぐに動けるように、筋肉にエネルギーを供給するためです。しかし、現代社会において、私たちは口論やメール、車のクラクション、スマートフォンの通知など、必ずしも体を動かす必要がない「脅威」に日々さらされています。そのため、血液中に放出された糖は、消費されることなく、血液中に残り続け、体に悪影響を及ぼす可能性があります。CGMは、ストレスが私たちの代謝にどのような影響を与えるのかを教えてくれるとともに、深呼吸など、ストレスを健康的に解消する方法を身につけるきっかけを与えてくれます。

7. 運動が血糖値に与える影響

CGMは、運動が代謝に与える影響を客観的に知ることができる、有効なツールです。例えば、CGMを使えば、食後に10分のウォーキングや30回のスクワットをすることで、食後の血糖値の上昇を大幅に抑えられるということがわかります。また、毎日欠かさず運動を続けることで、2〜3ヵ月後には、CGMで測定されるあらゆる指標が改善されるということも実感できるでしょう。

8. 睡眠が血糖値に与える影響

たった一晩でも、睡眠時間が4時間に減っただけで、健康な人でもインスリン感受性が25%も低下します。さらに、睡眠の質が悪かったり（睡眠時間全体の中で、寝返りを打ったり、目が覚めている時間の割合が多い）、寝る時間が遅くなったり、いつもと違う睡眠リズムになると、翌朝の朝食後の血糖値が上昇しやすくなるということもわかっています。CGMを使えば、睡眠が血液中の糖の処理能力に、どのような影響を与えているのかを知ることができます。私自身、CGMを使って、睡眠不足が体に悪影響を及ぼす様子をリアルタイムで目の当たりにしたことで、睡眠の質と量、そして規則正しい睡眠リズムを心がけるようになりました。

9. 睡眠中の血糖値

夜遅くに炭水化物を多く含む食事を摂ると、睡眠中の血糖値が乱高下しやすくなります。これは、メラトニンが分泌されているときは、インスリン抵抗性が高まるためです（詳しくは第7章参照）。また、レム睡眠中は、血糖値が自然に低下する傾向があります。さらに、夜遅くにアルコールを摂取すると、肝臓での糖新生と糖の放出が阻害されるため、血糖値が低下しやすくなります（肝臓は、血糖値が極端に下がらないように、常に糖新生を行っている）。このように、睡眠中の血糖値は、さまざまな要因によって変動します。このことを知っておくことで、血糖値の乱高下が原因で、睡眠に問題が生じている可能性に気づくことができます。

10. 平均血糖値

24時間の平均血糖値は、一般的な医療現場では用いられていませんが、今後はCGMの普及に伴い、広く使われるようになるでしょう。平均血糖値は、空腹時血糖値、夜間の血糖値、血糖値スパイクの度合いなどを総合的に判断できる指標であり、1日にどの程度の糖にさらされているかを大まかに把握することができます。若く健康な人を対象に行われた研究によると平均血糖値は89±6・2㎎／dLだったという結果が出ています。

11. 血糖値の長期的な推移

CGMを常に装着する場合でも、年に数回だけ装着する場合でも、血糖値の長期的な推移を把握することで自分の代謝の状態を知ることができます。1つ確かなことは、血糖値を測定し、健康的な範囲内に維持し続けることができれば、2型糖尿病と診断される心配はありません。2型糖尿病は、長い年月をかけて徐々に進行していく病気です。CGMを使えば、自分の体の状態を常に把握しておくことができ、それがひいては健康管理にもつながっていくのです。

食事日記

自分の体を理解するためには、まず体に何を取り入れているのかを把握することが大切です。**グッドエナジーを生み出すために必要な栄養を摂り、逆に、体に悪影響を与えるものを避けるためにも、食事日記は非常に有効な手段となります。**私の診療では、新しい患者には必ず一定期間、食事日記をつけてもらうようにしています。毎日、体重の1～1・5kgに相当する量の「情報」を体内に取り込んでいるにもかかわらず、それがどんなものなのか、わからなければ、適切なアドバイスをすることは不可能だからです。毎日、1～1・5kg分の薬を飲んでいるのに、どんな薬を飲んでいるのか医師に伝えない患者はいないでしょう。

さらにダイエット中の人の場合、食事日記をつけている人のほうが、つけていない人よりも、2倍も多く減量できたという研究結果も報告されています。カイザー・パーマネンテ医療機構が行った調査では、1685人の患者を対象に、20週間にわたる減量プログラムの効果を検証しました。その結果、1週間に食事日記を何回つけたかという項目が、減量に大きく影響することが明らかになりました。レベルズ社のデータでも、同様の結果が出ています。食事日記をこまめに記録している人ほど、CGMの使用期間中のBMI値の低下が顕著に見られるのです。

食事日記には、食事を記録できるアプリ（マクロファクター（Macro Factor）、マイフィットネスパル（My Fitness Pal）、レベルズ（Levels）など）に記録すると便利です。もちろん、ノートやスマートフォンのメモを使っても構いません。重要なのは、記録すること自体です。私自身、毎週土曜日には、その週に記録した食事内容を栄養コーチと一緒に見直し、どこが良かったのか、改善すべき点はなかったのかなどを検討しています。

睡眠記録

第7章で詳しく説明しますが、睡眠時間が短すぎる人（1晩7時間未満）と長すぎる人（1晩9時間以上）は、どちらの場合も、全死因死亡率と2型糖尿病のリスクが高くなるという研究結果が出ています。

そのため、まずは自分の平均睡眠時間を把握することが大切です。**ウェアラブル端末の睡眠計や活動量計を使って、1晩あたりの睡眠時間を記録し、7～8時間を目標に睡眠をとりましょう。**もし、極端に睡眠時間が短くなったり、長くなったりする日があれば、その理由を考えてみましょう。これまでの研究で、人は実際よりも睡眠時間を長く見積もってしまう傾向があることがわかっています。例えば、1晩に5時間しか眠っていないのに、実際には80分も多く眠っていたと思い込んでいるという調査結果もあるほどです。本来であれば、7時間程度の睡眠が必要なのに、実際には、さまざまな代謝異常のリスクを高めるような睡眠時間しかとれていないということは決して珍しくないのです。ウェアラブル端末を使うことで、睡眠などの健康に不可欠な行動をきちんと実践できているかどうか、客観的に判断することができます。

ウェアラブル端末を最大限に活用するためには、睡眠時間だけでなく、睡眠の質も確認するようにしましょう。一晩に何回目が覚めたか、深い睡眠や回復効果の高い睡眠はどれくらいとれたかなどを記録します。睡眠の質を高めるためには、就寝前のアルコール摂取やブルーライトを避けるなど、具体的な方法を実践してみましょう。自分の睡眠リズムを把握することで、グッドエナジーを生み出すために具体的にどんな点に注意すべきかが明らかになります。そして、睡眠時間と睡眠の質に加えて、もう1つ、ウェアラブル端末で記録しておきたいのが睡眠リズムです。毎日、同じ時間に寝て、同じ時間に起きるという規則正しい生活を送ることは、健康管理の基本です。

活動データ

ミトコンドリアの状態を改善し、過剰なエネルギーを消費するためには、体を動かすことが最も効果的です。歩数は、どれくらい体を動かしたのかを測るための、わかりやすい指標です。もちろん運動は歩数だけで測れるわけではありません。しかし、決まった時間にまとめて運動して、1日の残りの時間は座っている（ほとんどの米国人が採用しているパターン）よりも、1日を通してこまめに体を動かすほうが細胞を活性化し、血糖値をコントロールする上で効果的だということがわかっています。

運動がグッドエナジーに良い影響を与えるメカニズムについては、第8章で詳しく解説しますが、運動の効果のほんの一例を挙げると、運動によってグルコースチャネルが開き、血液中のグルコースが細胞内に取り込まれやすくなるという効果があります。細胞内に取り込まれたグルコースは、筋肉のエネルギー源として利用されます。また、運動はミトコンドリアの機能や数を向上させ、ミトコンドリア内の抗酸化タンパク質を増やすことで、酸化ストレスから体を守ります。さらに、体を動かすほど、ミトコンドリアの量と質が向上し、エネルギー源を効率良く消費できるようになります。その結果、摂取した食べ物が、細胞内の有害な脂肪として蓄積されにくくなり、インスリン抵抗性を防ぐ効果が期待できます。

ウェアラブル端末の睡眠計や活動量計を使用して、1日あたりの平均歩数を把握します。目標は、1日に少なくとも7000歩であり、最終的には1日に1万歩まで増やすことです。研究者たちは、歩数が重要かどうかまだ議論していますが、私は、歩数が健康に良い影響を与えるという立場をとっています。

一流の医学雑誌『JAMA Network Open』に掲載された、2110人の成人を約11年間追跡した研究では、1日に少なくとも7000歩歩いた成人は、7000歩未満の人よりも、追跡期間中に死亡するリスクが50～70%低いという結果が出ています。他の研究でも同様の結果が示されています。また、6355人の男女を平均10年間追跡調査したデータによると、1日に8000から1万2000歩歩いた人は、1日に4000歩未満の人よりも死亡リスクが50～65%も低いという結果も出ているのです。

歩数とは別に、1日あたりの活動時間数、つまり約250歩以上動いた時間数を把握することも重要です。例えば、1日中座りっぱなしで、1時間だけランニングをして1万歩達成するよりも、歩数を分散させて、1日中こまめに体を動かしたほうが、健康効果は高まります（詳細は第8章参照）。ウェアラブル端末は、座っている時間が長くなると、立ち上がって体を動かすように通知してくれるので、日中の活動量を増やすのに役立ちます。

研究によると、実際の運動量と私たちが思いこんでいる運動量との間には、大きな食い違いがあることが示されています。たとえば、215人の参加者を対象とした研究では、中強度から高強度の身体活動について、自己申告量は週160分でしたが、同期間のウェアラブルデータによる実際の運動量は、週にわずか24分でした。ウェアラブルデータは、私たちが実際にどれだけ動いているかについて、明確な情報を提供してくれます。

心血管を健康にする1日・1週間あたりの運動時間

さまざまな研究により、**心臓と代謝の健康を維持するためには、週に150分以上の有酸素運動が欠かせないことがわかっています。**これは、1週間のうち5日間、1日あたり約30分の運動に相当し、気分を改善する効果においても、抗うつ薬に匹敵すると言われています。心拍数を測定できるウェアラブル端末を使えば、目標の運動量を達成できているかどうかを確認できます。

心拍変動

心拍変動（ＨＲＶ）は、心臓の鼓動の間隔のばらつきを示す指標です。ＨＲＶは、ストレスや緊張のレベルの傾向を理解するのに役立つバイオマーカーであり、細胞が効果的にエネルギーを産生する能力に影響を与えることがわかっています。直感に反して、鼓動の間隔のばらつきが大きいほど、健康状態が良好であることを示しています。体にストレスや緊張がかかっているときは、心血管系はメトロノームのように機能し、鼓動の間隔は規則的になります。逆に、リラックスしているときや、休息して回復しているときなどは、心血管系は柔軟に反応し、鼓動の間隔に多少のばらつきが見られます。たとえば、1回目の鼓動間隔は８５９ミリ秒、次は７６３ミリ秒、次は７９３ミリ秒などです。つまり、心拍数が1分間に60回だからといって、1秒ごとに規則正しく鼓動しているわけではなく、むしろ、多少のばらつきがあるほうが良い状態と言えるのです。

ＨＲＶの値が高い場合は、神経系が適切に機能していることを示しており、反対にＨＲＶの値が低い場合は、ストレスや疲労、過剰なトレーニング、慢性疾患などの可能性が考えられます。また、ＨＲＶの値が低いと、運動不足、免疫力の低下、高血圧、糖尿病、心血管疾患、うつ病、社会的活動の減少、ストレス耐性の低下、がんなどの生存率の低下、不妊症など、さまざまな健康上の問題のリスクが高まることがわかっています。これらの病気は、第2章で説明したバッドエナジーと密接な関係があります。さらに、HRVの値が低下することで、PCR検査で陽性反応が出る前に、新型コロナウイルス感染症(COVID-19)の発症を予測できる可能性も示唆されています。

HRVと細胞のエネルギー産生メカニズムの関係は、複雑かつ多岐にわたり、まだ完全には解明されていません。しかし、現時点でわかっていることを簡単に説明すると、細胞は、バッドエナジーを生み出すようなダメージ(慢性的な食べ過ぎや睡眠不足、回復する暇もないほどの慢性的な精神的・肉体的ストレス、有害物質など)に毎日さらされていると、やがて悲鳴を上げ始め、自律神経のうち、交感神経と呼ばれる「ストレス」部門を活性化させます。こうしたダメージは、体に危険が迫っているというメッセージとなり、実際には危険が迫っていなかったとしても、体は「闘う」ための準備を始めます。バッドエナジーが蓄積し、インスリン抵抗性が生じると、血管を拡張させて血流を調整する一酸化窒素の働きが弱まります。その結果、血管が硬くなり、HRVは低下するという悪循環に陥ります。さらに、一酸化窒素は、副交感神経(リラックス状態を司る神経)のうち、特に迷走神経(リラックス状態を調整する神経)を刺激する働きがあります。本来、自律神経は、交感神経と副交感神経がバランスを保ちながら、状況に応じて、体を活動モードにしたり、リラックスモードにしたりするのが理想です。HRVの値が低い場合は、アクセルを踏み込み過ぎた状態が続いており、特に血管が緊張し、リラックスできていない状態だと言えます。

HRVは、ウェアラブル端末を使うことで測定することができ、継続的に測定することで、その推移を確認することができます。HRVは個人差が大きく、万人にとって最適な数値というものは存在しません。そのため、周りの人と比べて極端に数値が低かったり、高かったりしても、それほど気にする必要はありません。**重要なのは、自分の基準値と比較して、どのような生活を送るとHRVの値が上がるか、または下がるかを把握することです。**HRVを意識しながら生活習慣を改善することで、HRVの値を向上させることができるはずです。HRVや運動量、睡眠などを測定できるウェアラブル端末を開発・販売しているフープ社の調査によると、HRVの値を向上させるためには、次のような方法が効果的です。

・激しい運動をした後は、十分に体を休ませる。
・こまめな水分補給を心がける。
・アルコールを控える。一晩お酒を飲んだだけでも、その後最大5日間はHRVの値が低下すると言われている。
・十分な睡眠をとり、規則正しい睡眠リズムを心がける。
・決まった時間に食事を摂る。
・健康的な食事を心がける。
・就寝の3～4時間前からは、食事を控える。
・冷水浴をする。短時間、(冷水シャワーやアイスバスなどで)体を冷やすと、副交感神経が活性化される。

・感謝の日記をつける。ＨＲＶ値に良い影響を与えられることがわかっている。感謝の気持ちをもつことは、体をリラックスさせるシグナルとなる。

安静時心拍数

安静時心拍数は、安静時に心臓が1分間に鼓動する回数です。全体的な健康状態と運動を評価するための重要な指標とされています。**安静時心拍数が低いということは、心臓が効率的に血液を送り出しており、ストレスが少ないことを示しています。**研究によると、安静時心拍数が低いと、全体的な寿命と代謝の健康が改善される可能性があります。安静時心拍数が高いということは、心臓病、２型糖尿病、および全死因死亡率のリスク増加に関連しています。また、研究によると、安静時心拍数は、定期的な運動によって低下させることができます。安静時心拍数が80ｂｐｍ（ハーバード大学、メイヨー・クリニック、米国心臓協会による「正常」範囲、60～１００ｂｐｍの中央値）を超える人は、心拍数が60ｂｐｍ未満の人よりも、２型糖尿病のリスクが２・91倍高くなります。また、１００万人以上を対象に行われたメタ解析では、安静時心拍数が45ｂｐｍを超えると、全死因死亡率と心血管疾患による死亡率が、心拍数の上昇にほぼ比例して増加することが明らかになっています。

医師による診察に代わるもの

私たちは今、体の状態をありのままに「観察できる」時代、すなわち「バイオ・オブザーバビリティ」の時代を迎えようとしています。血液検査がより身近になり、リアルタイムで取得したデータをＡＩで分析することで、個人に最適化された健康状態の分析や、日々の生活習慣を改善するアドバイスなどが受けられるようになっています。こうしたことは、15分程度の診察では到底できません。これからは、バイオマーカーの分析に、テクノロジーを積極的に活用していくべきでしょう。

ここまで、グッドエナジーを測定する方法について見てきましたが、次は、どのようにグッドエナジーを高めるか、考え方や具体的な方法について見ていきましょう。

まとめ　目標値について

代謝に関する重要な血液検査の目標値を以下にまとめました〔ただし、各国の診断基準や検査機関によって、基準値は異なる〕。これらの数値は、あくまでも目安ですが、もし、検査結果がこの範囲から外れている場合は、体のどこかに不調が起こっているサインかもしれません。残りの第II部と第III部では、「グッドエナジー」を高め、これらの数値を改善するための具体的な方法について見ていきます。

- **中性脂肪値**　80mg／dL未満
- **HDLコレステロール値**　50～90mg／dL
- **空腹時血糖値**　70～85mg／dL
- **血圧**　収縮期血圧120㎜Hg未満、拡張期血圧80㎜Hg未満
- **ウエスト周囲径**
  - 南アジア、中国、日本、中南米の人では、女性80㎝未満、男性90㎝未満
  - 欧米、サハラ以南のアフリカ、中東および東地中海地域の人では、女性80㎝未満、男性94㎝未満
- **中性脂肪値／HDL値比**　1・5未満。3を超えると、代謝機能に異常が起きている可能性がある。
- **空腹時インスリン値**　2～5mIU／L。10mIU／Lを超えると注意が必要で、15mIU／Lを超えると非常に高値
- **HOMA-IR**　2・0未満
- **高感度CRP（hsCRP）**　0・3mg／L未満
- **ヘモグロビンA1c（HbA1c）**　5・0～5・4％
- **尿酸値**　男性5mg／dL未満、女性2～4mg／dL未満
- **肝機能値（AST、ALT、GGT）**　ASTとALTは、17U／L以下が目安。GGTは、男性25U／L未満、女性14～20U／Lでリスクが最も低い。情報源により、多少異なるが、理想的な目標値として参考にしてほしい。

・**ビタミンD**　40〜60ng／mL

・**リアルタイムで記録しておきたいデータ**

■血糖値（持続血糖値測定器）

■食事内容（食事日記アプリなど）

■睡眠（時間、質、睡眠リズム）

■活動量（歩数、1日・1週間あたりの心拍数が上昇した状態での運動時間）

■安静時心拍数、心拍変動

本章の引用文献については、caseymeans.com/goodenergy 参照。

第5章

「グッドエナジー」食の6つの原則

「責任者を出せ！」。研修医4年目のとき、ある患者にそう食ってかかられたことがあります。手術後、すでに数週間が経過しているにもかかわらず、私がオピオイド系鎮痛剤の処方箋の再発行を拒否したことに、患者が激怒したのです。彼は、患者満足度調査が医師の評価に直結し、その評価が医師の報酬にも影響を与えるという米国のシステムを熟知していたのでしょう。しかし、患者満足度と患者にとって本当に必要な治療が必ずしも一致しないことは言うまでもありません。また、患者から、何度もクリニックに電話をかけられ、オピオイドの処方箋を書かなければ、悪い評価をネットに書き込むと脅されたことさえありました。

「どうしてここまで薬に依存し、こんな風に周りのものが見えなくなってしまうんだろう？」。以前の私は、そう思っていました。しかし、オピオイド中毒のほとんどは、医師が処方した薬がきっかけで起こること、そして、中毒患者が違法な薬物に手を出して、何が含まれているかもわからないような危険な薬物を摂取し、過剰摂取で亡くなるケースが多いことを私は医師になってから知りました。２０２２

年だけでも、米国では8万人以上の人がオピオイドの過剰摂取で亡くなっており、その多くは、医師から処方された薬がきっかけでオピオイドを服用するようになった人たちです。

しかし、オピオイド中毒よりもさらに深刻で、しかも人知れず蔓延している中毒があります。**それは、生まれたときから、あらゆる人に押し付けられ、年間100万人以上もの死者を出している、「超加工食品」による中毒です。**

NIHは、中毒を「有害な結果をもたらすにもかかわらず、薬物の探索と使用を強迫的に続けることが特徴である、慢性的な再発性疾患」と定義しています。この定義は、まさに、現代の工業化された食品に当てはまるでしょう。10代の若者の30%が糖尿病予備群、成人の80%近くが過体重または肥満であるという現状は、もはや異常事態です。進化の過程で人間に組み込まれてきたはずの「生存本能」を、私たち人類は体系的に否定した結果、集団で「食」の中毒に陥り、自ら死へと向かっているのです。

この問題に対する解決策は、至ってシンプルです。つまり、未加工のホールフード（自然食品）を積極的に摂り、超加工食品をできるだけ控えること、です。しかし、実際には、「体に良い食事とは何か？」という議論が絶えず繰り返され、多くの人が混乱しているのが現状です。実際、約59%もの人が、栄養に関する情報が錯綜しすぎていて、何を信じたら良いのかわからないと感じているというデータさえあります。

オーガニック、プラントベース、ナチュラル、非遺伝子組み換え、フェアトレード、サスティナブル、クルエルティフリー〔動物実験を行っていない製品〕、ホルモンフリー〔肥育ホルモン剤、成長促進抗生物質未使用の製品〕、リジェネラティブ〔再生農業により生産された製品〕、グルテンフリー、フリーレンジ（放し飼い）、パスチャーレイズド（放牧飼育）、コンベンショナル（従来型）など、食品を選ぶ際、私たちはこのような無数の言葉に直面し、振り回されています。

私たちは、食事哲学の罠に陥るのをやめ、食品を個々の構成要素に分解し、それらが細胞に良いか悪いかを分析することから始める必要があります。**食品は、「分子の構成要素」のセットにすぎず、それらの構成要素が細胞のニーズを満たしているかどうかが、健康を大きく左右します。**オピオイドやアルコールに依存している人を見ると、問題の原因を特定するのは簡単です。しかし、食品に関しては、細胞を助ける成分と害を与える成分を区別するのは難しいでしょう。これは、食品を「分子の構成要素」という枠組みで考えていないためです。極端でシンプルな例を見てみましょう。

- 水1杯は体に良く、水分補給に役立つ。
- ヒ素の入った水1杯は体に悪く、あなたを殺す。

ヒ素入りの水の例では、「体に良いもの（水）」と「体に悪いもの（ヒ素）」が、はっきりと区別できます。しかし、食品となると、なかなかそう簡単に区別することができません。例えば、「ハンバーガー」を考えてみましょう。見た目は同じ「ハンバーガー」でも、実は、以下のように、さまざまなバリエーションがあります。

- 集約的畜産（ＣＡＦＯ）で飼育され、すべて穀物飼料で飼育された牛の牛肉
- 屋外で飼育され、牧草地を自由に歩き回り、無農薬の牧草だけを食べて育った牛の牛肉
- ビヨンドバーガーやインポッシブルバーガー〔いずれもエンドウ豆由来の代替肉を使用したハンバーガー〕

などの代替肉

これら3種類のハンバーガーの分子の構成は大きく異なります。牛は数千年にもわたって牧草を食べて進化してきましたが、牧草は体に抗炎症作用のあるオメガ3脂肪酸を供給します。穀物飼育の牛肉は、オメガ3脂肪酸が牧草飼育の牛肉の5分の1しか含まれておらず、炎症を引き起こすオメガ6脂肪酸がかなり多く含まれています。微量栄養素の含有量に関しては、牧草飼育の牛肉は、一般的にビタミンA、ビタミンE、およびベータカロチンが豊富でこれらはすべて代謝機能と免疫機能を維持するために重要です。

ビヨンドバーガーの2つの主な成分は、エンドウ豆タンパク質とキャノーラ油です。キャノーラ油はオメガ6脂肪酸が多く、牧草飼育の牛肉よりも炎症を起こしやすくなっています。その他の成分には、天然香料（天然香料は高度に加工され、化学添加物が含まれている可能性がある）とメチルセルロースが含まれています。下剤にも使われることが多いメチルセルロースは、木材を酸性溶液中で加熱してセルロースを抽出して製造されています。明らかに、これら3種類のハンバーガーは、細胞に全く異なる分子情報を提供します。

「食」の力を最大限に活用するためには、食品のラベルに書かれた情報だけに目を奪われるのではなく、食品を構成する個々の成分が、細胞レベルでどのように作用し、私たちの体にどのような影響を与えるのかを知ることが重要です。例えば、ブロッコリーを単なる緑黄色野菜として認識するのではなく、「ブロッコリーは、酸化ストレスや慢性炎症、ミトコンドリアの機能不全を抑え、細胞レベルで健康を維持してくれる、さまざまな栄養素の宝庫である」と認識することで、食品に対する意識は大きく変わるはずです。ブロッコリーに豊富に含まれる食物繊維は、腸内細菌のエサとなり、腸内環境を整えることで、腸の炎症やリーキーガット症候群を予防し、短鎖脂肪酸など、ミトコンドリアを活性化する物質の産生を助けます。また、ビタミンCはミトコンドリアを酸化ストレスから守り、ビタミンKはミトコンドリアの電子伝達を担うことで、ミトコンドリアの機能低下を防ぎます。さらに、葉酸はミトコンドリア内でATPを産生するタンパク質の働きを助ける補酵素として機能します。ブロッコリーには、その他にも、細胞の酸化を防ぐ抗酸化物質が、豊富に含まれています。これらの栄養素が相乗的に作用することで、グッドエナジーを生み出すためのスイッチがオンになるのです。これらの科学用語をすべて知る必要はありませんが、食品は、日々の機能と長期的な機能を決定する分子情報であると考えることが重要です（詳細は第6章参照）。

希望が持てるのは、私たちが日々行っている「食」に関する何百もの選択が、遺伝子や体の状態を、良い方向に変えられるということです。

他の医師と同様に、以前の私は、「果物や野菜をもっと食べましょう」などの漠然とした食事指導を行い、薬の処方箋を書くことで診療を終えていました。それは研修医の間に「栄養学は根拠がない、曖昧な話題である」と教えられていたからです。特定の疾患に対する治療ガイドラインに、具体的な栄養に関する推奨事項が記載されていることはめったにありません。たとえば、片頭痛、副鼻腔炎、COVID-19、および前立腺がんの治療に関する数百ページにわたるガイドライン全体を見ても、特定の食事パターンを採用することに関する言及は一切ありません。これらの状態に対する食事療法の利点を示す何百もの科学論文があるにもかかわらずです。薬の処方や手術などの治療介入は「英雄的」であり、食事療法は「どこか曖昧で、頼りない」ものだとみなされているのです。しかし、自然食品には、5000種類以上のフィトケミカル〔植物由来の化学物質〕という私たちの健康に影響を与える小さな分子が含まれています。そして、その各々が薬としての定義を満たしているのです。

私たちは毎日、自分の体に大量の分子情報を送り込んでおり、それが私たちの健康に影響を与えています。思考や感情も、すべては「食」から生まれています。私たちは、母親の胎内で食品から3Dプリントされたようなものであり、生まれてからも、食べ物が次の私たちを形作っているのです。体、神経伝達物質、ホルモン、神経、ミトコンドリアなど、私たちを構成するすべての要素は、私たち自身や、母親が口にしたものから作られています。何もないところから、生命が生まれるわけではありません。「食」こそが、生命の源なのです。

医師も患者も、「遺伝子が私たちの運命を決めている」という話をよく聞きますが、遺伝子がほとんどの健康状態を決定しているというのは真実ではありません。「何を食べるのか」「どんな風に生きるのか」によって、遺伝子の働きや細胞の活動は変化し、それが私たちの健康状態を左右するのです。食品に含まれる化学物質は、体内に取り込まれると、細胞に情報を伝える「シグナル分子」としての役割を果たします。それらは、遺伝子の働きを調整したり、DNAの構造を変えたり、細胞がグッドエナジーを作り出すかどうかを制御したりなど、細胞内の重要なシグナル伝達を活性化させる力をもっているのです。

毎日、何を口にするのかは、私たちの健康と幸福を左右する、最も重要な選択です。食品がいかに慢性疾患に対する強力な武器であるかを理解できるまでに、私も医師として働き始めてから長い年月がかかりました。

原則1 「食」は、細胞とマイクロバイオームの設計図

私たちの体は、食べたものからできています。食事とは、外界から摂取した物質を、私たちの体の一部に変え、吸収していくプロセスです。食べ物は毎日、腸内でさまざまな種類の「レンガ」のようなものに分解され、血液に吸収されます。そして吸収された「レンガ」は、私たちの体を常に作り変えながら維持していくために使われます。体に適切な「レンガ」を届けることができれば、正しい体の構造を作り上げることができ、健康につながります。以下に、食べ物が細胞の構成要素、機能的なメッセンジャー、

マイクロバイオームとその産物を形作るものとして、どのように作用するかの5つの例を示します。

細胞の構成要素としての食品——細胞膜に必要な脂質

細胞膜は細胞を取り囲み、コレステロール分子（膜を柔軟にする）とタンパク質（受容体、接着因子、チャネルとして機能する）がちりばめられた脂肪層でできています。現代の工業化された食事は、細胞膜の構造を根本的に変化させてきました。細胞膜は細胞の機能において、非常に重要な役割を果たしており、細胞内への情報伝達を開始するための、細胞受容体、チャネル、酵素、接着因子などが備わっています。健康な細胞膜は、細胞に入るすべての物質やシグナルの門番として働くため、健康のあらゆる側面において非常に重要です。オメガ3脂肪酸とオメガ6脂肪酸はどちらも生物学的機能の最適化に必要ですが、オメガ3脂肪酸は抗炎症作用があり、細胞膜の弾力性を高める一方、オメガ6脂肪酸は炎症を促進するため、バランスをとることが重要です。工業的に作られた超加工食品（加工された植物油や種子油由来の高濃度のオメガ6脂肪酸を多く含む）の出現により、オメガ3脂肪酸に対するオメガ6脂肪酸の食事摂取量は急増し、細胞膜の構造と機能は急激に変化しました。**オメガ3脂肪酸とオメガ6脂肪酸の食事摂取量を調整すると、細胞膜は急速に入れ替わるため、わずか3日で膜の比率を変えることができます。**

食べ物は、体の奥深くにある遺伝子経路を直接活性化したり阻害したりすることができる、外界からのメッセージです。食べ物は、単に体を作るレンガではなく、遺伝子がどのように発現されるかなど、細胞や体全体の重要な機能を指示するシグナル分子でもあります。ホルモン受容体に対してホルモンのように作用することができ、酸化ストレスを直接的に作り出すことも軽減することもできます。化学反応の補因子として機能することで、タンパク質酵素の機能を変えることもできます。これは、ＡＴＰの産生や他の仕事をする細胞内の機械をオンにする鍵のようなものです。

ターメリック（ウコン、慢性炎症を直接最小限に抑える）などのスパイスやアブラナ科の野菜（酸化ストレスを直接最小限に抑える）を食べることは、食べ物が機能的にシグナルを伝えることができ、グッドエナジーを生み出すことを示す２つの例です。

機能的なメッセンジャーとしての食品――酸化ストレスの最小化

ブロッコリーや芽キャベツなどのアブラナ科の野菜に含まれるイソチオシアネートは、バッドエナジーのプロセスにおいて重要な役割を果たす、酸化ストレスに対抗する働きをします。通常、過剰な酸化ストレスが発生すると、細胞はＮｒｆ２と呼ばれるタンパク質を核内に送り込みます。Ｎｒｆ２はゲノムに結合し、抗酸化物質を作るための遺伝子の働きを活性化させることで、酸化ストレスに対抗します。普段、Ｎｒｆ２はＫｅａｐ-１と呼ばれるタンパク質と結合した状態で、不活性化されています。アブラナ科の野菜に含まれるイソチオシアネートは、このＫｅａｐ-１に結合することで、Ｎｒｆ２を解放する働きがあります。解放されたＮｒｆ２は核内へと移動し、抗酸化物質を作るための遺伝子の働きを活性化し、有害な酸化ストレスを最小限に抑えることで、グッドエナジーをサポートします。このように、食品由来のイソチオシアネートは、グッドエナジーに重要な役割を果たす遺伝子を活性化する機能を担っているのです。

機能的なメッセンジャーとしての食品――炎症を抑える

ターメリックの黄色色素であるクルクミンは、イソチオシアネートと似た働き方をしますが、抗酸化物質を作る遺伝子を活性化するのではなく、炎症を引き起こす遺伝子の働きを阻害します。

通常、細胞内にはNF-κBと呼ばれるタンパク質が存在します。NF-κBはDNAと相互作用することで、炎症のシグナル伝達に関わるさまざまな遺伝子の働きを活性化します。しかし、過剰な酸化ストレス、加工食品、睡眠不足、精神的ストレスなどによってNF-κBが過剰に活性化されると、体に悪影響を及ぼし、インスリン抵抗性を直接的に促進する慢性炎症を引き起こす可能性があります。

刺激を受けていない状態では、NF-κBはIkBタンパク質に結合して、不活性化されています（Keap-1がNrf2を不活性化するのと同様）。IkBタンパク質自体は、IkBキナーゼと呼ばれる別の種類のタンパク質によって、リン酸という分子でタグ付けされると、不活性化されます。つまり、IkBキナーゼが活性化すると、IkBは不活性化され、NF-κBは自由に核内へと移動して、炎症を引き起こすようになるのです。

クルクミンは、細胞内でIkBキナーゼの働きを抑えることで、IkBがNF-κBに結合した状態を維持させ、NF-κBを不活性化します。このようにして、クルクミンは細胞内での炎症誘発遺伝子の働きを抑制し、グッドエナジーをサポートします。

食品はマイクロバイオームの組成を決める

私たちのマイクロバイオームには、何兆個もの腸内細菌が存在しており、体内にある「第二の体」のようなものです。腸内細菌は、私たちの代謝の健康、気分、そして寿命にまで影響を与えます。ある意味、腸内細菌は私たちの魂のようなものだと言えるでしょう。目には見えませんが、私たちの体内に存在し、私たちの生活の質や、考え方、行動にまで影響を与えます。そして、私たちが死んだ後も、私たちの体を分解して生き続けるため、不滅とも言える存在です。私たちが食事をする大きな目的の1つは、腸内細菌にエサを与え、摂取した食べ物を、思考や体をコントロールするさまざまな化学物質に変換してもらうことにあります。腸内細菌をないがしろにしたり、間違った食べ物を与えたりすると、うつ病、肥満、自己免疫疾患、がん、睡眠障害など、信じられないほどの悪影響を及ぼします。反対に、腸内細菌を大切にすれば、私たちの人生は魔法のように楽になるのです。

食物繊維、プロバイオティクスが豊富な食品、ポリフェノールが豊富な植物性食品はすべて、腸内細菌を養い、その健康を支えます。これらの食品を摂取することで、腸内壁が強固になり（慢性炎症を抑える効果がある）、マイクロバイオームが短鎖脂肪酸のような代謝をサポートする化学物質を作り出すことができるようになります。マイクロバイオームは、食べ物を薬に変える魔法の変換装置のようなものだと考えてみてください。

食品は腸内細菌がミトコンドリアを活性化するウロリチンAを作るかを決める

私たちのマイクロバイオームに存在する特定の腸内細菌は、エラグ酸とエラジタンニン（ザクロ、一部のベリー類、特定のナッツ類に含まれる）という植物性の化合物をウロリチンと呼ばれる化合物に変換します。その中でも、ウロリチンAは一般的なものです。ウロリチンは腸内で吸収された後、血流に乗って全身を巡ります。そして、細胞に取り込まれると、さまざまなメカニズムを通してグッドエナジーを高める働きをします。これには、抗酸化物質として作用すること、損傷したあるいは余分なミトコンドリアの分解を促す「マイトファジー」と呼ばれる重要なプロセスを活性化することが含まれます。マイトファジーは、ミトコンドリアの品質管理を行うメカニズムです。

健康とグッドエナジーを生み出すためには、細胞を構造的・機能的に支え、マイクロバイオームをサポートする役割をもつ食品を賢く選択する必要があります。

そこで、次の原則2を見ていきましょう。

原則2　食事とは、細胞のニーズに合ったものを、口から摂り入れること

細胞が本来の機能を十分に発揮できる状態を作り出し、慢性的な症状を改善し、さまざまな検査値を

正常値に近づける食事。それが、あなたにとっての「正しい食事」です。

細胞の立場になって考えてみましょう。あなたの体の内側は、暖かく、湿っていて、暗い場所です。約37兆個もの細胞が、その暗闇の中で、ただひたすらに、「いつ、どんな働きをすれば良いのか？」という指令を待っています。細胞には、目も耳も鼻もありません。細胞膜の表面には、特定の物質とだけ結合できる、受容体やチャネルと呼ばれる小さな器官が無数に存在し、細胞はそれらを通して、必要な栄養素を受け取っています。

細胞が必要としている情報や材料が、きちんと細胞まで運ばれてくることで、私たちの細胞も体も健康な状態を保つことができます。

一方、必要な情報や材料が細胞まで届かなければ、細胞は混乱し、本来の働きを果たすことができなくなります。さらに、体に悪影響を与える物質が細胞に届くと、細胞はダメージを受け、正常に機能しなくなってしまいます。細胞は、質の悪い材料や足りない材料しかない状態でも、そこから何とかやりくりして、体を維持しようとします。しかし、それはまるで、質の悪いレンガや、数が足りないレンガを使って家を作ろうとするようなもので、そう簡単にはいきません。私たちが口にするものすべてが、細胞の運命を決定づけているのです。

食事は、まさに「細胞のニーズに合ったものを、いかに効率良く供給するか」という、命題をクリアするゲームのようなものだと言えるでしょう。細胞が必要としている栄養を過不足なく供給することができれば、私たちの体は健康な状態を保つことができます。しかし逆に、細胞が必要としている栄養が不足したり、体に悪影響を与える物質を取り込んでしまうと、体の不調や病気につながってしまうのです。

私たちは、一生涯で、なんと約70トンもの食物を口にしています。これは、私たちの体が常に生まれ変わっており、そのために膨大な量の材料を必要とするからです。例えば、皮膚の細胞は約6週間で、腸の粘膜に至っては、わずか1週間で、すべて新しい細胞に入れ替わります。そして、これらの新しい細胞を作るために必要な材料は、すべて「食」から得られているのです。しかし、現代社会においては、70トンもの食物を摂取したとしても、そのほとんどが、細胞の生まれ変わりや体の機能維持に、ほとんど役に立っていなかったり、場合によっては害になってしまうケースが多いのが実情です。多くの人が、体の不調を抱えたり、病気になってしまったりするのも当然の結果と言えるでしょう。現代人が体に必要な栄養を十分に摂取できていない理由は主に3つあります。

第一に、農業が工業化されたことです。単一栽培、機械耕うん、農薬の使用、集約的畜産といった、現代では当たり前のように行われている方法の数々は、土壌を疲弊させ、栄養価の低い作物を作り出す原因となっています。実際に、現代の野菜や果物は、70年前に比べて、ミネラル、ビタミン、タンパク質といった栄養素が、最大で40%も減少していると言われています。

第二に、食品の長距離輸送によって、栄養価が損なわれてしまうことです。米国では、農作物が農場から食卓に届くまでに、平均で約2400㎞もの距離を移動しています。輸送される過程で、ビタミンやミネラルなどの栄養素は、どんどん失われていきます。例えば、ビタミンCは、ミトコンドリアでATPを産生したり、細胞の酸化を防いだりするなど、重要な役割を担っていますが、輸送中に最大で77%も減少してしまうという報告もあります。「地産地消」や直売所での購入を取るに足らないことだと思う人もいるかもしれません。しかし、あなたの体を作り、機能させるために必要な、栄養という分子情報を食品から最大限に取り入れるためには、重要な取り組みなのです。

そして第三に、現代人の超加工食品から摂取するカロリーの割合が高すぎることです。米国では、成人が摂取するカロリーの60%以上が、超加工食品由来だと言われています。70トンもの食物を摂取したとしても、細胞が必要とする栄養を満たせるのは、ごくわずかしかないというのが現状なのです。

飽食の時代を迎え、現代人が自ら墓穴を掘っているのも無理はありません。栄養価の低い工業製品のような食品ばかりを食べているため、私たちの体と腸内細菌は、細胞が本当に必要としている栄養素をより多く摂取しようと食欲を増進させることで、何とかそれを補おうとしているのです。

ですから、普段の食事は、できるだけ質の高い、未加工の自然食品であるホールフードを、中心に摂ることが大切です。加工食品は、精製や加工の過程で、本来含まれていたはずの栄養素が失われてしまうため、細胞が必要とする栄養素を摂取できる可能性が下がります。反対に、自然に近い状態でホールフードを食べるようにすれば、細胞が必要としている栄養素を、効率良く摂取することができます。土壌を汚染から守り、健全な状態で作物を育てれば、栄養価の高い食品が育ちます。そうした食品を口にすることで、私たちの細胞は、本来の機能を発揮するために必要な栄養素を十分に吸収することができるのです。同時に、細胞にダメージを与える有害物質の摂取量も減らすことができます。細胞のニーズが満たされれば、空腹感は自然と収まっていくでしょう。

興味深いことに、細胞のニーズに合わせて食べるという「マッチングの問題」は、決して単純なものではありません。日によって、あるいはライフステージによっても、細胞のニーズは変化するからです。例えば、女性の場合、月経周期の後半（排卵後の黄体期）は、プロゲステロンというホルモンの分泌量が多くなるため、インスリン抵抗性が高まりやすくなります。プロゲステロンは、過酸化水素（活性酸素の一種）の生成を促進することで、ミトコンドリアに酸化ストレスを与える可能性があります。月経周期の後半は、抗酸化作用の高い食品を積極的に摂り、血糖値を乱高下させる原因となる高GI食品を控えるなど、食事の内容を工夫する必要があるのです。私自身、黄体期には、抗酸化物質が豊富なベリー類やアブラナ科の野菜、カルダモンやターメリックなどのスパイスを積極的に摂るように心がけ、葉物野菜、ナッツ、種子類、魚、卵、放牧飼育の肉など、低GI食品を中心とした食生活を送るようにしています。

細胞のニーズが変化するもう1つの例として、精神的なストレスを感じているときに、亜鉛やマグネシウムなどの微量栄養素が不足しやすくなるという現象が挙げられます。亜鉛とマグネシウムは、どちらも体内で300種類以上の酵素反応に関与しており、体の機能を維持する上で欠かせない栄養素です。ストレスを感じると、微量栄養素が不足してしまう原因としては、代謝が活発になること、ミネラルの排泄量が増えること、ストレスに対抗するために、抗酸化作用をもつミネラルが大量に消費されることなどが考えられます。精神的なストレスを感じやすい人は、意識的にこれらの微量栄養素を多く含む食品を摂るなど、食事の内容を工夫することで、細胞の機能不全やストレスが原因で起こる病気のリスクを減らすことができるでしょう。

食事は細胞とのコミュニケーションの機会です。細胞にどんな働きをして欲しいのか、どんな体を作りたいのか、メッセージを送りましょう。それが、次の原則につながります。

原則3　食品は細胞へのメッセージ

あなたの意識と自由意志を、軍隊の司令官だと考えてみてください。細胞は、あなたの命を守る兵士であり、食品は司令官が兵士たちに送るメッセージです。司令官が生き残り、兵士たちが任務を遂行できるかどうかは、司令官が送るメッセージの内容と、その正確さにかかっています。生き残るためには、明快かつ正確なメッセージを送らなければなりません。

理想的な状態では、食品は細胞に対して、体が健康に機能するために必要な情報を的確に伝達します。食品の種類や食べ方によって、細胞に伝えられるメッセージは異なります。例えば、

・**オメガ3脂肪酸**（鮭、イワシ、チアシード、クルミなどに含まれる）

免疫細胞へ「もう安心だ。警戒を解いて良いぞ。」

・**アブラナ科の野菜**（カリフラワー、キャベツ、芽キャベツ、ケールなどに含まれる）

DNAへ「今は大変な時期だ。もっと防御力を高めなければならない。」

・**ロイシン**（牛肉、豚肉、ヨーグルト、レンズ豆、アーモンドなどに含まれる必須アミノ酸）

筋肉へ「さあ、体を鍛える時が来たぞ！　準備はいいか！」

・**マグネシウム**（カボチャの種、チアシード、豆類、葉物野菜、アボカドなどに含まれる）

神経細胞へ「リラックス、リラックス。」

・**食物繊維**

腸内細菌へ「大好きだよ！」

・**間欠的な断食**

体全体へ「そろそろ大掃除をする必要があるぞ。」

・**合成除草剤や農薬**

腸内細菌へ「お前たちはもう用済みだ。死ね！」

体と対話する食事――空腹感をコントロールするチラコイド

高校の生物の授業で、植物は葉緑体という器官を使って、太陽の光からエネルギーを作り出していると習ったのを覚えているでしょうか？　葉緑体の中には、チラコイドと呼ばれる緑色の円盤状の構造があり、光合成が行われています。そして、未加工の緑色の野菜を食べると、このチラコイドも一緒に摂取することができます。チラコイドが腸に届くと、膵臓から分泌されるリパーゼという脂肪分解酵素の働きを阻害します。チラコイドによってリパーゼの働きが阻害されると、脂肪の分解が遅くなり、満腹感が持続します。また、チラコイドは、コレシストキニン（ＣＣＫ）とＧＬＰ-１（グルカゴン様ペプチド１）という２つのホルモンの分泌を促進することで、空腹感を抑える効果もあります。食事にチラコイドが多く含まれていると、これらの満腹感をもたらすホルモンの分泌量が大幅に増加します。チラコイドを摂取すると、甘いものを食べたいという欲求が、大幅に減少するという報告もあります。チラコイドは、「もう十分に食べたよ」というメッセージを体に伝える役割を果たしているのです。チラコイドは、生のほうれん草、ケール、パセリ、ルッコラ、ブロッコリー、スピルリナなどに多く含まれています。

私は、毎朝、オーガニック食材を10種類以上使ったスムージーを飲んでいます。スムージーを作るときは、「今日、体と対話したいことは何か？」を考えながら、食材を選びます。免疫力を高めたいのか、体力をつけたいのか、空腹を感じずに過ごしたいのか、それとも、ストレスに負けない体になりたいのか、といった具合です。

人間関係と同様に、体と細胞の関係も、コミュニケーションがうまくいかなければ、誤解が生じたり、問題が起こったりするのです。

原則4　極度の食品渇望は、混乱したメッセージを細胞に送っているサイン

渇望、つまり特定の食品に対する快楽的な欲求がなぜ起こるかは複雑で、多数のホルモン、いくつかの脳領域、マイクロバイオームが関与しています。しかし、基本的な考え方は、渇望はあなたの食事が細胞を混乱させているというサインだということです。食品の選択を通して体と明確にコミュニケーションをとることで、渇望を克服することができます。

多くの患者や人々は、私が食事を変えることについて説明しても、食べ物への欲求を抑えられないと当然のように答えます。

「難しすぎる！」

「これを食べるのは、やめられない！」

「○○（中毒性の高い食品）を諦めるよりも、寿命を5年縮めたほうがいい！」

悲しいことに、私はこの最後の言葉を何十回も聞いてきました。

渇望を克服し、食品を選択する自由を得る重要なポイントは次の通りです。体が特定の食品を望むようにあなたを後押ししている場合、それはあなたの細胞や腸内細菌の生物学的ニーズが満たされていないというサインであり、空腹ホルモンの分泌などにより、あの手この手で、私たちに食べ物を探させ、

何とかして必要な栄養素を摂取しようとします。私たちは、まるで、細胞や腸内細菌に操られているロボットのようなものです。

現代人が「バッドエナジー」の状態に陥っているのは、私たちが口にする食べ物が、細胞のニーズを満たすのではなく、中毒症状を引き起こすようなメカニズムに作用しているからです。第1章で、「慢性的な過剰栄養」、別名「過食」はミトコンドリアに負担をかけ、細胞内の脂肪の蓄積とインスリン抵抗性を引き起こしている主な原因であることを学びました。私たちが慢性的な過食を避けるために、自らを強制することは難しいでしょう。私たちの食に対する衝動は強く、腸内細菌の「もっと食べろ！」というメッセージも強力です。慢性的な過剰栄養に対する対抗策は、本物の食品である、未加工の食品を食べることです。未加工の食品の摂取は、体の非常に精緻な調節メカニズムをコントロールして、必要な量以上食べるのを止めることができます。また、未加工の食品を食べると、より多くの喜びを体験し、他のものを欲しがらなくなります。私は子供の頃と外科研修期のほとんどを渇望に支配されて過ごしました。特にハーシー社のキスチョコレートやリーシーズ社のピーナッツバターカップなどの、甘いお菓子を持ち歩かないと外出できませんでした。未加工の食品を食べるようになって、かつてはこれなしでは生きられないと思っていた食品に対する渇望がなくなりました。

細胞を混乱させる最悪の食品の例について考えるとき、私は果糖について考えます。異性化糖（果糖ブドウ糖液糖、高果糖コーンシロップ）は1970年代に登場し、人間と砂糖の関係を完全に変えました。添加果糖の摂取量は1日あたり6g（果物から）から33gに、5倍も増加したのです。果糖が大量に体内に取り込まれると、細胞内のＡＴＰが枯渇し、利用可能な細胞エネルギーが少なくなります。また、代謝の副産物として尿酸が生成され、ミトコンドリアの酸化ストレスとミトコンドリア機能不全を引き起こします。細胞にとって、この急激なＡＴＰの枯渇と細胞エネルギーの低下は、飢餓のメッセージであり、細胞内のＡＴＰを増加させることを期待して、より多くの砂糖を欲する激しい渇望と食物探索行動を引き起こします。同時に、尿酸によって誘発されるミトコンドリア機能不全は、今は飢餓状態であると認識して、糖を脂肪として蓄積させます。果糖は、細胞（そして体）に次のように伝えます。「あなたは今飢えている。冬に備えるために、できるだけたくさん食べて体に脂肪を蓄えなさい！」。

多くの動物は、冬の食料不足に備えて、できるだけ多くの脂肪を蓄えようとします。彼らは、果糖が豊富な熟した果物をたらふく食べます。秋に果糖の消費量が短期間で急増すると、採餌（食物探索）行動が促進され、暴力や攻撃性さえも増加します。動物にとって、この果物をたらふく食べる時期は生死に関わる状況であり、果糖の流入はこのサバイバル・スイッチをオンにし、代謝と行動を変化させます。サバイバル・スイッチの概念は、『肥満の科学――ヒトはなぜ太るのか』（ＮＨＫ出版）の著者であるリチャード・ジョンソン博士が提唱したものです。今では、果糖ブドウ糖液糖が24時間年中無休で入手できるようになったため、このサバイバル・スイッチは、私たちを決して来ない冬眠に備える攻撃的な食物探索中毒者に変えるものになっています。

食品会社はまた、食品をより中毒性のあるものにするために、血糖値スパイクの科学を利用しています。研究によると、激しい渇望は、第4章で学んだ血糖値の急上昇とそれに続く低下（反応性低血糖）の後に発生します。精製された炭水化物や添加糖を含む食品を食べ、過剰の糖を摂取すると、血中からこれらの糖を取り除くために、インスリンを大量に放出します。このインスリン急増の結果として、血糖値が急激に低下し、しばしば食前よりも低くなります。このような反応性低血糖が起こったとき、高炭水化物のおやつが欲しくなることがあります。反応性低血糖は、食後2～3時間の空腹感の増大、その次の食事量および翌日のカロリー摂取量の増加を起こします。血糖値を急上昇させる（そして低下させる）食品の選択は、体をパニックに陥らせ、食物を求める行動をとらせます。このサイクルは、単純な血糖値安定化戦略（次章で説明）によって、血糖値の急上昇を避けることで防ぐことができます。興味深いことに、自分や子供が「低血糖」に苦しんでいると信じている多くの人は、ＣＧＭを装着すると、実際の問題は血糖値が高すぎることであり、その後、反応性低血糖が起こっていることに気づきます。したがって、解決策は、血糖値を安定させて大きなスパイクを避けるために、食事法を学び、代謝をより柔軟にすることです。

２０１９年に『Cell Metabolism』誌に掲載された、ケビン・ホール博士が率いるチームの空腹に関する興味深い研究があります。体重が安定した20人の参加者を丸１ヵ月間、ＮＩＨの施設に入院させました。彼らはそこで研究チームが届けた食べ物だけを食べることができ、外出は禁止されました。最初の２週間、参加者は超加工食品を制限せず食べました。この食事は、白パン、マフィン、クロワッサン、加糖ヨーグルト、マーガリン、市販のグレービーソース、マヨネーズ、ケチャップ、ダイエットレモネード、フライドポテト、チーズバーガー、チキンナゲット、ホットドッグなど一般的な米国の定番食品で構成されていました。

次の2週間で、参加者は、新鮮なスクランブルエッグとオムレツ、蒸し野菜とロースト野菜、米、ナッツ、果物、ベリーと生のアーモンド入りオートミール、チキン入りサラダ、リンゴ、自家製ドレッシング、サツマイモのハッシュドポテト、果物入り無糖ギリシャヨーグルト、エビ、鮭、鶏胸肉、ローストビーフ、スイートポテトなどの未加工の食品を制限せず食べました。

研究チームは、参加者が食べ残したものを、すべて計量し、各参加者がどのくらいの量の食品を摂取したのかを正確に把握しました。驚くべきことに、参加者は未加工の食品を制限なしに摂取した2週間で、1日に500カロリー〔kcal〕以上も摂取量が減少し、わずか2週間で約7000カロリーも減少しました。参加者は、未加工の食品摂取中に平均で0・9kg減量し、逆に超加工食品摂取中に0・9kg増加しました。そして、当然のことながら、満腹ホルモンは2つの期間で大きく異なり、未加工食品摂取期間では満腹ホルモン量が増加し、空腹ホルモン量が低下しました。そのため、同じ体内で、2つの異なる食品（未加工と超加工）は、非常に異なるメッセージを送ったということになります。一方は、体が実際に必要とするよりも多くの食品が必要であるというメッセージにより、体を混乱させ、もう一方は、完全に満足したというメッセージです。この研究によって、超加工食品は食欲を増進させ、食べ過ぎを招き、体重増加につながることが改めて証明されました。参加者を外部と隔離されたNIHの施設に閉じ込めて、ようやくこの事実を証明できたのです。

マーク・シャッツカーは、著書『The End of Craving（渇望の終焉）』（未邦訳）の中で、現代人が飽くなき食欲にさいなまれるのは、「可変報酬」と呼ばれる加工食品の特徴に原因があると指摘しています。体は、食品を見たり味わったりした時から、消化管にどんな栄養素が届くのかを予測することによって消化の準備をします。しかし、不自然な超加工食品の場合、どんな栄養素が含まれているのか、体は予測できません。体にとって、超加工食品は栄養のギャンブルです。味は同じでもコカ・コーラゼロと砂糖たっぷりのコカ・コーラでは、ギャンブルのように報酬が変わります。超加工食品は私たちの主要なモチベーション経路であるドーパミンを誘引することによって、快感と興奮をもたらします。その結果、私たちは、さらに報酬を求めて、行動を繰り返すようになるのです。**超加工食品は、体の栄養素予測システムを狂わせ、私たちを「もっと食べたい！」という欲求の虜にするのです。**反対に、未加工の食品を規則正しく食べていると、体は正常に機能し、食欲もコントロールすることができます。

食品業界は、食品をより中毒性のあるものにするために「渇望の科学」を利用しており、超加工食品の特定の組み合わせがどのように消費者を快楽の「至福点」に導き、より多くのものを欲しがらせるかを厳密に研究しています。食品が私たちの体を混乱させるための洗練された兵器であるという現実を、私たちはきちんと認識できていません。米国の食品業界には、２１００万人以上の雇用が創出されており、年々成長しています。そして、食品業界が成長し続けているということは、加工食品に対する渇望と中毒が増えていることを意味しているのです。

未加工のホールフードを食べることの最大のメリットは、人間や腸内細菌の細胞が必要とする、さまざまな種類の栄養素を、効率良く摂取できることです。その結果、細胞は満足し、食欲も自然と落ち着いていきます。

健康状態を改善するために、私が誰にでもできる最良のアドバイスは、「1～2ヵ月間だけ、未加工のホールフードを摂取し続ける方法を見つけましょう」ということです。この期間にきっとあなたの食の好みや食欲は大きく変わるはずです。

原則5　食事法の議論に惑わされず、未加工の食品を食べる

食事法に関する論争は、不毛です。

実際、優秀で、努力家で、高い教育を受けた人たちでさえ、食に対する考え方は、人それぞれです。低脂肪・高炭水化物の食事を推奨する人もいれば、高脂肪・低炭水化物の食事を推奨する人もいます。そして、どちらの食事法にも、肝臓の脂肪を減らし（肝臓の脂肪は、インスリン感受性を測る重要な指標）、体重を減らし、中性脂肪値を下げ、インスリン感受性を高め、炎症を抑えるという効果があることを示すデータが存在します。つまり、どちらの食事法も、効果があるのです。さらに、その中間には、地中海食もあります。地中海食は、さまざまな食材をバランスよく食べることを推奨する食事法であり、その効果を裏付ける研究論文も、数多く発表されています。これらの食事法がどれも健康に良い影響を与えるのは、未加工のホールフードを積極的に食べることで、細胞が必要としている栄養素を過不足な

く供給し、満腹中枢を刺激することで、食べ過ぎを防いでいるからです。

ビーガン（完全菜食主義者）の専門家は、地球環境を破壊するとして肉食を批判しています。反対に、ケトン食や動物性食品中心の食事を推奨する人たちは、ビーガンに対してネット上で激しい攻撃を繰り返しています。どちらの主張にも一理あるものの、相手を攻撃する必要はありません。実際、私の周りにもトップレベルで活躍しているアスリートがいますが、ビーガンの人もいれば、肉食の人もいます。そして、彼らは皆、インスリン値、血糖値、中性脂肪値、内臓脂肪、いずれも正常値の範囲内で、健康的な生活を送っています。

私は、ビーガンと肉食の両方の世界に足を踏み入れたことをとても感謝しています。私は、両方の食事法にメリットがあり、科学的根拠に基づいた上で、多くの人々の健康に貢献していると思っています。そして、どちらが良い悪いという議論をするつもりはありません。本当に大切なのは、精製や加工をされていない自然に近い状態の食品を自分に合った方法で食べることです。そうすることで、私たちは、心身ともに健康で、エネルギーに満ち溢れた毎日を送ることができるようになります。

では、なぜ、さまざまな種類のホールフードを食べることで、グッドエナジーを生み出すことができるのでしょうか？　慢性的な過剰栄養とミトコンドリア機能不全は、細胞を脂肪で満たし、バッドエナジーを発生させます。慢性的な過剰栄養がない場合、細胞は、糖であろうと脂肪であろうと、またはその両方であろうと、その時点で利用可能な栄養素を処理します。健康な土壌から得られる栄養価の高い未加工の食品を食べている場合、満腹メカニズムは正常に機能し（超加工食品を食べず、代謝性疾患にかからない他のすべての動物のように）、過剰に食べることはありません。したがって、あなたの体は必要なエネルギーを処理でき、細胞が脂肪で満たされず、インスリン抵抗性になることもありません。

特定の食事法のレッテルに捉われず、食品を細胞への情報（分子情報）として捉えるべきです。重要なのは食品にどのような分子情報が含まれているか、どれだけの量が吸収されて、その結果として細胞が「幸せ」であるかどうかを理解することです。

私たちの体は、驚くほど精巧にできており、たとえ食事の内容が異なっていても、さまざまなメカニズムを駆使して、同じような結果を得ることができるということも忘れてはなりません。つまり、環境に配慮した方法で生産された未加工の植物性食品中心の食事でも動物性食品中心の食事でも、細胞に必要な栄養素を摂取することは可能です。全く異なる食事から細胞にいくつかの重要な栄養素を届ける方法は次の通りです。

細胞が必要とする栄養素を、さまざまな食品から摂取する方法
――酪酸、ＥＰＡ／ＤＨＡ、ビタミンＣ

酪酸

酪酸は、体内の重要なシグナル伝達分子であり、ミトコンドリア機能の正の調節因子として機能します。酪酸が多いほど、うつ病や肥満などのミトコンドリア機能不全に関連する症状になりにくいという

研究結果が出ています。酪酸は、腸内で細菌が食物繊維を発酵させる時に生成される短鎖脂肪酸（SCFA）であり、その後、腸の内壁細胞に吸収されて血液に入ります。酪酸の生成は、食物繊維が豊富な食事が健康に非常に有益であると言われる主な理由です。ケトン食（糖質を制限し、脂質を多く摂取する食事法）は食物繊維が不足しているため、体に悪いという意見もありますが、必ずしもそうとは限りません。食物繊維の摂取量が少ないケトン食の場合でも、腸内細菌の力を借りずに、体内で酪酸を作り出すことができるからです。体に炭水化物が入ってこないと、肝臓はβ-ヒドロキシ酪酸と呼ばれる化学物質を作ります。これは、腸内細菌によって生成される酪酸と酸素原子1つの違いしかない、ほぼ同じ化学物質であり、別経路でグッドエナジーを細胞にもたらします。食物繊維が豊富な食事では、腸内の細菌から1日に約50gの酪酸を生成します。ケトン食でも、同量またはそれ以上のグッドエナジーを生み出すことができます。人類の歴史を振り返ってみると、タンザニアのハッザ族のように、狩猟採集生活によって、1日に100g以上の食物繊維を摂取していた民族もいれば、ケニアのマサイ族のように、乳製品や肉を主食とし、ほとんど食物繊維を摂取していなかった民族もいます。そして、どちらの民族も、異なる方法ではありますが、体内で十分な量の酪酸を作り出し、健康に生きていると考えられます。

EPA/DHA

人々がビーガン食を避ける理由の1つは、主に動物性食品に含まれる重要なオメガ3脂肪酸であるエイコサペンタエン酸（EPA）とドコサヘキサエン酸（DHA）が不足する可能性があるためです（ただし、これらは藻類にも含まれる)。

オメガ3脂肪酸は、ミトコンドリアの情報伝達をスムーズにしたり、慢性的な炎症を抑えたりするなど、代謝において重要な役割を果たします。植物に含まれる主要なオメガ3脂肪酸は、α-リノレン酸(ALA)であり、生物学的に重要なEPAとDHAになるためには、数段階の変換プロセスを経る必要があります。植物ベースの食事の主要な批判として、多くの人が、この変換経路を「非効率的」であると口にします。しかし、これらの判断を下す前に、私たちはもっと深く掘り下げて見る必要があります。

3つの酵素(Δ6デサチュラーゼ、エロンガーゼ、およびΔ5デサチュラーゼ)が働くことで、ALAからEPAとDHAが生成されます。そして、これらの酵素は、ビタミンB_2、B_3、B_5、B_6、B_7、ビタミンC、亜鉛、マグネシウムなど、いくつかの微量栄養素が適切に機能するために必要です。米国人の92%が、これらのうち少なくとも1つの重要な微量栄養素が不足しています。これはおそらく超加工食品の食事、土壌の劣化、腸の健康状態の悪化が原因です。そのため、これらの微量栄養素が不足している場合は、ALAをEPA/DHAに効率的に変換することはできません。さらに、オメガ6脂肪酸も、これらの酵素を使って代謝されます。オメガ6脂肪酸のリノレン酸は、いくつかの段階を経て、アラキドン酸(炎症性化学物質を生成する)に変換されます。現代の米国人は、加工食品や植物油に含まれるオメガ6脂肪酸をかつてないほど大量に摂取しており、その量は、過去の20倍にも達すると言われています。オメガ6脂肪酸を過剰に摂取すると、ALAからEPAやDHAへの変換に必要な酵素が、オメガ6脂肪酸の代謝に奪われてしまい、その結果、EPAとDHAが不足してしまうのです。

このように、異なる食事法であっても、それぞれにメリットがあり、きちんと考えながら実践すれば、健康を維持し、炎症を抑えることは可能です。だからこそ、未加工の植物性食品を中心とした食事を摂っている人も、動物性食品中心の食事を摂っている人も、健康で、炎症のない状態を保つことができているのです。

ビタミンC

ビタミンCは、細胞内の酸化ストレスを軽減するなど、多くの役割を果たす重要な微量栄養素です。ビーガンは、パプリカ、トマト、柑橘類など、さまざまなカラフルな植物からビタミンCを摂取します。肉食の人々は、内臓肉、特にレバー（ビタミンCの動物源の1つ）からビタミンCを摂取します。どちらでも問題ありません。

大切なのは、特定の食事法の教義に固執するのではなく、細胞の生物学という観点から、食品を捉え直すことです。健全な土壌で育った、未加工の食品を、積極的に食べるように心がけてください。そうすれば、あなたの健康状態は、劇的に改善されます。「食」は、健康を左右する、最も重要な要素であり、その効果は、驚くほどシンプルかつ強力です。

しかし、健康的な食事の原則を知っていることと、それを毎日実践することは別のことです。そこで、最後の原則である、「原則6」の出番です。

原則6　マインドフルイーティング
――「食」に、畏敬の念を抱く

21世紀の人間として、オーガニックで未加工の食事を続けることが簡単であれば、私たちは皆、常に清潔で健康的な食品を食べているでしょう。しかし、実際には、現代社会において、常に健康的な食生活を送るためには、意識的に努力を続ける必要があります。私自身、「食」が私たちの体とどれほど密接に関わっているかに日々驚き、畏敬の念を抱くことで、可能な限り健康的な食品を選択をするよう意識しています。「食」と体の奇跡的な相互作用に対する、感謝の気持ちを抱く際に、私が考えていることを以下にいくつか挙げてみます。

例えば、植物に含まれるエネルギーは、すべて太陽からやってきた光子のエネルギーが長い旅を経て、地球にたどり着き、植物の葉緑体によって吸収され、グルコースに変換されたものです。そして、その植物を動物が食べ、その動物を人間が食べているのです。つまり、太陽の光エネルギーは、私たちの体にも届けられているのです。植物の葉緑体は、人間のミトコンドリアとよく似ており、どちらも太陽光のエネルギーを最終的にグルコースに変え、私たちが生きていくために必要なＡＴＰに変換しています。そして、（願わくば母のような自然葬で）私が最終的に死んで地に還るとき、私の体は土壌で虫、菌類、バクテリアによって分解され、より大きな生態系に再び戻されます。私の体を構成している物質は、新しい植物の成長を助け、その植物は再び太陽のエネルギーをグルコースに変換するという無限のループに至るのです。

もう1つ、私が日頃から意識していることがあります。それは、植物からエネルギーを取り出し、私たちを動かすミトコンドリアは、すべて母親から受け継いだものであるということです。ミトコンドリアは、母親から子供へ、そして、その子供から、またその子供へと、まるで、マトリョーシカ人形のように、連綿と受け継がれてきました。精子のミトコンドリアは、基本的に卵子と受精すると溶けてしまいますが、私たちの母のミトコンドリアは存続し、私たちが必要とするすべてのエネルギーを作り出し続けます。

ミトコンドリアは、もともと別の生物の細胞内に共生していた細菌でした。そして、長い年月をかけて、宿主の細胞と融合し、より強力な生命体へと進化していったのです。静かな時間に、母のことを思い出すとき、私は何百万年もの間、途切れることなく受け継がれてきた母のミトコンドリアが、今も私の体の中で生き続けている姿を想像します。母、そして母方の祖先である、すべての女性たちが、私を通して、今も生き続けているのです。私は、食事の選択を通して、その贈り物を傷つけたくありません。現代生活は私たちのミトコンドリアへの攻撃であり、それは私たちの祖先と私たちの母親への攻撃であり、私たちの中にある女性的な生み出す力に対する攻撃であり、私たちに活力を与える生命力への攻撃です。それは、太陽、土壌、植物から腸内の細菌を経て、ミトコンドリアを通じて、私の意識を生み出すエネルギーとなり、確率的に見て、ほぼ奇跡である私の存在を支えています。これらすべてを尊重するために、私は食品を丁寧に選び、調理し、食べることにより、反撃しなければなりません。

私は、小さじ1杯の健康的な土壌に、地球上の人々よりも多くの生物が生息しているという事実を考えます。それらの小さなバクテリア、線虫、菌類はすべて、24時間体制で空気、水、日光、土壌、種子から、人間が生き残り、幸せになるために必要なすべてのものを錬金術のように作り出しています。私は、農薬や工業化された農業によって、土壌の生命力が犠牲になっていることについて考えています。私たちの生活、それを可能にする生物多様性は、土壌の生命力に依存しています。この生命力を取り戻すために戦っている再生農業の支持者の力強く、希望に満ちた活動についても考えます。

私は、腸についても考えます。1つの考え方では、腸は単なる組織の管です。しかし腸は、「私たち」と「宇宙」をつなぐ、インターフェース（接点）のようなものなのだと考えることもできます。すべての人間関係と同様に、境界線が不十分だと、有害な結果につながります。物理的であろうと心理的であろうと、腸の内壁よりも重要な境界線はありません。私は、セラピーを通して、人間関係における境界線の大切さを学びました。自分が、何を許容できて、何を許容できないのか？　自分の気持ちを、相手にきちんと伝えることで、健全な人間関係を築くことができるのです。腸の内壁は、あなたと宇宙のすべてのものとの間の境界線であり、外部から侵入してくる、さまざまな物質から体を守っています。腸の粘膜が弱くなると、本来、体内に入ってくるはずのない、有害物質が侵入し、慢性的な炎症を引き起こす原因となります。食物で腸の内壁を癒し、強化することは、この重要な境界線を引き、強化することであり、これにより腸の透過性亢進（リーキーガット）を減らすことは、物質レベルで宇宙から何を摂取するかを選択できるということです。私たちは、「食」を通して、自分にとって本当に必要なものだけを、選ぶことができるのです。

私は、暴力、精神疾患、発達上の問題、痛みなど、社会の多くの問題のことを考えます。それはすべて人間に起因しており、その人間は細胞の集合体であり、酸化ストレス、ミトコンドリアの機能不全、慢性炎症といった、細胞レベルの問題が、さまざまな社会問題を引き起こしていくという流れを想像します。食品によって、さまざまな社会問題と直接戦うことができるというのは、なんと奇跡的なことでしょう。健康な人間がいなければ、健全な社会を築くことはできません。健全な社会を築くためには、そこに住む人々が、心身ともに健康であることが不可欠であり、そのためには、細胞が健康でなければなりません。そして、細胞が健康であるためには、ミトコンドリアの機能不全、酸化ストレス、慢性炎症などを改善し、食品に含まれる有害物質から、細胞やホルモンを守らなければなりません。この対抗手段が、栄養価の高い未加工の食品、健全な土壌で育った生命力あふれる食品を食べることです。私たちの多くは加工食品に依存しています。これは、健康的な食事により、人生を最大限に楽しむことができるようになることを理解していないから、加工食品を食べないという選択ができないのです。

食べる前に一呼吸置き、これらのことについて考えてみましょう、食物に感謝の気持ちを示し、ゆっくりと食べることで、「食」の大切さを改めて実感することができます。食物の魔法に対して、畏敬の念と感謝の気持ちをもてば、健康的な選択をすることが非常に簡単であることに気づきます。それに気づけば、次にこういった質問がでてくるでしょう。「私たちは、何を食べるべきで、何を食べるべきではないのか？」。それが、次章のテーマです。

まとめ 「グッドエナジー」食の6つの原則

原則1 「食」は、細胞とマイクロバイオームの設計図
原則2 食事とは、細胞のニーズに合ったものを、口から摂り入れること
原則3 食品は、細胞へのメッセージ
原則4 極度の食物渇望は、混乱したメッセージを細胞に送っているサイン
原則5 食事法の議論に惑わされず、未加工の食品を食べる
原則6 マインドフルイーティング―「食」に、畏敬の念を抱く

本章の引用文献については、caseymeans.com/goodenergy 参照。

第6章 「グッドエナジー」食の設計

スタンフォード大学医学部では、栄養学の授業を1つも受講していませんでした。実際、食生活に起因する病気が人口を激減させているにもかかわらず、現在でも医学部の80％は、学生に栄養学の授業の受講を義務付けていません。

私は栄養学の研究を時折目にしましたが、主なメッセージは「栄養は複雑」であり、調査結果はしばしば矛盾しているということでした。たとえば、ある研究では赤身肉が心臓病を引き起こすことが示されていますが、他の研究では心臓病を予防することが示されています。ある研究では砂糖が肥満を引き起こすことが示されていますが、他の研究では砂糖が肥満を引き起こさないことが示されています。また、ある研究では低炭水化物食が最適であることが示されていますが、他の研究では低脂肪食が好ましいことが示されています。

医学部を去った後になって初めて、これらの研究の多くが食品会社によって資金提供されており、食品会社はＮＩＨよりも11倍多くの資金を栄養学の研究に費やしていることを知りました。当然のことながら、このお金は調査結果を歪めています。例えば、加糖飲料が健康に悪影響を与えることを示す研究論文のうち、82％が食品会社とは無関係の研究機関によるものでした。一方、食品会社から資金提供を受けている研究論文の93％が、加糖飲料は健康に悪影響を与えないとしています。食品会社が研究に資金を提供する場合、その研究が問題の食品について有利な結果を示す可能性が6倍も高くなるのです。

政策立案者は、この非常に妥協した研究結果を使用しています。それは、食品ガイドライン、学校給食、および食品助成金を決定します。２０２０年に公表された「米国民向け食事ガイドライン」を作成した米国農務省（ＵＳＤＡ）パネルの学者の約95％が、食品会社との利益相反を抱えていました。食品業界が研究に与える影響により、現在のガイドラインでは、子供の食事の10％が精製糖から摂取できるとされていますが、これは明らかに０％である必要があります。

２０２２年には、米国で最も権威のある栄養学研究（ＮＩＨ、タフツ大学フリードマン栄養科学政策大学院、そして、複数の加工食品会社が共同で資金提供）の1つにおいて、ラッキーチャーム（マシュマロ入りオーツ麦シリアルの商品名）は、ラム肉や牛ひき肉などのホールフードよりも、健康的であると報告しています。さらに、ゼネラルミルズ社、ケロッグ社、ポスト社といった大手食品メーカーが販売している70種類のシリアルが、卵よりも2倍も健康的であると評価されています。もし、この研究の目的が「子供向けマーケティングに影響を与えること」でなかったとしたら、笑い話で済んだかもしれません。

野生の動物が代謝異常に苦しむことはなく、75年前の人間もそうではありませんでした。動物は、「専門家」のアドバイスに惑わされることなく、本能的に、体に良いものを食べ、体に悪いものを避けることができます。PubMedによると、2020年から2022年の間に、4万5668報の査読付きの栄養学の論文が報告されました。私は、これらのすべての研究を、誰でも簡単に健康を改善できるシンプルなガイドラインに置き換えれば、米国はより健康で、より幸せで、より繁栄した場所になると信じています。つまり、以下の食品を食べるというガイドラインです。

- 有機栽培（できれば再生農業）、あるいは精製度の低い、もしくは未精製の果物、野菜、ナッツ類と種子類、豆類
- 放牧飼育で、有機飼料で育った、100％牧草飼育《グラスフェッド》の牛、豚、羊、山羊、鹿、バイソン、エルク（ヘラジカ）などの肉や内臓
- 放牧飼育で、有機飼料で育った、100％平飼いの鶏の肉と卵
- 放牧飼育で、有機飼料で育った、100％牧草飼育の牛から搾った、できればA2ミルク（A2型βカゼインのみを含む牛乳）の牛乳、チーズ、ヨーグルト、ケフィアなどの乳製品
- 天然で一本釣りされた、サバ、イワシ、カタクチイワシ、鮭などの小型魚（オメガ3脂肪酸を豊富に含む）
- 有機栽培で、未精製または精製度の低いハーブやスパイス

- 有機栽培の原料を使い、最小限に精製された酢、マスタード、ホットソースなどの調味料
- 有機栽培（できれば再生農業）で、最小限に精製された、ザワークラウト、キムチ、ヨーグルト、納豆、テンペ、豆腐、ケフィアなどの発酵食品
- 逆浸透膜浄水器や活性炭フィルターでろ過した水

水

水は私たちの血液の90%を占めており、きれいな水は私たちの健康にとって非常に重要です。残念ながら、米国人である私たちに必要なのは、水道水ではないことがますます明らかになってきています。環境ワーキンググループ（EWG）には、郵便番号に基づいて水の純度を検索できるデータベースがあります。私の住んでいる地域のデータを調べてみたところ、ヒ素の含有量が、安全基準の820倍にも達していることがわかりました。きれいな水を常に確保するために、高効率の活性炭フィルターの逆浸透フィルター（バーキーなど）に投資することをお勧めします。安価な浄水器（ブリタなど）も、通常、活性炭フィルターを使用していますが、塩素の味と臭いを減らすのには効果的でも、重金属、細菌、有害な化学物質などの他の汚染物質を除去するのにはそれほど効率的ではない可能性があります。

きれいな水で適切に水分補給することは、代謝の健康と肥満の予防に重要な要素です。コロラド大

学医学部教授であり、『肥満の科学――ヒトはなぜ太るのか』（NHK出版）という素晴らしい著作のあるリチャード・ジョンソン博士によると、「軽度の脱水症状でさえ、肥満の発症を刺激する」とのことです。興味深いことに、人間の体は、脂肪組織に水分を蓄えることで、水不足に備えています。脂肪組織に蓄えられた水分は、「代謝水」と呼ばれ、必要に応じて、体内に放出されます。ラクダについて考えてみてください。彼らは、こぶの中の脂肪細胞に代謝水を貯蔵（正確には脂肪を分解する際に代謝水が発生する）しているため、水が少ない砂漠地帯でも生き残ることができます。

脱水症状がどのように肥満につながるのかは、医学全体で最も興味深い話の1つです。脱水症状は、脳内でポリオール経路と呼ばれるプロセスを活性化し、体が果糖を生成するように刺激します。体が生成する果糖は2つのことを行います。1つは腎臓に水を保持するように指示するバソプレシンと呼ばれるホルモンを刺激します。もう1つはミトコンドリア機能を阻害することで、より多くの脂肪を生成して細胞を脂肪で満たします。これにより、その脂肪にさらに多くの「代謝水」を蓄えることができます。ジョンソン博士は、「肥満の人は、痩せている人よりも脱水症状になる可能性が10倍高くなる」と述べています。ドイツの研究では、1日あたりコップ1杯の水を飲むだけで、子供が過体重になるリスクが30％減少しました。

加工食品と超加工食品、特に次のものを含む食品を食べないようにしましょう。

・あらゆる種類の精製糖
・あらゆる種類の精製穀物
・あらゆる種類の工業的に精製された植物油または種子油

穀物について

「食べて良いものリスト」に、未精製の穀物が含まれていないことに、気づいたかもしれません。私は、どんな種類の穀物であっても、積極的に食べる必要はないと考えています。

穀物は、人類の歴史の中では比較的新しい食品であり、ビタミン、ミネラル、食物繊維などを含んではいますが、その量は他の食品に比べて、それほど多くありません。

例えば、調理済みのキヌア1カップ（米国の標準的な1カップは240㎖）には、食物繊維が5g、炭水化物が34g、タンパク質が8g、オメガ3脂肪酸が160㎎含まれています。一方、バジルシード大さじ2杯には、食物繊維が15g（キヌアの3倍）、炭水化物が0g（つまり、血糖値の上昇はほぼゼロ）、タンパク質が5g、オメガ3脂肪酸が2860㎎（キヌアの17倍）含まれています。

米国では、成人の93％が、代謝に何らかの問題を抱えていると言われています。こうした状況下においては、炭水化物が多く、体に良い成分が少ない穀物を、避けることが賢明でしょう。現代社会では、どんなに気を付けていても、腸内環境が悪化してしまうのは、避けられません。そして、穀物に含まれるタンパク質は、腸の粘膜に負担をかけ、「リーキーガット症候群」を引き起こす可能性があります。現代の穀物（大豆など）に含まれるタンパク質濃縮物の一部は、強い感受性があるかどうかに関係なく、リーキーガットの一因となる可能性があります。さらに、米国のほとんどの穀物は、有毒な殺虫剤で汚染されています。

従来型の農法、有機農法、再生農業――それぞれの違いとは？

従来型の農法で栽培された食品

米国で販売されている食品の94％が、従来型の農法で栽培されたものです。従来型の農法とは、有機農法ではない、一般的な農法のことです。従来型の農法では、大量の農薬が使われています。米国だけでも、年間4億5000万kg以上の農薬が使用されており、これらの農薬は、人体や腸内細菌に悪影響を与え、肥満、がん、発達障害などの原因となることがわかっています。世界保健機関（WHO）は、世界で最も広く使われている除草剤「ラウンドアップ」に含まれるグリホサートが、DNAを損傷し、発がん性も疑われると発表しています。従来型の農法では、単一栽培という方法が広く行われています。単一栽培とは、同じ土地で同じ作物を繰り返し栽培することです。この方法では、土壌の栄養が偏り、特定の栄養素が不足してしまいます。

単一栽培では、被覆作物（カバークロップ）を植えることが、ほとんどありません。被覆作物とは、収穫後、次の作物を植えるまでの間に土壌を保護し、土壌の栄養を回復させるために植える植物（クローバー、アルファルファなど）のことです。被覆作物を植えないと、土壌が太陽の光で熱せられ、乾燥し、やがて生命力のない土壌になってしまいます。

さらに、従来型の農法では、土壌を回復させるために、被覆作物や天然肥料（堆肥や牧草）を使うのではなく、化石燃料から作られた化学肥料を使うことが一般的です。化学肥料を製造するためには、大量の天然ガスや石炭が消費されます。研究によると、単一栽培を長年続けると、「連作障害」と呼ばれる土壌の性質の変化が起こり、土壌に生息する細菌の種類も減ってしまいます。また、従来型の農法では、大型機械を使って、土を深く耕す「機械耕うん」が、広く行われています。機械耕うんは、土壌を撹拌することで、通気性や排水性を良くする効果がありますが、土壌に生息する微生物の生態系を破壊してしまうという、デメリットもあります。土壌に生息する微生物は、作物の成長を助け、栄養価の高い生命力あふれる作物を育てるために、重要な役割を果たしています。従来型の農法で栽培された作物は、土壌に生息する微生物の数が少なくなり、栄養が不足します。また表土が流出しやすく、水質汚染や環境汚染の原因にもなっています。これが原因で、ミシシッピ川が流れ込むメキシコ湾には、ニュージャージー州と同じくらいの面積の「デッドゾーン」（死の海域、酸素不足で、生物がほとんど生息できない海域）が広がっています。

従来型畜産は集約的畜産（CAFO：concentrated animal feeding operations）と呼ばれ、家畜を狭い場所に閉じ込め、農薬を含む穀物飼料を与えて育てます。その結果、家畜の体内に大量のオメガ6脂肪酸が蓄積します。本来、家畜は広々とした場所で自由に動き回り、さまざまな種類の植物を食べて育つべき生き物です。しかし、衛生状態が悪く、身動きが取れない状態で飼育されることで、感染症にかかりやすくなってしまいます。米国では、抗生物質の70％が家畜に使用されています。さらに驚くべきことに、米国で栽培されている大豆の70％、トウモロコシの50％近くが、家畜の飼料として使われています。従来型の農法によって、土壌は疲弊し、その土壌で作られた飼料を食べた家畜は、オメガ6脂肪酸を過剰に摂取することで、健康を害します。そして、その家畜を食べた人間も、また、健康を害するのです。

私たち消費者は、従来型の農法で栽培された食品を避けるべきです。従来型の農法は、土壌、環境、水、農家の健康、地球全体の生物多様性、腸内環境、細胞の健康、すべてに悪影響を与えます。有機農法や再生農業で生産された食品を選ばないということは、環境破壊に加担し、化石燃料の消費を助長していることと同じです。

有機農法で栽培された食品

有機農法とは、化学肥料や農薬の使用を制限するなど、国が定めた厳しい基準をクリアした農法のことです。しかし、有機農法だからといって、必ずしも土壌の再生や生物多様性の保全に配慮しているとは限りません。それでも、有機農法は従来型の農法に比べて、土壌や作物への有害物質の使用量が少ないため、はるかに安全な農法と言えるでしょう。

有機農法で飼育された家畜の肉や乳製品は、化学肥料や農薬を使って栽培された飼料を食べていません。しかし、だからといって、家畜が自然な飼料を与えられているとは限りません。オメガ6脂肪酸が豊富な穀物飼料（トウモロコシや大豆など）だけを、与えられている可能性もあります。肉や乳製品を選ぶ際には、「有機」であることに加えて、「牧草飼育」や「放牧飼育」といった表示があるものを選ぶようにしましょう。「牧草飼育」や「放牧飼育」といった表示は、家畜が、農薬を使わずに栽培された牧草などを食べ、自由に動き回って育ったことを示しています。

再生農業で栽培された食品

再生農業とは、土壌の健康と生物多様性の保全を重視した農法です。輪作、無農薬・無化学肥料栽培、不耕起栽培、堆肥などを活用することで、土壌を豊かにし、環境負荷を低減します。再生農業は、土壌中の微生物の数を増やし、栄養豊富な土壌を作り、水質を改善し、水の流出を抑え、水の使用量を削減します。また、家畜を牧草地や果樹園で放牧することで、土壌を耕し、糞尿によって、土壌に栄養を還元します。再生農業は、水と空気をきれいにし、水の使用量を30％削減し（健康な土壌は、水を多く含むことができ、水の流出を防ぐ）、栄養価の高い作物を育て、植物の根の成長を促進することで、土壌への炭素の貯蔵量を増やします（植物は、大気中の二酸化炭素を吸収し、光合成によって、炭素を多く含む体を作る。そのため、根が大きく成長するほど、土壌に貯蔵される炭素の量も増える)。

再生農業を取り入れた牧場で飼育された家畜は、従来型の畜産で飼育された家畜に比べて、オメガ3脂肪酸の含有量が、はるかに多くなります。また、牛乳に含まれる抗酸化物質やフィトケミカルの量も6倍も多くなります(従来型の農法で飼育された牛の牛乳には、これらの栄養素は、ほとんど含まれない)。再生農業を取り入れた牧場で飼育された家畜は、自由に動き回り、好きなものを食べ、仲間と触れ合うことができるため、免疫力が高く、病気になりにくいという特徴があります。そのため、病気の予防のために、抗生物質を投与する必要もありません(ただし、急性疾患では、抗生物質を投与する場合もある)。

従来型の農法のほうが、再生農業よりもコストが安く、効率的であるため、世界の人口を養うためには、従来型の農法が必要であるという意見があります。しかし、これは目先の利益だけを追求した、近視眼的な考え方です。米国の従来型の農法は、助成金によってかろうじて成り立っている、脆弱なシステムです。マーク・ハイマン博士は、従来型の農法によって生産された食品の価格は一見安く見えるが、実際には、その4倍以上のコストを私たちが負担していると指摘しています。私たちの税金は、持続不可能な農業を続けるための助成金として使われています。また、私たちは健康を害するリスクや環境破壊のリスクを負いながら、食品を購入しています。従来型の農法によって利益を得ているのは、超加工食品を製造・販売している企業だけです。再生農業を世界規模で推進すれば、医療費を削減し、環境破壊を食い止め、世界のエネルギー消費量を減らし、化石燃料への依存から脱却することができます。さらに、農家は、農薬、殺虫剤、農薬抵抗性の種などのコストを削減することができます。ドキュメンタリー映画「Common Ground（共通の基盤）」（本邦未公開）の中で、ある農家は再生農業に転換したことで、1エーカー（約0・4ha）あたり、約400ドルのコスト削減に成功し、年間で200万ドルもの経費削減になったと語っています。

健康的な食生活を送りたい人にとっても、環境問題に関心のある人にとっても、再生農業で生産された食品を選ぶことは、非常に重要なことです。再生農業で栽培された作物は、土壌にしっかりと根を張り、大気中の二酸化炭素を吸収し、土壌に炭素を貯蔵します。再生農業では、堆肥を積極的に活用することで、廃棄物を減らすことができます。また、化学肥料の原料となる、化石燃料の使用量を大幅に削減し、農薬や化学肥料の流れ込みによる、（海洋生物に悪影響を与える）水質汚染を防止し、保水性の高い土壌を作ることで、干ばつを軽減することができます。米国の環境保護団体である自然資源防衛協議会（NRDC）によると、健康な土壌が1％増えるごとに、1エーカーあたり約7万5700Lもの水を貯水できるようになると言われています。

加工食品の定義

超加工食品は、米国の成人が摂取するカロリーの60%、子供が摂取するカロリーの67%を占めており、肥満、高血圧、認知症、2型糖尿病、インスリン抵抗性などの「バッドエナジー」による疾患を引き起こします。そして、その影響は決して小さくありません。2万人を対象に15年間追跡調査を行った結果、1日に超加工食品を4食分以上食べている人は、そうでない人に比べて、死亡リスクが62%も高かったという研究結果が出ています。超加工食品を1食分多く食べるごとに、全死因死亡率が18%ずつ上昇していくのです。私たちは、「超加工食品とは何か?」「超加工食品をどのようにして避ければ良いのか?」を真剣に考える必要があります(後述するが、1日に超加工食品を4食分食べるのは難しくない。意外と身近な食品が超加工食品に分類されている。例えば、プレッツェルをひとつかみ、トルティーヤチップスを1袋、食パンを1枚、クッキーを1枚食べれば、それだけで4食分になる)。

では、超加工食品とは、どのような食品なのでしょうか? NOVA食品分類システムでは、「食品が自然の状態から、どの程度加工されているか」という点に着目し、物理的、生物学的、化学的な加工プロセスを考慮して、食品を以下の4つのグループに分類しています。

- 未加工食品および最小限に加工された食品

・加工された調理用食材
・加工食品
・超加工食品

未加工食品および最小限に加工された食品

未加工食品とは、自然の状態から、ほとんど加工されていない食品のことです。例えば、木から採れたばかりのリンゴをそのまま食べるようなイメージです。果物、野菜、卵、ナッツ、種子、乾燥ハーブ、スパイス、肉、鶏肉、魚などをそのまま、あるいは切っただけのものは、未加工食品あるいは最小限に加工された食品に分類されます。最小限に加工された食品には、洗浄、破砕、粉砕、ろ過、焙煎、缶詰、煮沸、真空パック、冷凍、非アルコール発酵、低温殺菌、容器への充填などの工程が含まれます。ただし、食品の成分を抽出したり、濃縮したりすることはなく、塩や砂糖などの余分な添加物も含まれていません。

代謝を正常に保つためには、食事の大部分を未加工食品あるいは最小限に加工された食品で、構成する必要があります。

加工された調理用食材

加工された調理用食材とは、油、バター、砂糖、メープルシロップ、ラード、塩などのことです。これらの食材は、自然の状態から、製粉、乾燥、圧搾、粉砕、破砕、精製などの工程を経て、抽出されます。加工された調理用食材は、栄養バランスが偏っており、濃縮されているため、単体で食べることは、ほとんどありません（塩は例外）。

加工された調理用食材の中には、健康的な食事に積極的に取り入れたいものもありますが、中には、代謝に悪影響を及ぼすものもあります。例えば、大豆油やコーン油（米国の食事で最も一般的な脂質）などの工業的に精製された植物油や種子油は、オメガ6脂肪酸を多く含み、炎症を引き起こす原因となるため、注意が必要です。一方、オリーブオイルやアボカドオイルなどは、通常は脂肪の多い果実を丸ごと搾って作られているため、（機械的、化学的に抽出された植物油また種子油よりも）比較的安全です。

加工食品

加工食品とは、最小限に加工された食品と加工された調理用食材を、組み合わせて作られた「食べやすい」食品で、保存性や風味・食感を向上させるために、さまざまな加工が施されています。例えば、パン類、砂糖を加えたトマトソース、塩漬けベーコン、シロップ漬けの果物、塩水漬けの野菜や豆類などは加工食品に分類されます。加工食品かどうかを判断する簡単な方法は、原材料名に、油、塩、砂糖などが含まれているかどうかを確認することです。

加工食品の中にも、食事に取り入れても良い健康的なものがいくつかあります。大切なのは、原材料名を確認することです。例えば、フラックスシード（亜麻仁）クラッカーの中には、有機栽培のフラックスシード、リンゴ酢、海塩など、体に良い材料だけを使って作られたものもあります。また、牧草飼育《グラスフェッド》のオーガニックチーズの中には、低温殺菌されていない牛乳と海塩だけを使って作られたものもあります。

しかし、市販されている加工食品の多くは、糖分、塩分、油分の含有量が多すぎるため、注意が必要です。ケチャップ、サラダドレッシング、ピーナッツバターなどもそうです。精製された植物油・種子油、精製穀物や砂糖、食品なのかが一目でわからないような材料を含む加工食品は、避けたほうが良いでしょう。

超加工食品

超加工食品とは、さまざまな食品から抽出された成分を、防腐剤や着色料などの添加物と組み合わせて、工場で大量生産された食品のことです。超加工食品は、「フランケンフード」とも呼ばれ、大人も子供も絶対に食べてはいけない食品です。超加工食品は、現代の米国人が摂取するカロリーの大部分を占めており、深刻な健康被害をもたらしています。超加工食品の摂取量をゼロにすることを目指しましょう。2020年に発表された、超加工食品の摂取と慢性疾患に関する研究によると、超加工食品の摂取量が多い人ほど、過体重や肥満のリスクが39%、ウエスト周囲径が39%、メタボリック症候群が79%、HDLコレステロール値の低下が102%増加するという結果が出ています。

超加工食品は、未加工のホールフードを細かく分解し、化学物質などを加えて加工することで、長期

冷凍食品	**ソースと調味料**
冷凍ピザ ワンプレート冷凍食品 冷凍ブリトー 冷凍チキンウィング 冷凍フィッシュスティック	添加糖を含むバーベキューソース ケチャップ マヨネーズ サラダドレッシング 植物油と種子油
レトルト食品・ミールキット・包装食品	**冷凍デザート**
マカロニ＆チーズ ハンバーガー・ヘルパー ピザロール インスタントマッシュポテト カップラーメン 包装済み子供向けランチキット	アイスバー・アイスクリームサンドイッチ アイスキャンディー ソルベ シャーベット アイスクリーム
スープとブロス	**スプレッド**
缶詰スープ 乾燥スープミックス インスタントラーメン キューブブイヨン グレービーミックス	チョコレートヘーゼルナッツスプレッド 添加糖を含むピーナッツバター ジャム マシュマロクリーム スイートスプレッド

表6・1 避けるべき超加工食品

飲料	パン類とデザート
加糖されたジュース	ケーキミックス
エナジードリンク	市販のアイシング
風味付けされたコーヒークリーム	チョコレートバー
植物性ミルク	クッキー
風味付けされた牛乳	ドーナツ
フルーツ風味飲料	冷凍ワッフルと冷凍パンケーキ
スポーツドリンク	包装パン
加糖された紅茶	甘いロールパンとペストリー
炭酸飲料	包装ケーキ菓子
風味付けされたミネラルウォーター	マフィン
フルーツパンチ	スイートクラッカー
風味付けされたフローズンドリンク	

シリアルとグラノーラ	乳製品
シリアルバー	風味付けされたヨーグルト
インスタントオートミール	プロセスチーズスライス
精製糖を含むグラノーラ	加糖練乳
加糖されたシリアル	ホイップクリーム
トースターペストリー〔甘いフィリングを詰めた菓子パン〕	

加工肉類	スナック菓子
チキンナゲット	チーズパフ
デリミート〔調理済み肉製品〕	チップス
ホットドッグ	クラッカー
ミートボール	風味付けされたポップコーン
ソーセージ	加工されたスナック菓子
ベーコン	フルーツスナック〔フルーツ味のキャンディ、グミ〕
ビーフジャーキー	

保存を可能にした食品です。加工工程では、まず食品を油、砂糖、でんぷん、タンパク質、食物繊維などに分解します。次に、酵素などを使い、風味や色、タンパク質などを抽出します。さらに、油に水素を添加することで、常温でも固体の状態を保ち、酸化を防ぎます。しかし、水素添加された油は、炎症を引き起こし、血糖値の調節機能を低下させることがわかっています。

超加工食品には、ペストリー、パン、ケーキ、クッキー、ナッツミルク、挽肉や大豆で作った「ナゲット」、ポテトチップス、クラッカー、グラノーラバー、スナック菓子などが含まれます。**表6・1**は超加工食品の一例です。これらの食品は、現在の米国では、ごく当たり前に食べられていますが、麻薬と同じくらい、危険な食品であると認識する必要があります。精製糖、超加工された穀物、工業的に精製された植物油・種子油のいずれかを含む食品はグッドエナジーを生み出すためには、避けるべき食品であると覚えておきましょう。

多くの新しい包装食品ブランドが、より健康的で持続可能な超加工食品を市場に提供しようとしています。例としては、カリフラワークラストとシードフラワー（種子粉末）クラストにモッツァレラチーズと砂糖不使用のトマトソースをトッピングしたオーガニック冷凍ピザや、有機豆またはナッツ粉末を使ったパスタなどがあります。このような包装食品の多くは、「グッドエナジー」食に取り入れることができますが、食品ラベルをよく見て、オーガニック原料を使い、添加糖、精製穀物、精製種子油・植物油が含まれていないことを確認しましょう。

超加工食品は、環境にも大きな負荷をかけています。例えば、グレープシードオイルを1L作るためには、約54kgのブドウの種、つまり約1トンのブドウが必要になります。超加工食品は、プラスチックなどの環境に負荷をかける素材で包装され、最終的には、埋め立て地に捨てられます。また、超加工食品の原料となる農作物は、ほとんどが従来型の農法で栽培されているため、私たちの健康を害するだけでなく、環境破壊や資源の無駄遣いにもつながっています。

未加工あるいは最小限に加工され、環境に配慮した方法で作られた食品は、「高過ぎて、ほとんどの人には手が届かない」と思っている人もいるかもしれません。しかし、**健康的な食品に、前もってお金をかけるか、予防可能なはずの病気の治療費や病気に伴う収入減に対して、将来お金を払うかの2択なのです。**米国では、破産の原因の70%近くが医療費の負担によるものです。肥満の人は、そうでない人に比べて、年間の医療費が2倍になります。そして、体重が増加するにつれて、医療費は、さらに増加していきます。2型糖尿病の人は、平均で年間約1万7000ドルもの医療費がかかります。心代謝性疾患などの慢性疾患の人は、年間で最大80時間も仕事を休まなければならず、その間の収入減は、年間で最大1万ドルにもなります。肥満の人は、そうでない人に比べて、仕事を休む割合が1・4倍も高いというデータもあります。私たちの食品業界と医療業界は私たちを失望させています。食品業界の超加工食品には助成金が出され、医療業界では、代謝性疾患により病気になった後で、「管理」のために治療を始めるのです。低所得者層の家庭では、スーパーマーケットで、水よりもコーラのほうが安く買えるという現状は、まさに政治の失敗です（コーラには、助成金を受けている原料が多く含まれている）。私たちは、食品と医療に関する政策を変えなければなりません。しかし、それが実現するまでは、私たち一人ひとりが、超加工食品を拒否する必要があります。予算が限られている人でもできる、超加工食品を避ける方法をいくつか紹介します。

「グッドエナジー」食のための食材調達

オーガニック食品を、できるだけ安く手に入れる方法をいくつか紹介します。

- 冷凍の有機栽培の果物、野菜、肉、天然の魚をまとめ買いする。あるいは、新鮮なものを買って、冷凍保存する。（私はコストコで、毎週1・8kg入りの冷凍有機カリフラワーライスを、10ドル以下で購入している。1袋で8食分くらい作ることができる）。
- 有機栽培の豆やレンズ豆を低温調理器や鍋で大量に煮ておく。（有機栽培の豆やレンズ豆は、まとめ買いすると、1kgあたり9ドル以下で購入できることが多い）。
- 安い有機栽培のナッツや種子をまとめ買いする。（例えば、有機栽培の松の実は1kgあたり95ドル以上するが、有機栽培のフラックスシードやチアシードは1kgあたり14ドル以下で購入できることが多い）。
- 特売の有機農産物を買う。（いろいろな食材を試す良い機会にもなる）。
- 生の魚ではなく、缶詰の天然鮭などを買う。

・地域で生産された農産物を直接購入できるCSA（地域支援型農業）に参加する。（あるいは、形が悪くて、市場に出回らない農産物を安く購入できるサービスを利用する）。
・肉や魚の代わりに、豆やレンズ豆などの植物性タンパク質を使った料理を献立に取り入れ、コストを抑える。
・ファーマーズマーケットで、農家の人と直接交渉する。（たくさん収穫できた農産物は、安く売ってくれることが多い。また、USDAの有機認証を取得するために費用と時間がかかるため、認証を取得していない農家もいる。そういう農家のほうが、農薬を使わずに栽培している農産物を安く販売していることが多い。農薬を使っていないのであれば、有機認証の有無はそれほど気にする必要はない）。

「グッドエナジー」食品

これまで見てきたように、食品には、グッドエナジーを生み出すものと、そうでないものがあります。ここからは、具体的に、どのような食品を取り入れるべきかを考えていきましょう。**「グッドエナジー」食の基本はシンプルで、５つの栄養素を積極的に摂取し、３つの成分を避ける**ことです。

毎日の食事（できれば、毎食）に、以下の５つの栄養素を、積極的に取り入れるようにしましょう。

1. 微量栄養素（ビタミン・ミネラル）と抗酸化物質

メッセージ ミトコンドリアへ「あなたには回復力がある」

微量栄養素は、マグネシウム、亜鉛、セレン、ビタミンB群などの小さな分子であり、細胞内で4つの主要な役割を果たし、グッドエナジーをサポートします。

■タンパク質の材料となり、タンパク質が正常に機能するのを助ける。

・例　セレンは、セレノプロテインというタンパク質の材料となり、抗酸化作用や免疫細胞の働きを助ける。

■補酵素として、細胞内の化学反応を助ける。例えば、ミトコンドリア内でATPを作る際に必要な化学反応を助ける。

・例　ビタミンB群は、ミトコンドリア内の酵素に結合し、酵素の構造を変化させることで、ATPを効率良く作り出す。

■抗酸化物質として、酸化ストレスから細胞を守る。酸化ストレスは、代謝機能やミトコンドリアの機能を低下させる。

・例　ビタミンEは、細胞膜に入り込み、活性酸素に電子を与えることで、活性酸素を無害化する。活性酸素は、細胞膜を構成する脂質を酸化させ、放置すると、慢性炎症の原因となる。

■重要な生体反応の材料となる。

・例　ビタミンB_3（ナイアシン）は、ＮＡＤ＋とＮＡＤＰ＋という、補酵素の材料となる。ＮＡＤ＋とＮＡＤＰ＋は、細胞内で５００種類以上の化学反応に関与しており、ミトコンドリア内でＡＴＰを作る際に、電子を運ぶ役割も担っている。

微量栄養素と抗酸化物質は、グルコース代謝など、さまざまな代謝機能を正常に保つために、欠かせない栄養素です。しかし、現代人は、土壌の劣化や食品の加工によって、これらの栄養素が不足しがちです。

私たちの体は、約37兆個の細胞からできており、1つの細胞には、数百から数千個のミトコンドリアが存在します。ミトコンドリアの膜には、電子伝達系と呼ばれる、ＡＴＰ産生工場のベルトコンベアのようなものが無数に埋め込まれており、ビタミン、ミネラル、微量金属、抗酸化物質は、このベルトコンベアを動かすために、必要な部品の役割を果たしています。これらの栄養素が不足すると、代謝機能が低下し、さまざまな体の不調につながります。多くの場合、これらの微量栄養素は大きなタンパク質複合体に結合して、「ちょうど良い」状態を作り出し、小さな生物学的マシンが正しく機能するようにします。

例　コエンザイムQ10は、妊活をサポートする

コエンザイムQ10（ＣｏＱ10）は、微量栄養素がグッドエナジーに欠かせないことを示す一例です（**表**

微量栄養素［含まれる食品］	グッドエナジーに対する利点
ビタミンB群 B_1［豚肉、玄米、ヒマワリの種、豆、ナッツ］ B_2［牛乳、アーモンド、ほうれん草、卵、キノコ］ B_3［牛肉、鶏肉、ピーナッツ、キノコ、アボカド］ B_5［鶏肉、サツマイモ、キノコ、レンズ豆、アボカド］ B_6［ひよこ豆、マグロ、鮭、ジャガイモ、バナナ］ B_7［卵、アーモンド、サツマイモ、ほうれん草、ブロッコリー］ B_9［ほうれん草、アスパラガス、アボカド、豆（黒豆、インゲン豆）］ B_{12}［牛肉、アサリ、鮭、牛乳、卵］	• ミトコンドリアに入る前のグルコースの分解、ミトコンドリアでのATPの産生、脂肪酸とアミノ酸の合成など、エネルギー代謝のさまざまな段階に関与する。 • 電子伝達系の酵素の補因子として、ミトコンドリア遺伝子の発現を調節する。 • これらのプロセスに関与する遺伝子の発現を調節することにより、炎症と酸化ストレスを調節する。
アルファリポ酸（ALA）［ほうれん草、ブロッコリー、トマト、レバーなどの内臓肉］	• 電子伝達系に関与する酵素の補因子として機能する。 • グルコース輸送とインスリンシグナル伝達に関与するタンパク質を活性化することにより、グルコースの取り込みとインスリン感受性を高める。 • これらのプロセスに関与する遺伝子の活性を調節することにより、炎症と酸化ストレスを軽減する。
マンガン［ナッツ（アーモンド、ピーカンナッツ）、豆（ライ豆、黒豆）、お茶］	• タンパク質酵素を安定化および活性化することにより、電子伝達系でのATPの合成に関与する。 • スーパーオキシドジスムターゼなどの抗酸化酵素の補因子として機能することにより、抗酸化防御を強化する。 • グルコースの取り込みと利用に関与する酵素を活性化する。
ビタミンE［アーモンド、ヒマワリの種、アボカド、ほうれん草、サツマイモ］	• 抗酸化物質として機能する。 • インスリンシグナル伝達を強化する。 • 炎症と感染を軽減することにより、間接的に代謝の健康を支えて免疫機能をサポートする。

表6・2 グッドエナジーのための重要な微量栄養素

微量栄養素［含まれる食品］	グッドエナジーに対する利点
ビタミンD［脂肪の多い魚（鮭、マグロ、サバ）、卵黄、キノコ］	• インスリン受容体とグルコーストランスポーターチャネルの発現を強化する。 • エネルギー代謝に関与するミトコンドリア遺伝子の発現を増加させる。 • ミトコンドリアの酸化ストレスを軽減する。 • 炎症と抗酸化防御に関与する遺伝子の発現を調節する。
マグネシウム［ナッツ（アーモンド、カシューナッツ）、種子（カボチャ、ヒマワリ）、ほうれん草、豆（黒豆、インゲン豆）］	• 電子伝達系でATPを産生および利用する反応に関与することにより、ATP合成を促進する。 • 酸化ストレスを軽減し、ミトコンドリア酵素の活性を高める。 • グルコースの取り込み、グリコーゲン（貯蔵グルコース）の合成、脂肪酸の酸化に関与する酵素を活性化することにより、グルコースと脂肪の代謝を調節する。
セレン［ブラジルナッツ、マグロ、七面鳥肉、イワシ、鶏肉、卵］	• グルタチオンペルオキシダーゼなどの抗酸化酵素の補因子として機能する。 • インスリンシグナル伝達タンパク質の発現と活性を高める。 • 甲状腺ホルモンの合成と変換を促進することにより、甲状腺機能を高める（甲状腺ホルモンは、代謝率とエネルギー産生を調節する）。
亜鉛［カキ、牛肉、カボチャの種、豆（ひよこ豆、インゲン豆）、ダークチョコレート］	• 補因子として電子伝達系に関与する。 • 抗酸化酵素の活性を高める。 • インスリンシグナル伝達、グルコースの取り込み、脂肪酸の酸化に関与する酵素を活性化することにより、グルコースと脂肪の代謝を調節する。

微量栄養素［含まれる食品］	グッドエナジーに対する利点
CoQ10［レバー、ハツなどの内臓肉、イワシ、牛肉］	• 電子伝達系での ATP の合成中に、電子を輸送して ATP 合成を促進する。 • フリーラジカルから保護し、酸化ストレスを軽減することにより、抗酸化物質として機能する。 • インスリンシグナル伝達を強化し、炎症を軽減することにより、グルコースの代謝とインスリン感受性を改善する。
タウリン［肉（牛肉、ラム肉）、魚（サバ、鮭）、家禽の肉（鶏肉、七面鳥肉）、卵］	• エネルギー代謝に関与する遺伝子の発現を強化し、酸化ストレスを軽減することにより、ミトコンドリア機能をサポートする。 • グルコースの輸送と代謝に関与するタンパク質を活性化することにより、インスリン感受性を高める。 • これらに関与する遺伝子の発現を調節することにより、炎症と酸化ストレスを調節する。
L-カルニチン［赤身肉（牛肉、ラム肉）、家禽の肉（鶏肉、七面鳥肉）、魚（タラ、ヒラメ）］	• 脂肪酸をミトコンドリアに輸送して、処理を促し、それによりエネルギー産生を促進、組織への脂質の蓄積を減らす。 • 酸化ストレスを軽減し、ミトコンドリア酵素の活性を改善する。 • インスリンシグナル伝達とグルコースの取り込みを強化する。
クレアチン［赤身肉（牛肉、ラム肉）、魚（鮭、マグロ）、家禽の肉（鶏肉、七面鳥肉）、豚肉、卵］	• 高強度の運動やエネルギーを必要とする場合に、急速に ATP に変換できるクレアチンリン酸に変換される。 • ミトコンドリア酵素の活性を高め、酸化ストレスを軽減する。 • 炎症と抗酸化遺伝子の調節を助ける。
ビタミンC［柑橘系の果物（オレンジ、レモン）、イチゴ、ブロッコリー、ピーマン、トマト、キウイ］	• エネルギー代謝に関与し、酸化ストレスを軽減するミトコンドリア遺伝子の発現を促進する。 • フリーラジカルから保護し、酸化ストレスを軽減することにより、抗酸化物質として機能する。

6・2参照）。ＣｏＱ10は、妊活にも効果があることがわかっています。ＣｏＱ10は、ミトコンドリア内の電子伝達系で、電子を運ぶ役割を担うとともに、細胞膜に入り込んで、抗酸化作用を発揮します。卵子は、排卵されると、子宮に向かって移動する間に急速に老化していきます。その過程で、ミトコンドリアの活性や構造にも大きな変化が起こります。ＣｏＱ10は、補因子として働き、ミトコンドリアの機能を改善し、酸化ストレスやＤＮＡの損傷を抑え、細胞死を防ぐことで、排卵後の卵子の質を維持します。ミトコンドリアに必要な栄養素をきちんと供給することで、妊娠を望むあなた自身や未来のあなたの子供の健康を守ります。

ポリフェノールも、ミトコンドリアの働きを助ける重要な微量栄養素の1つです。ポリフェノールは、植物に含まれる化学物質で、抗酸化作用や腸内細菌のエサとなるなど、さまざまな働きをします。腸内細菌は、食物繊維を発酵させることで、酪酸などの短鎖脂肪酸を作り出しますが、最近の研究では、ポリフェノールも腸内細菌によって発酵され、体に良い影響を与える物質が作られることがわかってきました。例えば、腸内細菌がポリフェノールを分解することで作られる物質の中には、脳の神経細胞を保護する働きをもつものや、がん細胞の増殖を抑える働きをもつものがあります。がん細胞は、グルコースをエネルギー源として増殖しますが、ポリフェノールが分解されて作られる物質は、がん細胞がグルコースを取り込むのを阻害する効果があります。ポリフェノールは、8000種類以上もあり、細胞に多様な機能をもたらします。しかし超加工によって、ポリフェノールは台無しになってしまいます。例えば、トウモロコシを加工して、コーンフレークを作ると、大部分のポリフェノールが失われてしまいます。

ポリフェノールを最も多く含む食品は乾燥スパイスやハーブで、次にココア、ベリー類、ナッツ類、種子類、野菜、コーヒー、紅茶などです。

第Ⅲ部の**表Ⅲ・1**を参考に、さまざまな食品を食べるように心がけることで、多くの種類のポリフェノールを摂取することができます。

抗酸化物質を多く含む食品

酸化ストレスを抑えるためには、抗酸化物質を多く含む食品を積極的に摂ることが重要です。以下に、100gあたりの抗酸化物質含有量が多い食品を紹介します。

- アーモンド
- オールスパイス（乾燥）
- アムラベリー（乾燥）
- リンゴ
- アーティチョーク
- エルダーベリー
- 黒胡椒（乾燥）
- ブラックベリー
- 紅茶
- ブルーベリー
- さくらんぼ
- チャイブ（乾燥）
- 唐辛子（乾燥）
- シナモン（乾燥）
- クローブ（乾燥）

- アスパラガス
- ローリエ（乾燥）
- バジル（乾燥）
- 黒豆
- アロニア
- ダークチョコレート
- ディル（生または乾燥）
- フェンネルの葉（乾燥）
- フェンネルシード（乾燥）
- 生姜（生または乾燥）
- グリーンミント（乾燥）
- グリーンオリーブ（種あり）
- 緑茶
- ヘーゼルナッツ
- カラマタオリーブ（種あり）
- ラベンダー（乾燥）
- マスタードシード（乾燥）
- ブロッコリー
- ケッパー
- キャラウェイシード（乾燥）
- カイエンペッパー（乾燥）
- セロリの葉（乾燥）
- ナツメグ（乾燥）
- オレガノ（生または乾燥）
- パプリカ（乾燥）
- 桃
- ピーカンナッツ
- ペパーミント（乾燥）
- ピスタチオ
- プラム
- ザクロ
- 赤レタス
- 赤玉ねぎ
- バラの花（乾燥）
- ココアパウダー
- コーヒー豆
- クミン（乾燥）
- カレー粉
- タンポポの葉（乾燥）
- ローズマリー（生または乾燥）
- サフラン（乾燥）
- エシャロット
- ほうれん草
- いちご
- テンペ
- タイム（乾燥）
- ターメリック（乾燥）
- バニラシード
- クルミ
- 白インゲン豆
- マジョラム（乾燥）

2. オメガ3脂肪酸

メッセージ 細胞へ「もう安心だ」

ALA、EPA、DHAなどのオメガ3脂肪酸は、細胞構造、炎症経路、代謝経路の要素にとって重要な脂肪酸（多価不飽和脂肪酸）の1つであることを学びました。オメガ3脂肪酸は、動脈の弾力性にも貢献します。

十分な量のオメガ3脂肪酸を摂取すると、オメガ6脂肪酸（過剰になると炎症に関連する）の影響も制限されます。現代の西洋型の食生活では、オメガ6脂肪酸の摂取量がオメガ3脂肪酸の20倍にもなることがありますが、本来は1対1程度のバランスが良いとされています。オメガ6脂肪酸の比率が高いのは、主に精製された植物油・種子油（キャノーラ油、大豆油、サラダ油、ベニバナ油、ヒマワリ油、コーン油などはすべてオメガ6脂肪酸が多い）の消費量が多く、天然の脂肪の多い魚、チアシード、フラックスシード、クルミなどのオメガ3脂肪酸が豊富なホールフードの消費量が少ないためです。

慢性炎症は、バッドエナジーの重要な側面です。「オメガ3脂肪酸には、抗炎症作用がある」という言葉を、耳にしたことがある人もいるかもしれません。これは、一体どういうことなのでしょうか？まず理解すべきことは、食品中のオメガ6脂肪酸とオメガ3脂肪酸の組成が、免疫細胞を含むすべての細胞膜における脂質の比率を決定することです。細胞膜では、これらは非常に異なる目的を果たします。免疫細胞は、細胞膜内のオメガ6脂肪酸により炎症反応を悪化させ、長引かせるシグナル分子を作り出します。一方、免疫細胞は、オメガ3脂肪酸により炎症性遺伝子経路を減少させ、最終的に炎症を抑えるシグナル分子を作ります。オメガ3脂肪酸は、炎症反応の司令塔であるNF－κBの働きを、直接抑制することで、炎症を抑える効果があります。

例えば、免疫細胞の細胞膜に、オメガ6脂肪酸が多く含まれている人がいるとします。この人が、新型コロナウイルスなどの感染症にかかると、体の中ではウイルスを排除しようとします。その結果、腫れ、炎症、酸化ストレスといった反応が起こり、感染細胞を攻撃するために、有毒な物質が分泌されます。これらの反応は、ウイルスを排除するためには必要なものですが、ウイルスが排除された後には鎮まらなければなりません。

この人の免疫細胞の細胞膜に、オメガ3脂肪酸が十分に含まれている場合は、細胞膜のオメガ3脂肪酸を使ってレゾルビンやプロテクチンと呼ばれる炎症を抑える物質を作り出し、炎症反応を収束させようとします。このような炎症収束機能をもった遊離脂肪酸群をSPM（特異的炎症収束性脂質メディエーター）と呼んでいます。しかし、現代の米国人のように、オメガ6脂肪酸の摂取量がオメガ3脂肪酸の摂取量をはるかに上回っている場合は、細胞膜から取り出す脂肪酸はオメガ6脂肪酸である可能性が高く、炎症反応を長引かせるシグナル分子を生成します。これが慢性炎症につながるのです。細胞はとにかく目の前にある脂肪酸を使います。あなたの役割は、オメガ3脂肪酸を多く含む食品を積極的に食べるように心がけることで、レゾルビンやプロテクチンといった、炎症を抑える物質が体内で作られやすくすることです。慢性炎症が起こるかどうかは、あなたが何を食べるかで決まるのです。

以下の食品を食べて、オメガ3脂肪酸を効率良く摂取しましょう。

・チアシード　・バジルシード　・フラックスシード
・クルミ　・カタクチイワシ
・ヘンプシード　・鮭
・イワシ　・マス
・サバ　・魚卵（キャビア）
・ニシン　・牡蠣
・放牧飼育、100％牧草飼育のジビエ（鹿肉、バイソン肉）、牛肉、ラム肉、卵

3．食物繊維

メッセージ　腸内細菌へ「大好きだよ！」

食物繊維は、植物に含まれる炭水化物の一種ですが、ヒトの消化酵素では、完全に分解することができません。そのため、血糖値を上昇させることはありません。食物繊維は、腸内細菌によって発酵され、酪酸、酢酸、プロピオン酸といった短鎖脂肪酸などの体に良い物質が作られます。短鎖脂肪酸は、腸から吸収され、代謝を調整したり、インスリンや血糖値を改善したり、空腹感や食欲を調整したり、腸や体全体の炎症を抑えたりするなどさまざまな働きをします。食物繊維は、腸の粘膜を保護し、栄養素の消化吸収を穏やかにする効果もあります。腸の細胞は、腸内細菌が作り出した短鎖脂肪酸を主なエネルギー源として利用しています。そのため、腸内細菌が食物繊維を発酵させて、十分な量の短鎖脂肪酸を

作り出すことは、腸の健康を維持する上で非常に重要なのです。腸の細胞がエネルギー不足になると、腸の粘膜が弱くなり、腸の内容物が血液中に漏れ出しやすくなってしまいます。これが「リーキーガット症候群」です。

リーキーガット症候群になると、腸の粘膜は、まるで穴だらけの布のようになり、有害物質が血液中に侵入し、慢性炎症を引き起こす原因となります。

慢性炎症は、さまざまな病気の原因となることがわかっています。ある研究チームは、「腸管バリアの機能低下は、炎症性腸疾患、肥満、代謝性疾患などの発症に関与していると考えられる」と報告しています。ロバート・ラスティグ博士も著書『果糖中毒——19億人が太り過ぎの世界はどのように生まれたのか？』（ダイヤモンド社）の中で、「食物繊維を多く摂取することは、肥満を予防するための、最も効果的な方法の1つである」と述べています。しかし、実際には、食物繊維を十分に摂取できている人は、ほとんどいません。USDAの「米国民向け食事ガイドライン」では、1日に必要な食物繊維の摂取量（年齢や性別によって異なる）を25～31gと非常に低い値にしていますが、女性の90％以上、男性の97％以上が、この基準すら満たしていません。理想的には、1日に50g以上の食物繊維を摂取することが望ましいでしょう。

以下の食品を食べ、食物繊維を効率良く摂取しましょう。

・チアシード
・バジルシード
・アーティチョーク
・チコリ
・ヒカマ〔メキシコ原産の芋〕
・アボカド
・フラックスシード
・豆類（特にルピナス豆）
・ピスタチオ
・ラズベリー
・レンズ豆
・スプリットピー〔乾燥割エンドウ豆〕
・タイガーナッツ
・コンニャク芋
・アーモンド
・ヘーゼルナッツ
・ピーカンナッツ

アメリカン・ガット・プロジェクト〔米国、英国、豪州を中心に採取されたサンプルを用いた大規模なマイクロバイオームの研究プロジェクト〕の研究では、最も健康的なマイクロバイオームをもつ人々は、1週間に少なくとも30種類の植物性食品を食べていることが示されています。うつ病や統合失調症などは、腸内細菌の悪化と密接に関連しているため、研究者は、腸内細菌の組成を分析するだけで、うつ病や統合失調症の人を特定できるほどです。食物繊維と多様な植物性食品を摂取することを心がけましょう。

実際の臨床では、患者が自然食品からの食物繊維摂取量を積極的に増やすと、代謝の健康とバイオマーカーに劇的な改善が見られることがよくあります。これは、多くの人にとって魔法のようなものです。豆類は炎症を引き起こし、炭水化物が多いなどの理由で、パレオダイエット、ＡＩＰ（自己免疫プロトコル）ダイエット、ケトン食などの食事法では避けられています。自己免疫疾患や腸の機能が低下している人は、機能性医学の専門医に相談し、豆類を食べるべきかどうか、判断してもらうと良いでしょう。豆類に含まれる成分の中には、腸の粘膜が傷ついている場合に、炎症を悪化させる可能性があるものが含まれています。そのため、豆類を食べる前に、食事や生活習慣を改善し、腸内環境を整えておく必要があるのです。しかし、ポリフェノールと食物繊維が信じられないほど豊富であることから、腸機能にそれほど問題のないほとんどの人には豆類を自由に摂取することをお勧めします。パーソナライズされた検査を行えば、これらを摂取すべきかの指針になり、自信をもって意思決定できるようになるでしょう。私自身、毎日、豆類を食べていますが、CGM（持続血糖測定器）で血糖値を測定しても、ほとんど上昇しません。ケトン体の値も正常範囲内です（指先から採血して、ケトン体の値を測定している）。また、炎症の指標である高感度CRP値も、常に0・3㎎／L未満であり、自己免疫疾患の検査もすべて陰性です。これを考えると、これらの食品が私の体内で慢性炎症や自己免疫疾患を引き起こしていないと自信をもって言うことができます。単に信仰に基づいた食事哲学に固執するのではなく、バイオマーカーを定期的に検査し、それに応じて計画を調整しましょう。

豆類で血糖値が急上昇する人は、これらの食品と脂肪やタンパク質とのバランスをとるか、チアシード、バジルシード、フラックスシードなどの低炭水化物で食物繊維が豊富な食品を追加することで対応できます。食物繊維とポリフェノールを継続的に摂取することで、腸内環境が改善し、インスリン感受性も高まります。その結果、豆類を食べても、血糖値が急上昇しにくくなる可能性があります。

4. 発酵食品

メッセージ 体へ「大丈夫。うまくいくよ」

私たちのマイクロバイオームは、消化、栄養素の吸収、免疫機能、メンタルヘルスにおいて重要な役割を果たします。腸内の善玉菌と悪玉菌のバランスが崩れると、消化器系の問題、炎症、さらには気分障害など、さまざまな健康上の問題が発生する可能性があります。プロバイオティクスが豊富な食品には、有益な細菌や酵母などの生きた微生物が含まれており、これらは私たちのマイクロバイオームに存在するものと同様です。これらの食品を摂取すると、腸内でコロニーを形成して増殖し、善玉菌のバランスを維持し、全体的な腸の健康を改善します。発酵食品は、生きた微生物（プロバイオティクス）を含むだけでなく、腸内細菌が作り出した代謝物（ポストバイオティクス）も含んでいます。ポストバイオティクスには短鎖脂肪酸が含まれます。食物繊維が豊富な食品の主な利点は、腸内の細菌が食物繊維を発酵させて、短鎖脂肪酸などの副産物に変えることです。また、発酵の過程で発酵食品中に、すでに短鎖脂肪酸が作られている場合もあり、効率良く短鎖脂肪酸を摂取することができます。

最近の研究では、発酵食品を多く食べる人（1日に6食分程度）は、腸内細菌の種類が増え、炎症マーカーが減少することがわかっています。1日に6食分も発酵食品を食べるのは、大変そうに思えるかもしれませんが、毎食、少しずつ食べるようにすれば、それほど難しいことではありません。キッチンに、さまざまな種類の発酵食品を常備しておくと便利です。私は、卵料理、豆腐のスクランブル、サラダ、炒め物、魚料理など、ほとんどすべての料理に約半カップのザワークラウトや、スパイスヨーグルトを添えています。これで、簡単に、発酵食品を2～3食分摂取することができます。また、タンパク質源としてテンペを使い、味噌で料理の味付けをし、間食やデザートにヨーグルトを食べ、飲み物として低糖質のコンブチャを飲んでいます。

以下の食品を食べ、発酵食品を効率良く摂取しましょう。

・ザワークラウト（注意　ピクルスは、ザワークラウトとは別物で、生きた乳酸菌は含まれない）
・発酵野菜（ビーツ、ニンジン、タマネギなどを発酵させたもの。ピクルスとは異なる。ピクルスは、酢と砂糖に漬けて作るが、発酵野菜は、乳酸菌などの力で発酵させて作る）
・コンブチャ（注意　砂糖の含有量が1食分あたり2g未満のものを選ぶこと。蜂蜜や果物から作られたものがお勧め。購入する際は原材料名の確認を）
・最小限に加工されたヨーグルト　・ケフィア　・納豆　・テンペ
・味噌　・キムチ　・塩漬けオリーブ　・ビートクワス（ビーツを発酵させた飲料）
・ウォーターケフィア

5. タンパク質

メッセージ　**細胞へ「さあ、作ろう！」**

代謝を正常に保つために、タンパク質は欠かせない栄養素です。タンパク質は、アミノ酸が鎖状につながったものであり、体を作る材料として、あるいは体の機能を調整する物質として働いています。タンパク質を十分に摂取することで、筋肉が作られ、維持されます。筋肉は、血液中のグルコースを取り込む役割を担うとともに、ミオカインと呼ばれる抗炎症作用やインスリン感受性を高める効果のあるホルモンを分泌します。

さまざまなアミノ酸が、タンパク質合成と骨格筋組織の維持に重要であることが確認されています。たとえば、ロイシンは、筋肉タンパク質の合成を刺激する必須アミノ酸であり、筋肉量と機能の調節に重要な役割を果たすことが示されています。ロイシンの供給源には、牛肉、鶏肉、魚などの動物性タンパク質、および大豆やレンズ豆などの植物性タンパク質があります。リジンやメチオニンなどの他のアミノ酸も、筋肉タンパク質合成の調節と筋肉量の維持に重要です。これらのアミノ酸は、乳製品、卵、肉、マメ科植物など、さまざまなタンパク質源に含まれています。

さらに、タンパク質の摂取は、満腹感、熱産生、脂肪代謝への影響を通じて、エネルギーバランスと体重調節に影響を与えることが示されています。高タンパク質食は体重増加とリバウンドを防ぐことが示されています。タンパク質は高い食事誘発性熱産生を持ち、炭水化物や脂肪に比べて、消化代謝に多くのエネルギーを必要とします。食事誘発性熱産生を高めることで、エネルギー消費量が増え、体重が減りやすくなります。また、食事中のタンパク質は満腹感を高め、食物摂取を減らすことが示されており、総摂取カロリーを減らし、体脂肪を減らす効果も期待できます。タンパク質に含まれる特定のアミノ酸は、コレシストキニンやGLP-1などの特定の満腹ホルモンを刺激します。

以下の食品を食べ、タンパク質をより多く摂取しましょう。

- **肉類**　牛肉、鶏肉、七面鳥、豚肉、ジビエ（鹿肉、バイソン肉）など
- **魚介類**
- **乳製品**　牛乳、チーズ、ヨーグルトは、いずれもタンパク質とロイシンを豊富に含んでいる。特に、ギリシャヨーグルトはタンパク質が豊富
- **卵**　卵はロイシンを含む、すべての必須アミノ酸を含む良質なタンパク質源
- **豆類**　インゲン豆、レンズ豆、えんどう豆などの豆類は、植物性タンパク質を豊富に含むだけでなく、食物繊維、ビタミン、ミネラルなども豊富に含まれている。タンパク質摂取を増やしたい菜食主義やビーガンの人にもお勧め
- **大豆製品**　豆腐、テンペなどの大豆製品
- **ナッツ類と種子類**　ヘンプシード、チアシード、カボチャの種、アーモンド、ヒマワリの種、フラックスシード、カシューナッツ、ピスタチオなど
- プロテインパウダーを摂取する場合は、オーガニックで牧草飼育、あるいは再生農業で飼育された家畜の乳から作られたものを選ぼう。また、添加物（砂糖、着色料、香料、増粘剤など）を含まない、シンプルな製品を選ぶこと。原材料名を見て、わからない成分が含まれている場合は、避けたほうがよい。

タンパク質については、体内への吸収率、アミノ酸バランス、健康長寿と筋肉増強に必要な摂取量、植物性タンパク質と動物性タンパク質の優劣、プロテインパウダーなどの加工品の是非など、さまざまな議論があります。ここでは、これらの議論に深入りするつもりはありませんが、タンパク質について、もっと詳しく知りたい人は、ガブリエル・リオン博士の著書『Forever Strong（永遠に強く）』（未邦訳）を読むことをお勧めします。タンパク質は、体のあらゆる機能を維持するために、必要不可欠な栄養素です。私たちは、長年、タンパク質の重要性を軽視してきましたが、今こそ、タンパク質の重要性を再認識する必要があります。加齢とともに、筋肉量は自然に減少していきますが、タンパク質を意識的に摂取し、定期的にレジスタンス運動をすることで、筋肉量の減少をある程度防ぐことができます。推奨される1日のタンパク質摂取量（RDA）は、体重1kgあたり0・8gです。しかし、この数値は活動量や細胞のニーズ（病気からの回復期など）の変化を考慮していません。私のような非常に活発な79kgの人は、1日あたり64gのタンパク質、つまり1食あたり約20gのタンパク質の摂取が推奨されていますが、これはおそらく十分ではありません。私は、最低でも30gのタンパク質を摂取することをお勧めしています。満腹感を高め、血糖値の乱高下を防ぎ、筋肉の合成を促進するために、多様なホールフードから上記のタンパク質量を摂取することを目指してください。

「バッドエナジー」食品

本書で最も覚えておいてほしい食の原則は、以下の3つの成分を避けることです。この3つの成分を、食事から排除するだけで、あなたの健康状態は劇的に改善し、グッドエナジーを生み出すための余裕が生まれます。

1. 精製糖
2. 工業的に精製された植物油や種子油
3. 精製穀物

それでは、これら3つの成分がなぜバッドエナジーを引き起こすのかを見ていきましょう。

1. 精製糖

精製糖による毎年の死者数は、新型コロナウイルスやフェンタニルによる死者数を、はるかに上回っています。私たちは精製された糖質の恐ろしさをもっと認識する必要があります。精製糖は中毒性のある危険な麻薬のようなものであり、米国では食品の74%に精製糖が含まれています。私たちの体は精製糖を全く必要としていません。**精製糖は、細胞にダメージを与え、グッドエナジーを生み出すのを妨げる最大の原因の1つです。**精製糖は現代の食生活に深く浸透しており、子供たちも日常的に精製糖を摂取しています。ロバート・ラスティグ博士が指摘しているように、食品のラベルには56種類もの異なる名前で砂糖が記載され、あらゆる食品に忍び込んでいるのです。

食品に添加される精製糖には、さまざまな種類がありますが、中でも特に問題なのが異性化糖（果糖ブドウ糖液糖、高果糖コーンシロップ）です。果糖ブドウ糖液糖は、人類の歴史の中では比較的新しい物質であり、細胞のエネルギー産生能力に深刻な悪影響を与えます。果糖は、グルコースとは異なるメカニズムで、細胞のエネルギー産生をさらに低下させてしまうのです。果糖（未精製のものは果物にも含まれている）は、満腹中枢を麻痺させる働きがあり、冬眠に備える動物のように、私たちに食べ物をたくさん食べさせ、脂肪を蓄えさせようとします。しかし現代人は常に食べ物に囲まれており、果糖ブドウ糖液糖入りの加工食品は、私たちの満腹信号をブロックし、際限なく食べ続けさせてしまうのです。子供がコーラを１本飲むと、１５０年前の人が１年間で摂取していた量の砂糖を摂取することになるということを考えてみてください。

液体でカロリーを摂らない

米国人の食生活では、液体から摂取しているカロリーが全摂取カロリーの22％を占めています。そして、水、ブラックコーヒー、無糖の紅茶を除く、ほとんどすべての飲み物には体に必要のないカロリーが含まれておりバッドエナジーの原因となります。飲み物でカロリーを摂取しないようにするだけでも、エネルギー調節を狂わせる砂糖や他の化学物質の摂取量を大幅に減らすことができます。ジュース、炭酸飲料、フラペチーノ、風味付けされた牛乳、加糖された植物性ミルク、スポーツドリンク、エナジードリンク、フローズンドリンク、シロップなどの甘い飲み物はすべてやめましょう。液体に溶けた砂糖は、消化吸収が早く、体に大きな負担をかけます（ダウンロードコンテンツで紹介する自家製スムージーは例外）。アルコール飲料も、ミトコンドリアの機能を直接損傷し、酸化ストレスを増加させ、血糖値を乱高下させやすくなります。アルコールはできるだけ控える必要があります。

これらの飲み物の代わりに、水、炭酸水、紅茶、無糖のコーヒー、無調整の牛乳、無糖の植物性ミルク、レモンと塩を少量加えた水などを飲むようにしましょう。

アルコールについての注意　少量のアルコールを摂取すると、2型糖尿病のリスクが低下するという研究結果もありますが、脳にとっては安全なアルコール摂取量というものは存在せず、少量のアルコール（1杯程度）であっても、睡眠の質や神経系の調節機能を低下させるという研究結果もあります。過剰なアルコール摂取は、酸化ストレスを増加させ、腸内環境を悪化させ、肝臓にダメージを与えて、肝臓のミトコンドリアにおける脂肪の分解を阻害し（その結果、肝臓に脂肪が蓄積する）、炎症を引き起こします。代謝を正常に保つためには、アルコールの摂取量を控える必要があります。どうしても、お酒を飲みたい場合は、以下の点に注意しましょう。

・常に有機栽培の原料を使ったスピリッツやワインを選ぶ。ワインやシャンパンの場合は、バイオダイナミック農法で栽培されたブドウを使ったもの（ビオディナミワイン）を選ぶとよい。従来型の農法（バイオダイナミックではない）で栽培されたブドウを使ったワインには、ラベルに記載が必要ない農薬、添加物、砂糖などが含まれている可能性がある。

・尿酸値を上昇させる可能性のあるビールは避ける。

・カクテルを作る場合は、シュガーシロップ、市販のカクテル飲料、過剰な果汁などの過剰な砂糖を避けること。フルーツの風味を生かしたカクテルを作る場合は、レモン、ライム、グレープフルーツなど、搾りたての低GIの有機果汁やベリーをすり潰したものを使う。

・ノンアルコールカクテル（ギアやシードリップなど）を試す。

・炭酸水で割る。

・寝る数時間前からは飲酒しない。就寝前の飲酒は睡眠の質を低下させる。

アルコールは、中毒性が高く体に有害な物質です。アルコール飲料の広告や国の政策によって、アルコールは、あたかも安全な飲み物であるかのように扱われていますが、決して安全な飲み物ではありません。お酒を飲む場合は、原料や飲むタイミングに気を付けて、1ヵ月に数杯程度に控えましょう。アルコールを飲む機会を減らすことで、お酒に対する欲求も自然と減っていきます。

2. 工業的に精製された植物油や種子油

先日父の家を訪ねた時のことです。父はホールフーズ・マーケット〔米国の食料品スーパーマーケットチェーン〕で買い物をしたばかりで、冷蔵庫にはオーガニック食品がたくさん入っていました。冷蔵庫を開けてみると、一番手前にオーガニックのアーモンドミルククリームがありました。原材料名を見てみると、やはり2番目に砂糖、3番目にキャノーラ油が使われていました。キャノーラ油は、精製された植物油です。その隣には、オーガニックのフムスがありましたが、こちらも3番目にキャノーラ油が使われていました。

父の家には健康に関する本がたくさんあり、健康的な食生活を送るために日々努力しています。庭では野菜も育てています。しかし、オーガニック食品を選んでいても、精製された植物油や種子油を避けることは難しいのが現状です。現代人は、知らず知らずのうちに、炎症を引き起こす油を摂取しており、それが健康を害する原因となっています。

工業的に精製された植物油や種子油には、キャノーラ油、コーン油、ひまわり油、大豆油、グレープシードオイル、紅花油、ピーナッツ油、綿実油などがあります。スーパーマーケットで売られている、加工食品のほとんどにこれらの油が使われています。

精製された植物油・種子油は、オメガ6脂肪酸を多く含んでいます。オメガ6脂肪酸を過剰に摂取すると、オメガ3脂肪酸とのバランスが崩れ、体内で炎症が起きやすくなります。

種子油は助成金によって安く生産できるため、米国人の食生活において主要な油となっています。一方、オリーブオイル、アボカドオイル、ココナッツオイル、動物性脂肪（バター、牛脂、ギーなど）といった伝統的な油脂は影を潜めています。これらの油脂は植物の果肉を搾ったり、動物の脂肪を溶かしたりして作られるシンプルなものです。精製された種子油を作るためには、複雑な工程が必要であり、ヘキサンなどの有機溶媒を使用した油の抽出、65℃以上での加熱、漂白、脱ロウといった処理が行われています。キャノーラ油の製造工程を動画で見てみてください。きっと、食欲が失せるでしょう。

1909年以降、大豆油の消費量は1000倍に増加しました。大豆油は今日の米国人の食生活において、摂取カロリーの最も多くを占める食品となっており、牛肉、豚肉、野菜よりも多く消費されています。1990年代に、「脂肪を減らして、炭水化物を摂ろう」という、ひどい指針に従ってから、米国人の食生活は、抗炎症作用のあるオメガ3脂肪酸の摂取量が減り、代わりに炎症を引き起こす植物油と砂糖の摂取量が増えてしまったのです。

3. 精製穀物

「全粒穀物」は、穀物の外皮（ふすま）、胚芽、胚乳という主要な部分すべてを含む穀物の一種です。例えば、トウモロコシの粒、玄米、小麦などは全粒穀物です。ふすまは粒の最外層であり、一般的に食物繊維、ビタミンB群、ミネラルが豊富です。胚芽は粒の中の小さく栄養価が高い部位であり、脂肪と微量栄養素を含んでいます。ふすまの内側には胚乳があり、これは粒の大部分を占めるでんぷんを最も多く含んでいます。粒を卵にたとえるなら、ふすまは殻、胚芽は黄身、胚乳は卵白です。全粒穀物を粉砕して、パンなどの製品を作るために使用すると、「全粒穀物」加工品が得られます。しかし、全粒穀物を精製して、ふすまや胚芽を取り除く（でんぷん質の胚乳だけが残る）と、超加工された危険な食品になってしまいます。この加工は、（繊維質のふすまを取り除き）最終製品にもちもちで、ふわふわとした食感を与えることができ、（腐敗しやすい脂肪を含む胚芽を取り除き）保存期間を延ばすことができるために行われます。ふすまが取り除かれると、ほとんどのビタミンが失われるため、製造業者は、精製穀物製品を合成ビタミンやミネラルで「強化」することがよくあります。精製中にふすまと一緒に食物繊維が失われるため、製造業者は、イヌリンやペクチンなどの精製された食物繊維製品を再び追加することもあります。

超加工された穀物は、多くの理由で健康によくありません。処理されて胚乳が主成分となった炭水化物は、自然な食物繊維がないため、腸から血流に急速に吸収され、食後すぐに血糖値が上昇します。食物繊維は消化を遅らせ、血糖値をより安定させるのに役立ち、マイクロバイオームの健康をサポートします。精製穀物を摂取すると、重要な栄養素が少なく、カロリーだけが多い食事になる可能性がありま す。また、それらのほとんどは、農薬を大量に使用する従来型の農法で栽培されています。さらに高度に加工された多くの穀物ベースの製品は、砂糖と不健康な脂肪が多く含まれています。これらは超加工食品を製造する際に加えられることが多いためです。

10万人以上の成人を平均9・4年間追跡した研究によると、精製穀物をたくさん食べる人（1日あたり350g以上）は、そうでない人（1日あたり50g未満）に比べて死亡リスクが27％、心血管疾患（心

表6・3 代替食品

精製穀物食品	グッドエナジーのための代替食品
精白パン	• ナッツ粉（アーモンドなど）やココナッツ粉から作られたパン • サツマイモを縦に切って焼くと、パンの代替品になる • ココナッツ粉のフラットブレッド*1
小麦粉で作られたトルティーヤやタコスの皮	• 海苔　• サラダ菜ラップ • カラードグリーンラップ　• ヒカマラップ • 卵ラップ　• レンズ豆ラップ • フラックスシード（亜麻仁）ラップ • ほうれん草とひよこ豆ラップ*1
白米	• カリフラワーライス*1,2　• ブロッコリーライス*2 • しらたきライス　• サツマイモライス*2
パスタ	• ズッキーニヌードル*3　• サツマイモヌードル*3 • ビーツヌードル*3　• パースニップヌードル*3 • 金糸瓜（焼いて、フォークで果肉をほぐしパスタ状に） • ひよこ豆パスタ　• ルピナス豆パスタ • レンズ豆パスタ　• 黒豆パスタ • パルミット（ヤシの新芽）のパスタ • しらたき麺　• 昆布麺
ピザ生地	• カリフラワークラスト　• アーモンド粉クラスト • ココナッツ粉クラスト • ナスを薄切りにして、ピザ生地の代わりに使う • サツマイモの皮
ケーキ、クッキー、ペストリー	• ナッツ粉で作られた代替品
シリアルまたはインスタントオートミール	• チアシードまたはバジルシードプディング • ナッツと種子で作られた穀物不使用のグラノーラ • オーツ麦不使用のオートミール（ナッツ、種子、ココナッツフレークなどを使って作る）

*1　これらのレシピは第Ⅳ部ダウンロードコンテンツにある。
*2　冷凍のものを買うか、パルス機能付きのフードプロセッサーで米状に砕く。
*3　これらはスパイラライザー（野菜を麺状にカットできる安価な調理器具）を使用して作っている。

臓発作や脳卒中など）のリスクが33％高かったという結果が出ています。1日に精製穀物を350g以上食べるというのはそれほど難しいことではありません。例えば、シリアルを1食分（39g）、食パンを2枚（70g）、プレッツェルをひとつかみ（30g）、調理済みパスタを1人前（110g）、チョコチップクッキーを1枚（80g）食べれば、あっという間に、350gを超えてしまいます。精製穀物の摂取量は、ゼロにすることを目指しましょう。私たちの体は、精製穀物を必要としていません。むしろ、それらは、体に悪影響を及ぼす可能性があります。私は、全粒穀物（玄米やオートミールなど）も、積極的に食べる必要はないと考えていますが、精製穀物に比べれば、まだ、栄養価は高いと言えます。

精製穀物の代わりに、ナッツの粉を使った代替品やホールフードを活用しましょう。例えば、シリアルの代わりにチアシードプディングを食べたり、タコスのトルティーヤの代わりに、サラダ菜で巻いたり、白米の代わりにカリフラワーライスを食べたりするなど、工夫してみましょう。

表6・3は、精製穀物の代わりに使える、簡単で美味しい穀物の代替品の例です。

添加糖、工業的に精製された植物油や種子油、精製穀物を避けることで、ほとんどの超加工食品を、避けることができます。同時に、防腐剤、香料、乳化剤、着色料など、私たちを直接的に害する超加工食品に含まれる無数の添加物を避けることもできます。米国の超加工食品に含まれる添加物の多くは、他の国では使用が禁止されています。たとえば、数百種類の焼き菓子の生地改良剤である臭素酸カリウムは、動物にがんを引き起こし（「強力な発がん性あり」）、人間にも「おそらく発がん性がある」とされています。臭素酸カリウムは、細胞内のＤＮＡや脂質を酸化させ、遺伝子の突然変異や損傷を引き起こします。赤色40号は、石油から作られた合成着色料であり、脳に酸化ストレスを与えることで、神経毒性を示す可能性があります。赤色40号を含む多くの合成着色料は、ホルムアルデヒドなどの有害な化学物質を使って製造されており、ベンジジンなどの発がん性物質が含まれていることもわかっています。赤色40号は、子供の攻撃的な行動、自閉症、ＡＤＨＤとの関連が指摘されており、「精神的な問題を悪化させる」可能性もあります。スキットルズ〔果実風味のキャンディ〕、フルーツパンチ味のゲータレード、ジェロー、ダンカンハインズのバターケーキミックス、ベティクロッカーのストロベリーアイシング、激辛味のチートス〔コーンスナック菓子〕、タキス〔トルティーヤチップス〕など数百種類の超加工食品に、赤色40号は使われています。原材料名に、「赤色〇号」「青色〇号」「黄色〇号」などと書かれている食品は、食べないようにしましょう。赤色であればビーツパウダー、青色であればスピルリナ、黄色であればターメリックなど、天然の着色料を使うことができます。二酸化チタン、臭素化植物油（ＢＶＯ）、プロピルパラベン、アセスルファムＫなど多くの食品添加物が細胞にダメージを与え、酸化ストレスやミトコンドリアの機能不全を引き起こすことがわかっています。

「グッドエナジー」食により糖を管理する

ここまで、グッドエナジーを生み出す体を作るために、必要な5つの栄養素と避けるべき5つの食品カテゴリーについて説明してきました。そして、もう1つ忘れてはならないのが、血糖値の管理です。**血糖値を安定させることは、体全体のバランスと最適な機能を維持するのに必須です。**第Ⅰ部で学んだように、不安定な血糖値は、私たちの健康にとって大きな問題であり、超加工食品を食べることの重要な悪影響の1つです。時間の経過とともに大きく変動する血糖値は、体が「耐糖能」を失っている、つまりインスリン抵抗性になり、バッドエナジーをもっていることを意味します。ご存知のように、インスリン抵抗性は、第1章で概説したバッドエナジーにつながる、すべての要因から生じる可能性があり、これらの要因のうち、慢性的な過剰栄養は、添加糖と加工穀物を含む食品を食べた後に経験する可能性のある、血糖値の乱高下（血糖値スパイク）に大きく反映されます。

血糖値の乱高下は、バッドエナジーの原因であり、結果でもあります。血糖値が急上昇すると、血液中に大量のグルコースが流れ込み、細胞やミトコンドリアに負担がかかります。その結果、酸化ストレスやミトコンドリアの損傷が起こり、慢性炎症につながります。また、高血糖の状態が続くと、血液中のグルコースがタンパク質などと結合し、糖化反応を起こします。

慢性的なストレス、環境ホルモン、睡眠不足など、バッドエナジーの原因となるものはすべて、酸化ストレス、慢性炎症、ミトコンドリアの機能不全につながり、インスリン抵抗性を高めます。インスリン抵抗性が高まると、食事から摂取した糖をうまく処理できなくなり、血糖値が乱高下してしまうのです。

バッドエナジーの発生源である過剰な血糖は、私たちの体に大きなダメージを与えます。食事によって、体内に取り込まれる糖質の量は膨大であり、血糖値をコントロールすることは、グッドエナジーを生み出す上で、最も重要な要素の1つです。血糖値は、リアルタイムで測定できる唯一のバイオマーカーであり、血糖値を測定することで、私たちは自分の体の状態を正確に把握することができます。精製糖や精製穀物、そしてでんぷんを多く含む食品は、すべて体内でグルコースに変わります。これらの食品は、私たちが摂取するカロリーの42％を占めています。

これは、異常事態と言わざるを得ません。糖質は、細胞の働きを正常に保つために必要な栄養素をほとんど含んでいません。つまり、私たちが一生涯で食べる約70トンもの食品のうち、42％が体に必要な栄養素をほとんど含んでいないのです。私たちが常に空腹感にさいなまれ、何かを食べたくなるのも当然のことでしょう。糖質は、腸内環境を悪化させ、ミトコンドリアに負担をかけ、細胞内に脂肪を蓄積させ、インスリン抵抗性を引き起こします。その結果、血液中にグルコースが溢れ出し、細胞の内外で大暴れするのです。そして、最も深刻な問題は、ミトコンドリアがエネルギーをうまく作り出せなくなることです。ミトコンドリアが正常に機能しなくなると、細胞はエネルギー不足に陥り、さまざまな病気を引き起こします。血糖値を安定させる食生活を送ることは、健康を維持する上で非常に重要です。

食後の血糖値の上昇を抑える9つの方法を以下に紹介します。

1. 炭水化物だけを食べない

バナナ（バナナのカロリーの92％は炭水化物）などのように、炭水化物が主成分の食品だけを食べることは避けましょう。炭水化物を多く含む食品を食べる場合は、良質なタンパク質、脂質、食物繊維を一緒に食べるようにしましょう。消化吸収が穏やかになり、満腹感が持続し、食後の血糖値の上昇を抑えることができます。例えば、炭水化物を多く含む食事と一緒に、アーモンドを85g食べると食後の血糖値の上昇を大幅に抑えることができるという研究結果が出ています。

2. 低GI食品を最初に食べる

血糖値スパイクを抑えるためには、低GI食品（でんぷんを含まない野菜、脂質、タンパク質、食物繊維などを主とする食品）から食べるようにしましょう。多くのレストランでは、メインディッシュの前にパンやチップスなどが提供されますが、これらは最初に食べるべきではありません。これらを最初に食べてしまうと血糖値が急上昇し、空腹感が増してしまいます。ある研究では、炭水化物を食べる30分前にタンパク質を20g、脂質を20g摂取すると、食後の血糖値の上昇を大幅に抑えることができたという結果が出ています。食事を摂る際は、以下の点に注意してみましょう。

- メインディッシュの前に、必ず葉物野菜とタンパク質（卵、鶏肉、チーズなど）を含むサラダを注文すること。ドレッシングは砂糖を使っていないものを選ぶ。
- 店員に、メインディッシュの前に、パンやチップスをもってこないようにお願いする。
- メインディッシュに、炭水化物（じゃがいもやパスタなど）、タンパク質（鶏肉や魚など）、野菜が含まれている場合は、最初に野菜、次にタンパク質、最後に炭水化物を食べるようにする。

・食事の30分前くらいに、ナッツをひとつかみ、ゆで卵1個、少量のカット野菜を食べる。

3.食事の時間を早める

同じものでも、深夜に食べるよりも朝に食べたほうが、食後の血糖値スパイクを抑えることができます。私たちの体は、夜になるとインスリン抵抗性が高まるため、朝や昼などインスリン抵抗性が低い時間帯に炭水化物を食べたほうが、糖を効率良く代謝することができます。イギリスの栄養学専門誌『British Journal of Nutrition』に掲載された研究では、健康で標準体重の被験者に、CGMを装着してもらい、同じ食事を朝と夜に食べた場合の血糖値を比較しました。その結果、夜に高GI食品を食べた場合は、朝に食べた場合に比べて、インスリンと血糖値の両方が有意に上昇したという結果が得られました。この研究では、夕食は午後8時半に、朝食は午前9時半に摂取しています。夜に高GI食品やデザートを食べるのは控えましょう。

4.食事時間の枠を狭める

1日のうち、限られた時間帯にだけ、食事を摂るようにすると同じ量の食事をダラダラと長時間かけて食べるよりも、血糖値やインスリン値の急上昇を抑えることができます。時間制限食（TRF）とは、1日の食事を決まった時間内にすべて食べ終えるという食事法です。栄養学専門誌『Nutrients』に掲載された、2019年の研究では、過体重で糖尿病ではない11人の被験者に、6時間以内にすべての食事を摂るTRFを4日間行ってもらいました。その結果、12時間にわたって、同じ量の食事を摂った場合に比べて、空腹時血糖値、空腹時インスリン値、食後血糖値のピーク値、平均血糖値が有意に低下したという結果が出ました。TRFを始める場合は、まず12時間以内（例えば、午前8時から午後8時まで）に、すべての食事を摂るようにしてみましょう。慣れてきたら、10時間以内（例えば、午前8時から午後6時まで）、最終的には、8時間以内（例えば、午前10時から午後6時まで）に食事の時間を制限するようにしてみましょう。グッドエナジーを生み出す生活を続けることで、体はエネルギー源として、脂肪を効率良く使えるようになります。脂肪をエネルギーとして使えるようになれば、TRFも楽に続けられるようになります。

5. 液体状の糖質を摂らない

液体に溶けた糖質は消化吸収が早く、血糖値スパイクの原因となります。液糖を含む飲み物には、炭酸飲料、ジュース、フラペチーノなどの加糖されたコーヒーや紅茶などがあります。アルコール飲料にも糖質が多く含まれているものがあります。ただし、野菜、脂質、低GIの果物、タンパク質をバランスよく配合した自家製スムージー（第Ⅳ部ダウンロードコンテンツ参照）は例外です。レベルズ社のデータによると、このようなスムージーは血糖値をそれほど上昇させません。

人工甘味料や天然のノンカロリー甘味料は?

アスパルテーム、スクラロース、サッカリンなどの人工甘味料は、体重増加、腸内環境の悪化、消化管ホルモンの分泌異常、インスリンの分泌促進などの原因となることがわかっています。人工甘味料は、絶対に避けましょう。

アルロース、羅漢果《らかんか》、ステビアなどの天然甘味料や、エリスリトールなどの糖アルコールは砂糖や人工甘味料に比べて安全性が高いと言われています。しかし、これらの甘味料も、脳内の報酬系を刺激し、糖質への欲求を高める可能性があります。また、お腹の張りや下痢などの消化器症状を引き起こすこともあります(特に、糖アルコールは消化器症状を引き起こしやすい)。これらの甘味料は、できるだけ控えめに使い、最終的には使わなくても良いように、徐々に減らしていくことをお勧めします。

6. すべての食事に食物繊維を加える

食物繊維は消化吸収を穏やかにし、腸内環境を整え、食後の血糖値の上昇を抑える効果があります。糖尿病専門誌『Diabetes Care』に掲載された研究では、2型糖尿病患者18人を対象に、食物繊維を多く含む低GI食を4週間続けた場合と、低炭水化物・高脂肪食を4週間続けた場合の、血液検査の値を比較したところ、食物繊維を多く含む食事を摂ったグループにおいて、ＬＤＬコレステロール、食後の血糖値やインスリン値、昼食後3時間の血中中性脂肪値が、有意に低下したという結果が得られました。この研究では、豆類、野菜、果物、全粒穀物から食物繊維を摂取しています。食物繊維を多く含む食品には、チアシード、フラックスシード、ナッツ、種子類、アボカド、豆類、食物繊維が豊富な果物や野菜、レンズ豆、タヒニ〔生の白ごまをペースト状にした調味料〕などがあります。1日に50g以上の食物繊維を摂取することを目指しましょう。

7. 酢やシナモンで、血糖値の上昇を抑える

リンゴ酢は、食前あるいは食事とともに摂取することで、血糖値の上昇を抑える効果があると知られています。その効果は非常に高く、健康な人を対象とした研究では食後の血糖値の上昇を最大で50％も抑制することができたという報告もあります。リンゴ酢が血糖値の上昇を抑えるメカニズムは、まだ完全には解明されていませんが、胃の内容物が腸に排出される速度を遅くすることで、満腹感が持続し、食べ過ぎを防ぐ効果や、インスリンの働きを調整することで、インスリン感受性を高めて細胞へのグルコースの取り込みを促進する効果もあると考えられています。細胞培養実験では、リンゴ酢に含まれる酢酸が、二糖類を分解する酵素（二糖類分解酵素）の働きを阻害することで、糖の吸収を抑える効果があることも示唆されています。小さじ2杯の酢を炭水化物を含む食事と一緒に摂取すると、食後の血糖値の上昇を23％抑制することができたという研究結果が出ています。ただし、単糖類（グルコー

ス、果糖など）と一緒に摂取した場合は、この効果は見られませんでした。単糖類は、二糖類分解酵素によって分解されないため、酢の影響を受けないのではないかと考えられています。

シナモンも酢と同じように、血糖値とインスリン感受性を改善する効果があります。この効果は、糖尿病の有無を問わず、有効です。シナモンに含まれる、メチルヒドロキシカルコンポリマー（ＭＨＣＰ）やヒドロ桂皮酸などの成分は、インスリンと似た働きをしたり、インスリン受容体の働きを活性化したりすることで、細胞へのグルコースの取り込みを促進し、グルコースをグリコーゲンとして肝臓や筋肉に蓄えるのを助けます。また、シナモンには、酸化ストレスを抑制するポリフェノールが豊富に含まれていることも、血糖値を下げる効果に貢献していると考えられます。健康な成人41人を対象とした研究では、被験者を３つのグループに分け、40日間、１g、３g、６gのシナモンを食事と一緒に摂取してもらいました。その結果、すべてのグループで、食後の血糖値が低下しましたが、特に６gのシナモンを摂取したグループでは、食後血糖値が平均で約13％も低下し、40日間で、平均１０６㎎／dLから92㎎／dLまで低下しました。

8. 食後に15分以上歩く

食後に15分以上歩くようにすると、食後の血糖値の上昇を最大で30％も抑えることができます。食後は、できるだけ歩くようにしましょう。

9. 食事に集中し、感謝の気持ちをもって食べる

食事中の行動や考え方を変えるだけでも、食後

血糖値に影響を与えることができます。感覚を研ぎ澄して食事に集中し、雰囲気を楽しみ、感情に流されて食べ過ぎないように注意することで、12週間後には2型糖尿病患者のＨｂＡ１ｃ値が改善したという結果が出ています。また、早食いは2型糖尿病のリスクを高めることがわかっています。ある研究では、早食いの人はそうでない人に比べて、2型糖尿病のリスクが2倍も高かったという結果が出ています。別の研究では、早食いの人は、そうでない人に比べて、メタボリック症候群の発症率が4倍以上も高かったという結果も出ています。早食いをすると、満腹感を感じる前に多くの食べ物を食べてしまうため、カロリーを過剰摂取しやすいと考えられます。ゆっくりと時間をかけ、食べ物に感謝の気持ちをもって食事をすることが、血糖値に大きく影響するというのは驚くべきことですが、研究結果はそう示しているのです。

グッドエナジーへの旅は、「食」から始まります。食事の内容を変えることで、細胞に送られる情報も変わり、私たちの体は大きく変わっていきます。過去１００年の間に、私たちの食生活は超加工食品中心へと、大きく変化しました。その結果、私たちの心身の健康は、著しく損なわれてしまいました。グッドエナジーを生み出すためには、超加工食品を避け、自然に近い状態の栄養価の高い食品を食べる必要があります。そして、そうした食品は健全な土壌で育った作物から作られます。しかし、私たちの細胞は、「食」以外にもさまざまな脅威にさらされています。次章では、細胞に悪影響を与える、その他の要因について見ていきましょう。

まとめ　「グッドエナジー」食を作る

「グッドエナジー」食品

- ビタミン・ミネラルなどの微量栄養素と抗酸化物質（252〜259ページ参照）
- オメガ3脂肪酸（260〜262ページ参照）
- 食物繊維（262〜265ページ参照）
- 発酵食品（266〜267ページ参照）
- タンパク質（267〜270ページ参照）

「バッドエナジー」食品

- 精製糖（271〜274ページ参照）
- 工業的に精製された植物油や種子油（275〜276ページ参照）
- 精製穀物（276〜279ページ参照）

本章の引用文献については、caseymeans.com/goodenergy 参照。

第7章

体内時計をリスペクトする

――光、睡眠、食事のタイミング

私が手術室に入ると、すでに空になった輸血パックが床に散乱していました。

私は、研修医2年目で当直勤務中でした。耳鼻咽喉科の医師は、私しかいなかったため、3つの病院を1人で掛け持ちしていました。すでに、24時間以上、働き詰めだった私は、仮眠室で少しでも休もうとしていましたが、ポケットベルが鳴り、呼び出されました。

手術室に入ると、14人ほどの医師や看護師が慌ただしく動き回っていました。手術台の上には首を大きく切り裂かれた女性が横たわっており、外科の研修医たちが必死に出血を止めようと手を尽くしていました。女性は自宅で何度も首を刺されており、動脈から大量の血が流れ出ていました。執刀医から呼ばれた私は手術着に着替え、手術助手につきました。

女性の首の傷口を1つひとつ丁寧に確認し、修復可能な血管の損傷がないか探しました。私は数分間、その作業に没頭していましたが、ふと顔を上げると周りの医師や看護師は手を止め、手術台から離れていました。患者は息を引き取っていたのです。無残な首の刺し傷を見て、私は1時間前に彼女が経験したであろう、暴力、怒り、恐怖、悲鳴、血、そして鋭いナイフを想像しました。

私は、「自分には人の気持ちがよくわかる」と思っていました。スタンフォード大学では、ゴールド・ヒューマニズム賞を受賞しましたし、家には自己啓発の本が山積みになっていました。家族からは、「平和主義者」と呼ばれることもありました。しかし、その時の私はただただ眠りたいとそれだけを考えていたのです。

私は指導医に電話をかけて状況を報告しました。すると指導医は、電話口で「君は本気で、患者の死亡報告のためだけに私を起こしたのか？」と怒鳴り、一方的に電話を切ってしまいました。当時の私は指導医の態度にショックを受けましたが、今なら彼の気持ちがわかります。指導医は、毎晩研修医から電話で起こされ、昼間はぎっしり詰まった手術スケジュールをこなし、30年間、私と同じように慢性的な睡眠不足に悩まされていたのです。

5年目にチーフ研修医になった頃、研修医時代を振り返ると、ぼんやりとした記憶しか残っていないことに私は気づきました。毎日、窓のない手術室に立ち、わずかな休憩時間に仮眠を取り、食事は時間を見つけて、包装された加工食品をかき込んでいました。後に私は慢性的な睡眠不足が脳にダメージを与え、感情をコントロールする機能を低下させ、代謝を悪くし、記憶力を低下させることを知りました。

研修医時代は極端な例かもしれませんが、現代社会において、多くの人が同様に不規則な生活を送っており、本来の体内時計である概日リズム（サーカディアンリズム）が乱れています。現代人は、細胞が本来の機能を発揮するために、必要な時間帯に眠ったり食べたりすることができなくなっているのです。睡眠と食事のタイミングが乱れることは、バッドエナジーを生み出す大きな原因の1つです。

過去100年間で人間の平均睡眠時間は25％も減少しました。ほんの数千年前まで、人類はほとんどの時間を屋外かむき出しの住居で過ごしていました。「室内」という概念すらなかったのです。人類の歴史の中で、人工の光が使われるようになったのはわずか0・04％の期間にすぎません。現代社会では子供も大人も朝から晩まで、太陽の光がほとんど入らない密閉された部屋の中で、机に向かって勉強したり働いたりしています。そして、家に帰ってもまた室内で過ごす時間が長くなります。現代社会における「成功」とは、箱の中で暮らし、箱の中で働き、光る箱を見つめ、最後は箱の中に葬られること、であるように私には思えます。私たちは太陽の光や土の温もりといった生命の源から切り離されてしまったのです。

私は、先史時代に戻って人工の光や家やデジタル機器をすべて捨て去ろうと言っているわけではありません。しかし、これらの発明が、人類の歴史の中ではごく最近のものであること、私たちの体に大きな混乱を招いたこと、そしてバッドエナジーによる心身の機能障害と密接に関連していると考えられることに私たちは目を向けるべきだと思うのです。


人類は何百万年もの進化の過程で、体内時計である概日リズム（サーカディアンリズム）を獲得してきました。概日リズムは、時間に合わせて体の機能を調節するシステムであり、「時計遺伝子」や光に反応する脳の特定の領域などによってコントロールされています。細胞1つひとつにも体内時計が備わっていますが、これらは外部からの刺激（光など）と同期することで正常に機能します。体内時計を正常に機能させるためには、光と食事のタイミングが特に重要です。概日リズムは、私たちがいつ起きるべきか、いつ食べるべきか、いつ食べ物が最も効率良く代謝されるのか、いつホルモンが分泌されるのか、遺伝子がどのように働くのか、いつ眠るべきかなどをコントロールしています。

人間は昼行性の動物です。つまり日中に活動や食事をし、日が暮れたら眠り、絶食をするようにプログラムされています。夜行性の動物はこのサイクルが逆転しており、夜に活動し、昼間は眠ります。しかし現代社会では、人間はこの本来の体内時計を無視した生活を送り、夜遅くに食事をしたり、夜更かしをして人工の光を浴び続けたりしています。細胞は時間帯によって、異なる働きをするようにプログラムされているため、不規則な生活を送ることで、細胞は混乱し、本来の機能を発揮することができなくなってしまいます。その結果、現代人はさまざまな病気や不調に悩まされるようになったのです。

研究によると、不規則な睡眠・光への曝露・食事は、バッドエナジーの三大特徴である、「ミトコンドリアの機能不全」「酸化ストレス」「慢性炎症」を引き起こします。

医師を含む多くの現代人は、概日リズムをほとんど意識していません。しかし、私たちは概日リズムの重要性をもっと真剣に考えるべきです。8時間バッテリーをフル充電すると、400マイル（約640㎞）走る電気自動車があったとして、6時間しか充電していないのに、700マイル（約1120㎞）走らせようとする人はいないでしょう。私たちの体に起こっていることも、このような単純なことなのです。私たちの体は精密な機械のようなもので、不規則な生活は、これを台無しにしてしまいます。それなのに、疲労感、不眠症、集中力の低下、倦怠感、不安感といった症状が現れると、困惑しているのです。そして、これらの症状を薬で「治療」しようとし、さらに概日リズムを乱して、悪循環に陥っています。

「十分な睡眠をとりましょう」という言葉はよく聞きますが、「なぜ」睡眠が重要なのかを、きちんと理解することが、長期的に行動を変えるのに重要なのです。「太陽の光を直接浴びることが代謝機能や健康全般に非常に重要である」という情報ではなく、「太陽の光〔紫外線など〕を浴び過ぎないようにしよう」という情報をよく耳にするというのは驚くべきことです。私たちは、細胞がどう働くようにプログラムされ、それがエネルギー産生にどのように関わっているのかを理解する必要があるのです。

そしてその鍵を握るのが、「太陽の光」「睡眠」「食事のタイミング」という3つの要素です。

私たちは、太陽の光から作られている

これは比喩表現ではありません。私たちが食事から摂取するエネルギーのほとんどすべては、太陽の光エネルギーが姿を変えたものです。多くの人は理科の授業で習った「光合成」という言葉の意味を忘れてしまっているのではないでしょうか？　光合成とは、1億5000万㎞の距離を経て届く、太陽のエネルギーを使って、植物が水と二酸化炭素からグルコースと酸素を作り出す反応のことです。たとえ

肉しか食べない人でも、その肉は植物を食べて育った動物の肉です。つまり私たちが食事から摂取するエネルギーの大部分は太陽に由来するのです。太陽の光はまさに生命の源です。

さらに光合成によって酸素も作られます。酸素は私たちの体の細胞がエネルギーを作り出すために必要不可欠なものです。

太陽の光は、地球上の生命を支える最も重要な要素の1つです。それにもかかわらず、現代の医学が、太陽の光の重要性を軽視しているのは、医学の大きな盲点と言えるでしょう。

体を目覚めさせるスイッチ

生命が誕生して以来、太陽の光と闇のサイクルは、生命の営みを支配してきました。人間の細胞も24時間周期の睡眠・覚醒サイクルに合わせて、2つの異なるモード、日中の活動ー摂食モードと、夜間の休息ー絶食モードで働くようにプログラムされています。この2つのモードでは、遺伝子の働き、代謝、ホルモンの分泌などが大きく異なります。光は、私たちがどちらのモードで過ごすかを決める重要なスイッチの役割を担っているのです。不規則な生活を送ったり、夜更かしをして人工の光を浴び続けたりすることで、体内時計が狂い、体調を崩しやすくなります。

太陽の光は、私たちを活動ー摂食モードに切り替えるスイッチです。晴れた日に屋外で浴びる光の量は室内で浴びる人工の光の量の100倍以上です。木陰に座っていても、室内で人工の光を浴びている時の10倍以上の光を浴びることができます。ある研究によると光の強さを表す単位である「ルクス」は室内では一般的に100ルクス以下ですが、屋外では10万ルクスを超えることもあります。窓ガラスは透明ですが光を遮る効果があり、太陽の光が私たちの目に届き、細胞に情報が伝わるのを妨げてしまうのです。食品が細胞の機能を決定する分子情報であるように、光もまた体に今の時間帯を伝え、適切な働きをするように指示するエネルギー情報であると言えるでしょう。現代の子供たちは、1000ルクス以上の光を浴びる時間が1日に1~2時間しかありません。これは代謝性疾患、肥満、視力低下（近年、劇的に増加している）などを引き起こす原因となります。当然のことながら、屋外で過ごす時間が長い子供ほど、肥満や慢性疾患になりにくいという研究結果も出ています。

光が目の網膜にある視細胞に当たると電気信号が発生し、その信号が神経細胞を伝わって、脳の視交叉上核（SCN）と呼ばれる場所に届けられます。SCNは全身の機能をコントロールする司令塔のような役割を担っています。頭蓋骨には視神経が通る小さな（直径約3㎜）穴が開いています。視神経は朝、太陽の光をキャッチすると、すぐにSCNに信号を送り、体を活動モードに切り替えます。しかし、現代人は朝に太陽の光を浴びる機会がほとんどありません。

SCNはもちろんのこと、体のほとんどの細胞には、24時間周期の体内時計が備わっています。光は、この体内時計を「同期」、つまりリセットし、ホルモンや遺伝子の働きを時間に合わせて調整する役割を担っています。エネルギー産生、メラトニンの分泌、消化や食欲、ストレスホルモンの分泌など、私たちの体の機能はすべて体内時計によってコントロールされているのです。

夜更かしをしたり、昼間でも太陽の光を浴びずに室内で過ごしたりすると、体内時計が乱れ、代謝機能が低下し、バッドエナジーから生じるさまざまな病気を発症するリスクが高まります。

朝は太陽の光を浴び、夜は暗くすることで、今が何時かをSCNに伝えて、体内時計をリセットし、ホルモンや遺伝子の働きを正常化します。ホルモンバランス、代謝、体重、病気のリスクを調整し、健康的な生活を送るためには、朝、太陽の光を浴び、夜になったらできるだけ暗い場所で過ごすことが重要です。

エネルギーを向ける

1960年代から睡眠と糖尿病の研究者は、インスリン感受性と耐糖能は1日の時間帯によって変化することを知っていました。これは、夜間に脳から分泌され、眠気を誘発するメラトニンというホルモンがインスリン感受性に影響を与えているためだと考えられています。

日中に明るい光を浴びることもインスリン感受性を維持するために重要です。ブラジルで行われた肥満の女性を対象にした研究では、日中の運動後に、週に3回、5ヵ月間、高照度光療法を行ったところ、光を浴びなかったグループに比べて、インスリン抵抗性と体脂肪量が大幅に減少したという結果が出ています。

また、スイスのジュネーブ大学の研究チームはわずかな光の変化（例えば、夜中に1時間だけ光を浴びたり、2日間光を遮断したりするなど）でも、インスリン抵抗性に大きな影響を与えることを発見しました。この研究結果は、適切でない時間に光にさらされる人たちが、糖尿病などの代謝性疾患になりやすい理由を説明するのに役立つでしょう。

晴れやかな気分

太陽の光は、心にも良い影響を与えます。心の健康は、体の健康と密接に関係しています。光を浴びる時間が短くなると、うつ病になる人もいます（もちろん変化が少ない人もいる）。研究によると、光を浴びる時間が短くなると、精神を安定させるセロトニンの分泌量が減り、長くなると分泌量は増加します。太陽の光を浴びると、脳内のセロトニン1A受容体が活性化され、皮膚でのセロトニン産生が起こる可能性やセロトニン分泌量の増加により食欲が抑えられ、血糖値のコントロールも改善する可能性が示唆されています。

睡眠

子犬は、わずか9日間、睡眠不足にさせれば、死んでしまいます。

人は、わずか6日間、睡眠を1晩4時間に減らせば、すぐに糖尿病予備群になります。

睡眠不足、質の悪い睡眠、不規則な睡眠は、酸化ストレス、ミトコンドリアの機能不全、慢性炎症に加えて腸内環境の悪化が起こり、体の老化を早め、さまざまな病気や不調の原因となります。「グッドエナジー」食を摂っていても、睡眠不足になると、細胞は活性酸素を大量に発生させ、危険信号を送り出し、免疫システムを過剰に活性化させ、エネルギーを作り出すのに苦労し、インスリン抵抗性を高めてしまいます。睡眠の質の低下は、体に「危険が迫っているぞ！」というメッセージを送り、代謝を乱し、脂肪を蓄積させます。

また、睡眠不足は、悪循環を引き起こします。食生活の乱れ、睡眠不足、ストレス、運動不足、毒素など、バッドエナジーの原因となるものはすべて、睡眠の質を低下させます。代謝性疾患の人は、睡眠障害を抱えていることが多く、睡眠障害が悪化すると、代謝性疾患もさらに悪化するという悪循環に陥ってしまうのです。健康的な生活を送るためには、この悪循環を断ち切らなければなりません。そして、健全な社会を築くためには現代社会に蔓延している、睡眠不足という問題を解決する必要があります。睡眠不足は、細胞をバッドエナジー状態に陥れる大きな原因なのです。

睡眠不足がバッドエナジーを生み出すメカニズムについて詳しく見ていきましょう。

・ミトコンドリアの機能不全

マウスを用いた慢性的な睡眠不足の研究では、1日4時間睡眠を4ヵ月間続けさせたところ、「長期的な睡眠不足によってミトコンドリアの構造が破壊される」ことが確認されました。論文に掲載された、健康なマウスと睡眠不足のマウスの電子顕微鏡写真を比べてみると、睡眠不足のマウスのミトコンドリアは、いびつな塊のような形になっていました。ミトコンドリアが損傷すると、心臓の筋肉がエネルギー不足に陥り、心不全を引き起こします。別の研究では、72時間睡眠不足にしたマウスでは、電子伝達系（ＡＴＰ合成の最後の重要な段階）の働きが著しく低下したという結果が報告されています。

・酸化ストレス　睡眠不足は、肝臓、腸、肺、筋肉、脳、心臓など体のあらゆる場所で活性酸素を増加させ、酸化ストレスを高めます。医学雑誌『Cell』に掲載された論文によると、動物実験において、睡眠不足にした動物は、消化管に活性酸素が蓄積し、早死の割合が高かったと報告されています。活性酸素は、代謝の過程で必ず発生する物質であり、睡眠不足の日数が長くなるほど増加し、睡眠不足を解消すると、徐々に減少します。研究者たちは、「睡眠には、日中に蓄積された活性酸素を除去する働きがある」と考えています。

・慢性炎症　1週間、睡眠時間を8時間から6時間に減らしただけでも、ＩＬ-6やＴＮＦ-αなどの炎症性サイトカインが血液中で増加します（実験室環境下）。ＩＬ-6とＴＮＦ-αは、体内で炎症が起きていることを示すシグナルであり、インスリン抵抗性を引き起こす原因となります。

さらにマウスを使った遺伝子解析の研究では、慢性的な睡眠不足によって240個の遺伝子の働きが活発になり、259個の遺伝子の働きが抑制されることがわかっています。これらの遺伝子の多くは、代謝に関わる遺伝子です。

驚くべきことに、睡眠不足は腸内細菌の構成にも大きな影響を与えます。研究者たちは、睡眠不足によって腸内細菌のバランスが崩れることが、バッドエナジーの特徴である慢性炎症などを引き起こす原因の1つだと考えています。マウスを使った実験では、睡眠不足のマウスの腸内細菌を睡眠不足ではない無菌マウスに移植すると、移植されたマウスは、脳を含む全身に慢性炎症を起こし、認知機能も低下したという結果があります。

人間においても、睡眠不足と腸内環境の悪化、そして酸化ストレスの間には密接な関係があります。数百人の大学生を対象とした調査では、90%近くの学生が1日の睡眠時間が7時間未満で、42%の学生が腸の不調を訴えていました。睡眠不足の学生は、酪酸を作り出す腸内細菌が減少していました。第5章で説明したように、酪酸は腸の細胞のエネルギー源となり、エネルギー代謝に関わる遺伝子の働きを調節し、ミトコンドリアの機能を活性化する働きがあります。腸内細菌により、健康な状態では腸管バリア機能〔腸の内容物が血液中に漏れ出すのを防ぐ機能〕が働き、異物が腸の内膜を通過するのを防いで、慢性炎症から保護しています。腸内細菌は、睡眠不足の影響を非常に受けやすく、睡眠不足によって腸内環境が悪化するとバッドエナジーが生まれ、さまざまな不調につながります。私たちは、自分自身のためだけでなく腸内細菌のためにも十分な睡眠をとる必要があるのです。

さらに、私たちは「慢性的な過剰栄養」が、バッドエナジーの大きな原因の1つであることを知っています。睡眠不足は、食欲を調節するホルモンのバランスを崩し、過食を招きます。ある研究では、健康な若い男性12人を対象に2日間睡眠時間を制限したところ、グレリンという食欲を増進させるホルモンの分泌量が増加し、レプチンという食欲を抑えるホルモンの分泌量が減少しました。また、被験者たちは空腹感や食欲が増し、特に高カロリーで炭水化物の多い食品を食べたくなったと報告されています。睡眠時間を制限すると、タンパク質、脂質、総カロリーの摂取量が増加し、体重や体脂肪も増加したという研究結果もあります。食べ過ぎを防ぎ、空腹感を抑えるためには十分な睡眠をとることが重要なのです。

私たちは、医療界のリーダーが、肥満の原因は「複雑である」と言っているのを、しばしば耳にしますが、私はこの意見に賛成できません。肥満の主な原因は明らかです。それは、超加工食品の蔓延と睡眠不足です。

たった一晩、睡眠不足になっただけでも、私たちは体調が悪くなります。それは、睡眠不足が細胞に大きなダメージを与えるからです。

閉塞性睡眠時無呼吸症候群（OSA）

世界中で約10億人もの人が、閉塞性睡眠時無呼吸症候群（OSA〔睡眠時に上気道が狭くなり、呼吸が停止または不十分になる病気〕）に苦しんでいると言われています。OSAは、日中の眠気、いびき、夜間の呼吸停止などが主な症状です。OSAは、睡眠の質を低下させるだけでなく、心臓病、心不全、不整脈、2型糖尿病、肥満、認知症、脳卒中といったさまざまな病気のリスクを高めます。肥満の人は、

ＯＳＡになりやすいと言われています。首、喉、肺、腹部などに、脂肪が蓄積することで気道が狭くなり、睡眠中に呼吸が止まりやすくなるからです。肥満の増加に伴い、ＯＳＡの患者数も増加しています。ある研究によると、１９９３年から２０１３年の間にＯＳＡの患者数は最大で55％も増加し、同時期に肥満率も上昇していたと報告されています。医学雑誌『JAMA』に掲載された論文によると「軽度のＯＳＡ患者の体重が10％増えるとＯＳＡが悪化するリスクが6倍になり、逆に体重が10％減るとＯＳＡの症状が20％以上改善する」という結果が出ています。もしあなたがいびきをかいていたり、睡眠中に呼吸が止まっていると家族に指摘されたり、日中に強い眠気や倦怠感を覚えたり、睡眠が浅かったり、なかなか健康状態が改善しなかったりする場合はＯＳＡの検査を受けることをお勧めします。ＯＳＡは、多くの場合、体重を減らすことで症状が改善したり、完治したりする可能性があります。

光は、私たちの体の多くのプロセスを目覚めさせる信号です。一方、夜間にはメラトニンが分泌され、私たちの体は眠りにつく準備を始めます。睡眠中は絶食状態であり、代謝活性が劇的に変化し、代謝率は15％も下がります。また、体に蓄えられた脂肪やグルコースがエネルギー源として利用されます。睡眠中は、脳波や脳の血流が変化し、記憶が整理され、認知機能が回復し、代謝機能が調整されます。

マシュー・ウォーカー教授は著書『睡眠こそ最強の解決策である』（ＳＢクリエイティブ）の中で、ギネス世界記録には「釘のベッドに横たわってバイクに轢かれた回数」の記録は、まだ残っているものの、「連続して寝ないで起きている時間」の記録は、あまりにも危険すぎるため、廃止されたと述べています。

私たちの体は、1つのタイムゾーン（等時帯）で規則的かつ一貫した睡眠を取るようにできています。人類の進化の最後の瞬間まで、これが乱されることはおそらくなかったのでしょう。鉄道が普及したのは、たった120年前、航空旅行は65年前です。私たちの曾祖父母やそれ以前の人々は、人生でタイムゾーンを超えて、旅行することはほとんどありませんでしたし、太陽が沈んだ後、睡眠以外のことをすることもあまりありませんでした。

私たちは、不規則な睡眠を「現代生活の当たり前」として受け入れています。しかし、これがごく最近になって始まったことだということを私たちは忘れてしまっています。米国では人口の約半数が週に3〜7日、日中に眠気を感じると回答しています。また成人の35・2%が1日の平均睡眠時間が7時間未満で、30%が閉塞性睡眠時無呼吸症候群（OSA）と診断されています。OSAはインスリン抵抗性と密接な関係があり、OSAが原因でインスリン抵抗性が起こることもあれば、インスリン抵抗性が原因で、OSAが起こることもあります。

16時間睡眠をとらないと、心身ともにパフォーマンスが低下し始め、19時間睡眠をとらないと血中アルコール濃度が0・08%の状態と同じくらい認知機能が低下します。病院で働いていた私は、睡眠不足の危険性を身をもって経験しました。

睡眠不足は認知能力を著しく低下させます。ペンシルベニア大学が行った研究によると、6日間睡眠時間を4時間に制限した被験者は、日中のマイクロスリープ（瞬間睡眠）の回数が400％増加したそうです。マイクロスリープとは、作業中に意識や動作が一瞬停止してしまう状態のことです。恐ろしいことにマイクロスリープは本人に自覚がないまま起こります。

睡眠不足の医療従事者が手術を行うことは、患者の安全を脅かす深刻な問題です。研究によると36時間連続勤務の研修医は、十分に休息をとった医師に比べて、集中治療室で重大な医療ミスを犯す確率が36％、誤診率が460％も高くなると報告されています。また26時間連続勤務後の研修医は、患者の痛みに対する共感が低下する傾向があります。36時間連続勤務後の研修医は、自分に針を刺したり、メスで指を切ったりする事故を起こす確率が73％も高くなります。睡眠不足の研修医が長時間勤務を終えて車で帰宅する際に、疲労が原因で交通事故を起こす確率も168％も高くなります。

多くの医師が睡眠不足に悩まされているにもかかわらず、睡眠に関する知識が乏しいことは、大きな問題です。米国の医学部では4年間で小児の睡眠については平均で17分、睡眠全般についてもわずか3時間しか教えられていません。つまり医師は睡眠についてほとんど何も知らないと言っても過言ではありません。質の高い睡眠を十分にとることは、あらゆる病気を予防し、改善するために最も効果的な方法の1つです。医師が口先だけで「睡眠は大切ですよ」と言ったとしても、あなたは、その言葉を真剣に受け止めるべきなのです。医師は睡眠の重要性をもっと強く訴えるべきであり、患者は睡眠の量、質、そして規則正しい睡眠リズムが命を守るための最重要課題であると認識する必要があります。

睡眠の量

私たちの体を「バッドエナジー」から守るためには一晩に7〜8時間の質の高い睡眠が必要です。睡眠不足は、私たちのエネルギーを作る能力にほぼ瞬時に影響を与えます。研究によると、睡眠不足のマウスは脳のいくつかの領域でATPの産生が減少することがわかっています。脳を動かすエネルギーが少ない状態を誰も望まないでしょう。

ある研究によると、健康で正常な体重の人が毎晩6・5時間未満しか睡眠をとらなかった場合、通常の睡眠をとる人と同程度の血糖値を得るために、50％もインスリンを多く産生する必要があることがわかりました。つまり睡眠時間が短い人は、長い目で見るとインスリン抵抗性を発症するリスクが大幅に高くなります。糖尿病予備群と2型糖尿病はインスリン抵抗性であり、これは他のほとんどすべての慢性的な症状や病気の根本原因であることを忘れないでください。

たった2、3日の睡眠不足でも、インスリン感受性に深刻な影響を与える可能性があります。ある研究では、健康な若い男性11人を対象に、6日間1晩の睡眠時間を4時間に制限して睡眠不足にした後、検査を行いました。睡眠制限期間の後、参加者には1晩に12時間の睡眠を1週間、十分に取ってもらいました。この研究では、睡眠制限の期間に参加者に代謝異常とインスリン抵抗性が見られ、特に血液から糖を取り除く能力は、適切に休息した場合よりも40％遅くなりました。興味深いことにこの比較的短い6日間の睡眠不足によって、若い男性は代謝が変化し、糖尿病予備群の特徴である血糖への反応を示すようになりました。

コルチゾールというホルモンは、体に「ストレス」がかかっていることを知らせます。また血糖値とインスリンの調節も一部担っています。しかし慢性的な睡眠不足や精神的ストレスの場合のように、コルチゾールが慢性的に刺激されると、体にダメージを与えてしまいます。コルチゾールはインスリン感受性を低下させ､細胞がグルコースを消費しにくくします。細胞がグルコースを消費しないと､グルコースは血液中に残り、血糖値が上昇し、炎症や糖化が悪化してしまうのです。6日間、1日4時間しか睡眠をとらないと、夕方のコルチゾール値が上昇し、血糖値も上昇する可能性があります。

多くの研究が、7〜8時間の睡眠をとることが理想的であることを示しています。1晩平均7時間未満の睡眠時間の人は要注意です。興味深いことに、平均8時間以上睡眠をとるようにすると、睡眠・覚醒サイクルが乱れて、代謝異常のリスクが逆に高まってしまいます。

子供が睡眠不足になりやすい原因の1つに、学校の始業時間の早さがあります。子供にとって、バッドエナジーと睡眠不足の関係は特に深刻です。幼い頃から睡眠不足の状態が続くと、大人になってから代謝異常になるリスクが高まります。いくつかの研究で年齢に見合った十分な睡眠をとっていない子供は、インスリン値の上昇、インスリン抵抗性、空腹時血糖値の上昇、ＢＭＩの上昇などがみられることがわかっています。さらに、幼児期の睡眠不足の程度が大きいほど、数年後の小児期の肥満リスクが高くなるという比例関係も明らかになっています。

睡眠の質

邪魔されずにぐっすり眠ることは、代謝の健康にとって非常に重要です。睡眠の質が低下すると、2型糖尿病、肥満、心臓病、アルツハイマー病、脳卒中など、バッドエナジーが引き起こす疾患につながることがわかっています。

2000人以上の成人男性を8年間追跡調査した研究では、睡眠の維持が難しいと訴えた人は、そうでない人に比べて、2型糖尿病の発症リスクが2~3倍も高かったという結果が出ています。

また短期的にも、睡眠の質が翌日の血糖コントロールに影響を与えることもわかっており、睡眠の質が良い人ほど、翌朝の朝食後の血糖値の上昇が緩やかになる傾向があるという研究結果が出ています。睡眠の質の低下は、睡眠の断片化などによって測定されますが、コルチゾールや成長ホルモンの分泌量が変化することで、血糖への反応に影響を与える可能性があります。コルチゾールと成長ホルモンは、インスリン感受性、代謝、血糖値に大きく影響を与えるホルモンです。

睡眠の質は、深い睡眠とレム睡眠の時間の長さによっても評価できます。深い睡眠とレム睡眠は、代謝的に体が回復する睡眠段階です。遅い時間に食事をしたり、アルコールやカフェインを摂取したり、夜更かしをしたりといった生活習慣は、深い睡眠とレム睡眠に悪影響を与えます。12~20年以上にわたって、がんによる死亡率、心血管疾患による死亡率、全死因死亡率を調査した最近の研究では、レム睡眠が5%減少するごとに、死亡率が13%上昇することが明らかになりました。この研究によると、リスクを低減するためには、レム睡眠の割合を1晩あたり15%以上にすることが望ましいとされています。もちろん、多ければ多いほど良いでしょう。最もリスクが低い人は、レム睡眠の割合が20%を超えていました。

睡眠リズムを一定にする

近年、決まった時間に寝ることが、私たちの代謝の健康に非常に重要であることが明らかになってきています。私たちの体は規則的で一貫したリズムで動いていますから、当然といえば当然ですが、その影響の大きさは驚くべきものです。

研究によると、60歳以下の人が2時間以上の社会的時差ぼけ（ソーシャル・ジェットラグ）を抱えていると、メタボリック症候群や糖尿病、糖尿病予備群のリスクが約2倍になることがわかっています。社会的時差ぼけとは、睡眠の規則性を測る尺度で、平日と休日の就寝時間と起床時間の差を「睡眠の中間点」で測定します。例えば、平日は午後10時から午前6時まで寝る人の場合、睡眠の中間点は午前2時です。週末に深夜0時から午前10時まで寝る場合は午前5時が中間点となります。これは3時間の社会的時差ぼけに相当し、メタボリック症候群のリスクが2倍になる計算です。米国の成人のほぼ半数が、少なくとも1時間の社会的時差ぼけを抱えていると報告されています。同様の関連性は、夜勤労働者において2型糖尿病の発症率が高くなっていることからも示唆されています。

睡眠リズムが乱れると健康に悪影響があることは、サマータイムの健康への影響を調べた研究からも明らかになっています。サマータイムでは、国民全体が年に2回も睡眠時間と起床時間を1時間ずつ強制的にずらさなければなりません。研究によると、この年2回の時間変更は、心臓発作、脳卒中、不整脈による入院、医療機関の予約キャンセル、救急外来の受診、炎症マーカー、高血圧、交通事故、気分障害の増加と関連していることがわかっています。さらに、体内時計を司る遺伝子を含む遺伝子発現の変化も見られます。米国睡眠医学会は、この1時間の時間変更が「公衆衛生と安全に重大なリスクをもたらす可能性」があり、「体内時計と環境時計のずれ」を引き起こす可能性があるとして、季節ごとの時間変更の廃止を提唱する見解を発表しました。

私たちは、社会全体で体内時計の科学を無視していますが、それが最も顕著に表れているのが、子供たちへの影響です。思春期の子供たちは体内時計のリズムが変化し、夜遅くまで起きていて、朝はゆっくり眠っていたいと思うようになります。しかし、ほとんどの学校ではまだ始業時間が非常に早く、午前8時前に始まる学校も少なくありません。これは10代の若者の代謝の健康に非常に有害となる可能性があります。研究によると睡眠不足はインスリン抵抗性、体重増加、2型糖尿病のリスク増加につながる可能性があり、10代の若者の45％が、十分な睡眠をとれていないという結果が出ています。

また、10代の自然な体内時計のリズムに合わせて学校の始業時間を遅らせると、大きなメリットがあることもわかっています。２０１７年に『Journal of Clinical Sleep Medicine』誌に掲載された研究では、中学校と高校の始業時間を午前8時30分以降にずらしたところ、生徒の睡眠時間、日中の眠気、そして学業成績に改善が見られたという結果が報告されています。

人工光

夜の人工光が睡眠を妨げるというのは、よく耳にする話です。これは本来であれば、暗いはずの夜間に、不自然な光が目に入ることで、脳内の視交叉上核や細胞に「昼間だ」という信号を送ってしまうことで、私たちの体に深く根付いた体内時計に狂いを生じさせます。夜間の光は私たちの健康にとって非常に有害であり、現在では薬や毒素のようにホルモン信号の伝達を直接変化させる可能性がある「環境内分泌かく乱物質」とみなされています。光は内分泌かく乱物質として、メラトニンの産生を著しく変化させ、炎症反応の増加、ストレスホルモンの血中濃度上昇を引き起こす可能性があります。『International Journal of Obesity』誌に掲載された研究では、食事の量にかかわらず、夜間の人工光が、世界中で蔓延する肥満の約70%の原因となることが示唆されました。人工光が生物としての私たちにとって、どれほど新しく破壊的なものであるかを考えると、これは当然のことでしょう。1806年に初めて白熱電球に明かりが灯ったその瞬間から、私たちの体内ではいくつかのホルモンの分泌が大きく変化しました。1938年に家庭用テレビが、1971年にはコンピューターが登場したことで、この問題はさらに悪化しました。

深夜に人工光に当たる時間は、インスリン抵抗性と血糖値上昇と関連します。特に高齢者においては、夜間の光の強度が高いと、2型糖尿病の発症率が51%増加するという研究結果もあります。さらに就寝前に200ルクスの光を浴びると、3ルクス未満の光を浴びるのと比べて、メラトニンの放出開始が90分遅れ、睡眠前のメラトニン量が71・4%低下することが示されています。メラトニンは、睡眠誘導、がん抑制、骨の健康の支援、抗酸化作用、神経保護、気分障害からの保護、抗炎症作用などの役割を果たすことが知られています。また妊孕性〔妊娠するために必要な能力〕や卵子の質に関しても、メラトニンが関与することがわかっています。このため深夜の過剰な人工光によるメラトニン分泌の乱れは、重大な生活習慣の問題として考えるべきです。

また、寝室内の間接照明ですら影響があります。10万人以上の女性を対象とした研究では、睡眠中の光曝露がBMI、ウエスト周囲径、ウエスト／ヒップ比の増加と強く関連していることが示されています。

食事のタイミング

本章の前半で説明したように、適切なタイミングで光を浴びることで、脳の視交叉上核に現在の時刻を伝え、1日の遺伝子活動、ホルモン分泌、代謝活動を調整できます。細胞に現在時刻を伝えるもう1つの重要な信号は「いつ食事をするか」です。24時間周期の暗期、つまり私たちの生理機能が生化学的に休息―絶食モードに備えている時に食事をすると、代謝プロセスが同期しなくなり、代謝性疾患のリスクが高まります。例えば、本来眠っている時間に、マウスに通常の食事を与える実験では、マウスの体重は急速に増加しました。これは食事の時間と体の自然な概日リズムとの間にずれが生じると、耐糖能異常、遺伝子発現の変化、体重増加が引き起こされることを示しています。

人間の概日リズムは、朝にインスリン感受性が高く、食物代謝によって多くの熱を産生するように、プログラムされています。つまり1日の早い時間に、特に炭水化物の多い食品を積極的に摂取し、夜はできるだけ早く食事を済ませるほうが良いということです。ある研究では、夜遅く（午後8時30分）に食事をすると、朝（午前9時30分）に全く同じ食事を摂った場合と比較して、インスリンと血糖値の両方が著しく増加することが明らかになっています。

残念ながら、多くの米国の成人は、本来の概日リズムとはかけ離れた、以下のような不規則な食生活を送っています。

- 1日に最大で11回も食事・間食をする
- 正午までの食事摂取量は全体のわずか25％
- 午後6時以降の摂取量は全体の35％
- 半数以上が、1日に15時間にわたって食物を摂取する
- 週末は食事の時間帯が遅くなる

このように不規則な食生活や頻繁な食物摂取は、代謝異常を引き起こすリスクを高めます。反対に、毎日決まった時間に食事をし、夜遅くの食事を控える「時間制限食（ＴＲＦ）」は、代謝異常の予防と治療に有効なアプローチとして注目されています。糖尿病を患っていない過体重の人を対象とした研究では、わずか4日間ＴＲＦを実践しただけで、空腹時血糖値、空腹時インスリン値、平均血糖値が大幅に改善したという結果が出ています。

TRFは、意図的に食事を制限する「断食」の一種です。断食は一時的な流行や健康トレンドとは異なり、人類の歴史や生物学と深く結びついています。私たちは常に食べ物にありつけたわけではありません。そのため人間の体は、食事の時間帯と空腹の時間帯を交互に繰り返すことで、最適に機能するように進化してきました。細胞がエネルギーを生み出すための主な燃料源は「糖（グルコース）」と「脂肪」の2つです。

- グルコースは、血液中を循環し、筋肉や肝臓に蓄えられており、「デビットカードの口座」のように素早くアクセスでき、エネルギーに変換できる。
- 脂肪は、「貯蓄預金口座」のような長期的なエネルギー源であり、グルコースが不足したときに利用される。

現代社会の問題は、ほとんどの人が常に「満腹状態」にあることです。炭水化物の多い朝食から始まり、夜遅くのデザートまで、常にグルコースを摂取し続けています。そして、常にグルコースが供給されている状態では、体は脂肪をエネルギー源として利用する必要がなくなり、脂肪を燃焼する経路の効率が低下してしまいます。

数時間食事を抜いただけで、すぐに「お腹が空いた！」「お腹が空いてイライラする！」と感じてしまうのは、体の「代謝の柔軟性」が失われているサインかもしれません。代謝の柔軟性とは、グルコースの燃焼と脂肪の燃焼をスムーズに切り替える能力のことです。現代人は、炭水化物中心の食生活を送っているため、エネルギー源としてグルコースを利用しています。そのため、脂肪を燃焼させる機会がほとんどなく、代謝の柔軟性が低下してしまっているのです。もし、体がグルコースではなく、脂肪をエネルギー源として利用するように切り替われば、低血糖の時に感じる吐き気、イライラ、疲労といった不快な症状を軽減することができます。また、代謝の柔軟性を高めることで、特に高脂肪食を食べた後に、脂肪を効率的に燃焼させることができるようになります。逆に、常にグルコースを摂取し続けることで、体は脂肪を燃焼させる能力を失い、代謝の柔軟性がさらに低下してしまいます。代謝の柔軟性の低下は、メタボリック症候群、2型糖尿病、慢性炎症などの発症リスクを高める要因となります。

ほとんどの標準体重の人は、自然で健康的に蓄えられた脂肪を利用するだけで、1ヵ月以上何も食べなくても、ほとんど健康上の悪影響を受けずに生活できると考えられています。極度の肥満だったアゴスティーノ・バルビエリという男性は、382日間一口も食べずに断食を行い、より健康な状態で断食を終えました。もちろん、これは極端なケースですが、「食事の間隔は、どれくらい空けるべきか?」についての私たちの認識が間違っていることを示唆しています。

断食を行うことで、私たちの体は「食事をしているとき=炭水化物やグルコースを燃焼させるモード」と「食事をしていないとき=脂肪を燃焼させるモード」をスムーズに切り替えることができるようになります。通常、インスリンは脂肪の蓄積を促し、分解を抑制する働きがあります。断食によってインスリンの分泌量が減ると、脂肪が分解されてエネルギー源として利用されるようになります。ただし、断食は体にとってストレスにもなるため、無理のない範囲で行うことが大切です。特に、月経のある女性は、体調と相談しながら慎重に行うようにしましょう。断食の方法や注意点については、ジェイソン・ファン博士の著書『The Complete Guide to Fasting（断食完全ガイド）』、ミンディ・ペルツ博士の著書『Fast Like a Girl（女性のための断食）』、サラ・ゴットフリード博士の著書『Women, Food, and Hormones（女性、食べ物、ホルモン）』（いずれも未邦訳）などが参考になります。

どのような断食スタイルを実践する場合でも心がけてほしいのは、「1日の中で食事の時間枠を狭くすること」、そして「夜遅く、可能ならば、暗くなってからの食事を避けること」です。この2点を意識するだけでも、体にとって大きな変化が期待できます。

体内時計をリセットする

現代社会の文化や生活習慣は、残念ながら私たちの体内時計の最適化を妨げるものばかりです。学校、医療機関、職場では、睡眠と食事のタイミングが、私たちの細胞機能に与える重大な影響について、ほとんど考慮されていません。ですから、私たち自らの力で対策を講じ、グッドエナジーを生み出す「概日リズムの戦士」にならなければなりません。そのためには時に周囲の人には理解されない困難な選択を迫られることもあるでしょう。しかし、その先には、より良い精神的・肉体的健康が待っているはずです。

もしあなたの生活環境が十分な睡眠を妨げているのであれば、思い切って改善に乗り出す必要があります。例えばペットが夜中にベッドに飛び乗ってきて、安眠を妨げているのであれば、ペットのしつけを徹底するか、別の部屋で寝るようにするなどの対策が必要です。また、パートナーのいびきが原因で眠れないのであれば、パートナーに専門医の診察を受けるように促すことや耳栓の使用や別室で寝ることを検討する必要があるでしょう。

「もっと眠りたいけれど、なかなか寝つけない」、そう感じている方は少なくないでしょう。実際、米国では成人の約3人に1人が不眠症に悩まされています。実はバッドエナジーを生み出す要因の多くは、不眠症の原因にもなっています。つまりグッドエナジーを手に入れるための習慣を身につけることは、質の高い睡眠を得ることにもつながるのです。例えば、「超加工食品」の頻繁な摂取は、代謝機能を低下させるだけでなく、不眠症のリスクも4倍に増加させるという研究結果があります。夜間の人工光、慢性的なストレス、夜遅い食事などもバッドエナジーと不眠症の両方に悪影響を与える要因です。すべてはつながっているのです。

質の高い睡眠は、グッドエナジーを生み出すための重要な要素です。しかし、これまで説明してきたように、グッド（またはバッド）エナジーは、食事、運動、ストレス管理、有害物質の回避など、さまざまな要因が複雑に絡み合っています。**もしあなたが睡眠の問題に取り組むのが難しいと感じるならば、グッドエナジーを生み出す、他の要因にも目を向けてみましょう。他の要因を改善することで、睡眠の質が自然と向上し、良いサイクルが生まれる可能性があります。**

まとめ　あなたの概日リズムを守るためのヒント

1. 自分の睡眠パターンを把握する

- まずは自分の睡眠パターンを客観的に把握する。睡眠トラッカー（フィットビット（Fitbit）など。詳しくは第Ⅲ部参照）を使って、睡眠の「量」「質」「リズム」を記録する。
- 睡眠の量を把握する。1週間の平均睡眠時間を記録し、1晩あたり7時間以上眠れているかをチェックする。睡眠時間が極端に長くなったり短くなったりする日があればそれも把握すること。
- 睡眠の質を把握する。睡眠トラッカーを使えば、入眠にかかる時間や、夜中に目が覚めた時間を確認できる。さらに、レム睡眠や深い睡眠が十分に取れているかどうかや、アルコール、夜遅い食事、夜間の光曝露など、睡眠に悪影響を与える要因も明らかになる。
- 睡眠リズムを把握する。1週間毎日、睡眠時間の中間点を計算することで、1時間以上の「社会的時差ぼけ」がないか評価する。
- 自分の睡眠リズムを把握したら、改善策を考える。就寝・起床時間をできるだけ一定にし、1晩7時間以上の睡眠を確保することを目標にする。

2. 睡眠目標達成のために「責任」を負う仕組みを作る

- アカウンタビリティ・パートナーを作る。就寝時間、起床時間、1晩あたりの睡眠時間などの目標を決めたら、友人、パートナー、コーチなどに宣言し、毎日自分の睡眠データを共有しよう。私は、親友を目標達成のためのアカウンタビリティ・パートナー（目標達成のために伴走し、説明責任を担うパートナー）としており、目標を達成できなかったら、親友の家を掃除しに行かなければいけないという「賭け」をしている。最近ではクレセントヘルス（Crescent Health）のように、睡眠コーチが利用者の目標達成をサポートしてくれるデジタルサービスもある。

3. 食生活を客観的に把握するために、食事を記録する

- 食事日記をつけ、自分が「いつ」「何を」「どれだけ」食べているのかを把握する。食事日記をつけることで、自分の食生活の現実を知り、改善のための目標を立てやすくなる。私は以前、栄養士に食事日記を見てもらい、自分が毎晩午後11時頃に間食をしていることに気づかされた。
- 食事日記アプリを使う。私はCGM装着時にはレベルズ（Levels）、つけていないときはマクロファクター（MacroFactor）を使い、何をいつ食べているかをシームレスに把握している。

4. 1日の食事の「ラストオーダー」時間を決める

- 1日の最後の食事を済ませる時間を決める。最初は無理のない目標を設定することが大切。例えば、

普段は午後9時半頃に夕食をとっている人であれば、まずは「午後9時までに食事を済ませる」ことを目標とし、2週間続けて目標を達成できたら、次は30分早めて「午後8時半」を目標にする。このように、2週間ごとに少しずつ目標時間に近づけていこう。

5. 夜間は人工光をできるだけ避ける

- 夜間に過ごすことが多い部屋（寝室、浴室、キッチン、リビングなど）の電球は、赤系の色に交換しよう。赤色の光に交換することで、ブルーライトの脳への影響を抑えることができる。赤色の電球が手に入らない場合は、照明に調光器を取り付け、夜間はできるだけ照度を下げよう。
- 夜間は「ブルーライトカット眼鏡」をかける。私はラ・オプティクス（Ra Optics）を使っている。
- スマートフォンやパソコンなどの画面は「ナイトモード」に設定する。このモードは、ブルーライトの放出量を抑える効果がある。
- 就寝前の1時間は、パソコンやスマートフォン、タブレットなどの画面を見るのは控える。電子書籍リーダーもバックライトを使っているものは避けること。もし、どうしても仕事や趣味で何か読みたい場合は、紙に打ち出すか、リマーカブル（reMarkable）のような光を発しない電子ペーパータブレットを使うか、紙の書籍を読もう。

6. 光と音を遮断した寝室を作る

・寝室の環境を整えて、睡眠の質を高める。寝室の環境を整え、光と音を完全に遮断できる状態にしよう。窓からの光、目覚まし時計の光、テレビの待機電力ランプなど、ほんのわずかな光でも睡眠に悪影響を与える可能性がある。窓には遮光性の高いカーテンを取り付けよう。

・耳栓とアイマスクにお金をかける。フィット感が良く、遮音性の高い耳栓と光を通さない快適なアイマスクを用意しよう。

7. 起床後1時間以内に必ず太陽の光を浴びる

・体に「朝」と「夜」を正しく認識させる。朝、太陽の光を浴びることで、脳が「日中モード」に切り替わり、グッドエナジーを生み出す準備を始める。必ず脳に光を「見せる」こと。

・起床後1時間以内に外に出る。太陽をじっと見つめる必要はないが、窓やサングラス越しではなく、太陽の光を直接浴びること。雨の日や曇りの日でも、室内より屋外のほうが、はるかに多くの太陽光を浴びることができる。天候が悪くても外出できるよう、服や靴にお金をかけると、外に出ない言い訳を減らすことができる。私も雪の多い街に引っ越した際に、快適なスノーパンツ、防水性の長靴、ロングパーカーを購入したことで、冷え込む季節（時には猛吹雪）でも、快適に朝の散歩を楽しめるようになった。

・実行に移すヒント。私は歯磨きをしている間などに、家の周りを軽く散歩している。こうすることで起床後10分以内に太陽の光を浴びることができる。コーヒーを飲みながら、または朝の電話会議をしながら、家の周りを1周歩くのも良いだろう。たった10分間でも朝の太陽光を浴びるだけで体内時計をリセットできる。

8. 日中はできるだけ屋外で過ごす

- 意識して屋外で過ごす時間を増やす。
- 屋外で過ごした時間を記録する。24時間のうち、何時間屋外で過ごせたかを記録してみると、モチベーションアップにつながる。公園や森などの自然豊かな場所に行くと、さらに効果的。
- 室内でやっていたことを外でやってみる。食事、読書、電話、パートナーとの会話、子供と遊ぶ時間など、普段は室内で行っていることを、屋外で行ってみよう。工夫次第で、屋外での活動時間を増やすことができる。

本章の引用文献については、caseymeans.com/goodenergy 参照。

第8章

現代生活が奪ったものを取り戻す

――運動、温度、そして毒素のない暮らし

医学部の最初の2年間は、朝から晩まで講義漬けです。スタンフォード大学医学部では、私たちは地下にある暗い教室で毎日8時間座っていました。授業と授業の間には10分の休憩がありました。その休憩時間に、隣接するカフェでピザ、チーズパスタ、サンドイッチ、フライドポテト、チップスなどを食べていました。

代謝の健康の重要性について完全に理解する前でしたが、心血管疾患、糖尿病、高血圧について学びながら、未来の医師たちが1日中座っていることに、私は違和感を覚えていました。また、長時間座ることは、代謝や心血管の機能を低下させる、健康にとって「致命的な」行為であるとのニューヨーク・タイムズの記事も読みました。そこで、私は教室の後ろに、イケアの収納ボックスを逆さまにして机の上に置き、即席のスタンディングデスクを設置しました。これにクラスメイトたちは好奇心をかき立てられた様子でした。次に私は学生たちに教室内にスタンディングデスクを設置することへの関心について、アンケート調査を行いました。すると驚いたことに、ほとんどの学生が回答してくれたのです。回

答者の100%が「医学部では座り過ぎだ」と答え、90%近くが「教室で立ったまま勉強できる選択肢があれば、生活の質が向上する」と答えました。

私は勇気づけられ、座り過ぎの致命的な影響を示す数十の学術研究を調べ、その調査結果と学生からのアンケート結果を医学部の管理職に提出しました。スタンディングデスクを設置することで、医学部生の健康とウェルビーイングを向上させ、スタンフォードの革新的なイメージを促進する素晴らしいマーケティングになると説明しましたが、私の提案は却下されました。これが価値のある介入であることを裏付ける正式な証拠が必要だと言われたのです。そこで私は同意し、助成金を得て、倫理委員会の承認を得た上で、学生たちに事前に用意した質問に基づいたインタビューを行い、アンケート調査を実施するという2年間の介入研究を行いました。質的データ分析のトレーニングも受け、得られた回答を分析した結果、学生たちはスタンディングデスクを使った期間中、注意力が向上し、集中しやすくなり、授業にも積極的に参加するようになったと報告しました。そして、彼らは教室でスタンディングデスクを使う選択肢を求めました。

最初の会議から2年後、私は再びスタンフォード大学医学部の管理職の前に立ち、彼らが要求していたデータを発表しました。しかし、スタンディングデスクの提案は再び却下されました。理由は、新しい李嘉誠ビル（香港の大富豪から9000万ドルの寄付を受けて建設された壮大な建築物）には、設計ガイドラインと安全基準があり、スタンディングデスクは設置できないとのことでした。

今日でも、米国のほとんどの医学部で、若い医師たちが最初の2年間の大部分を長時間座って過ごしています。私たちは今、医学部の学生が学んでいる病気のリスクを最も効果的に高める方法の1つが、座り過ぎであることを知っています。米国の医師の最大73％が肥満または過体重であり、医師の主要な死因は、心臓病、がん、脳卒中など、ほとんどがバッドエナジーが生み出す予防可能な疾患によるものです。

座り過ぎの例が示すように、バッドエナジーを生み出す大きな原因は、快適さを求める私たちの願望です。私たちは、座るのが好きで、快適な温度が好きです。これは理解できることでしょう。しかし残念なことに、現代生活におけるこれらの2つの快適さは、細胞の最適な生理機能や長寿には役立ちません。私たちは快適で、座っていられて、温度が管理された世界を素晴らしいものだと感じています。これはある程度、正しいでしょう。しかし、現実には、これらの快適さが私たちの細胞を怠惰な状態に満足するように仕向けています。

体は、甘やかしても、逆に長時間にわたって無理をさせ過ぎても、壊れてしまいます。しかし、快適さを少しだけ超える範囲で、（特に運動や温度で）体に負荷をかけると、魔法のようなことが起こります。その結果、細胞がその負荷に適応するように自身を変化させ、眠っていた機能を目覚めさせるのです。その結果、私たちはより回復力があり、特にその負荷の後、十分な時間をかけて体を回復させ、回復力を高めるためのプロセスを促進できれば、その効果はさらに高まります。

多くの複雑な生物学的システムは、環境から少し負荷をかけられることで、機能が向上します。例えば、フィトケミカルと抗酸化物質を最も多く含む植物は、イタリアのサルデーニャ島の急峻な山腹など、過酷で岩だらけの気候で育ちます。これらの植物は、生き残るために、独自の酸化ストレスに対する耐性経路を活性化させており、私たちがそれらを食べると、強力な健康上の利点をもたらします。また、過酷な環境で育つ野良猫は、飼い猫よりも肥満になる確率が大幅に低くなります。さらに、飼い犬は10歳を過ぎると、その50％近くががんを発症しますが、これは野生の犬やオオカミではめったに起こりません。また、飼い犬の75％にうつや不安症状が起こるという調査結果がありますが、同じく野生動物ではまれです。現代人の40％ががんになる一方で、私たちの最も近い親戚であるチンパンジーは、私たちと約99％の遺伝子を共有しているにもかかわらず、がんになることはめったにありません。

より自然で野生的な生活には、私たちの体にとって良い何かがあり、現代の快適な生活は、私たちの体を傷つけているのでしょう。

現代生活は、定期的に運動することや気温の大きな変化など、かつては当たり前だった生活様式から私たちを遠ざけてきました。その結果、それらを再び取り戻すために、巨大な産業が台頭しました。フィットネスクラブ、スポーツジム、冷水浴（コールドプランジ）、サウナ、光療法など、さまざまなサービスが登場しました。しかし、私たちが運動や「健康」商品の購入を強いられているのは、悪質な策略です。快適さという贅沢を享受するためにお金を支払い、その結果として生じる不調を補う解決策を売りつけられているのは皮肉なことです。

グッドエナジーを実現するための解決策は、単にバイオハッキングの「プロトコル」やツールを、日常生活に組み込むことだけではありません。それは多くの場合、チェックリストが増えることでストレスを増加させるだけです。**グッドエナジーを生み出す解決策は、少しの不快感を意識的に受け入れ、適応力を高めるストレス要因を、重要な生物学的情報として捉え、そうした要素を日常的に取り入れるように生活を設計することです。**また、私たちの「普通の」生活環境や、運動に関する文化的規範に対して、懐疑的になり、率直に批判的な視点をもつことも重要です。例えば、1日中机に座ること、くつろぎの場として座る場所が家の中心となっていること、車やスクーター、エスカレーターやエレベーターで常に移動すること、そして室温が21度から少し変わっただけで、文句を言うことなど、私たちを取り巻く環境や習慣を見直してみましょう。

現代社会は、これらのストレス要因から私たちを守ることで、私たちに害を与えるだけでなく、細胞の過剰な負荷や損傷を引き起こさない「毒素のない世界」に住む機会も奪いました。現在、約8万種類の合成化学物質が工業的に使用されており、私たちの空気、水、食べ物、そして住居は、細胞と相互作用するさまざまな物質で満たされています。その多くは、細胞に有害であることが知られているか、または影響が不明なものです。これらの物質の多くは、「**オベソゲン**（Obesogen）」と呼ばれる化学物質の一種であり、グッドエナジーを生み出すプロセスを直接阻害し、脂肪の蓄積と肥満につながることが知られています。私たちは、自分たちの精神的・肉体的健康の急速な悪化に困惑しつつ、同時に実験室で作られた「化学スープ」の中に、私たち自身の細胞（そして胎児や子供の細胞）を浸し続けています。このスープには、神経伝達物質、マイクロバイオーム、ミトコンドリア、遺伝子、ホルモンに直接悪影響を及ぼす、目に見えない有害物質が含まれているのです。

本章では、インドアな生活への移行や自然から切り離されることによりもたらされるバッドエナジーの影響、そしてこれからを元気に過ごすために、今日から私たちができることについて考えます。

運動

二足歩行をする唯一の霊長類である私たちは、その驚くべき能力にもかかわらず、自分たちの時間の約80％を座って過ごすことを選択しています。２００８年のピクサー映画「ウォーリー」は、肥満した人間がロボットのホバーチェアで移動し、ホログラフィックスクリーンに娯楽を求め、ロボットが配達する包装食品を消費し、指一本動かす必要がない、ディストピア的な未来を描いています。悲しいことに、これは私たちの現状とあまり変わらないかもしれません。

米国人は健康でありたいと願う人が多く、６４００万人がフィットネスクラブに登録し、年間平均で約２０００ドルを健康とフィットネスに費やしています。しかし、私たちは年々病気になることが増えています。２０００年以降、フィットネスクラブの会員数が倍増しているにもかかわらず、その間に肥満率が10％上昇しています。米国は世界で最もスポーツジムが多い国ですが、それでも肥満大国のひとつです。ＣＤＣは、米国成人の75％以上が推奨される運動量をこなしておらず、25％は全く運動していないと報告しています。

健康でありたいという明確な願望があるにもかかわらず、運動習慣を身につけることに失敗しているのはなぜでしょうか？　その答えは「運動」という概念そのものにあると、私は考えています。私たちは、運動を日常生活とは切り離された一回限りの活動、つまりTODOリストにある項目として捉えています。しかし、私たちの代謝プロセスが、最もよく機能するのは、運動を1〜2時間で済ませるタスクとしてではなく、定期的かつ生活の一部として組み込まれている場合です。ごく最近まで、狩猟、採集、徒歩での長距離移動など、継続的な運動は毎日の生存に不可欠でした。1820年頃には、米国人の79%が、肉体的に厳しい農業の仕事に従事していました。1900年には、ソウルサイクルやバリーズ・ブートキャンプのようなスタジオジムもなく、街の至るところにスポーツジムがあったわけではありませんでしたが、肥満率はほぼ0%だったのです。

今日、米国で農業に従事している人は、わずか1・3%です。私たちは、ほとんどの時間を座るか横になっています。ヨーロッパやアジアの多くの都市とは異なり、米国の都市部のほとんどは、人ではなく車のために設計されています。驚くべきことに、米国の都市の約3分の1は駐車場として使われているのです。歩行に適した環境が整っていない地域に住んでいる場合、糖尿病予備群になる可能性は32%高く、2型糖尿病を発症する可能性は30〜50%高くなります。もしあなたが運良く歩きやすい都市に住んでいるなら、肥満と過体重の割合が53%から43%に減少します。CDCは、今日の米国の成人は、1日に3000〜4000歩、つまり約3km未満しか歩いていないと報告しています。これを1日に約2万歩歩き、座って過ごす時間が1日の10%に満たない現代の狩猟採集民（調査されたほぼすべての集団の中で、最も心臓病が少ない）と比べてみてください。ダン・ビュイトナーの著書『ブルーゾーン

――世界の100歳人（センテナリアン）に学ぶ健康と長寿のルール』（祥伝社）は、最も長生きする人々は、現代的な意味での「運動」（狙いを定めた集中的な運動）を行っていないことを示しています。運動は、彼らの日常生活に自然に組み込まれているのです。繰り返しますが、私たちの課題は、いかに多くのフィットネスクラブの予定をスケジュールに組み込むかではありません。運動を当たり前のものにするために、どのように日常生活を設計するかです。これはシンプルですが、創造性と大胆さを必要とします。

集中した運動は、確かに健康に良いですが、最適な代謝は定期的な軽い身体活動から生まれます。このような運動は、グッドエナジーを生み出す細胞のプロセスを継続的に刺激するのです。座り過ぎは、バッドエナジーの3つの特徴、炎症、酸化ストレス、ミトコンドリア機能不全の増加と関連しています。そして、1日に1回のワークアウトを無理やり入れるだけでは、座り過ぎの悪影響を相殺することはできません。研究によると長時間座っていることは、身体活動の量にかかわらず、健康上の悪影響と関連していることが示唆されています。座っていること自体が、運動をしているかどうかにかかわらず問題なのです。アンドリュー・ヒューバーマン博士は最近、「たとえ週に180分のゾーン2（中強度）の有酸素運動を行ったとしても、1日に5時間以上座っていると、そのメリットはほとんど（または完全に）消されてしまう」と指摘しています。運動により代謝を大幅に改善するには、今日のフィットネス業界のような在り方ではなく、日常生活の中に定期的な運動を再び組み込むような在り方が必要です。

私たちは運動するように作られています。私たちの筋肉、骨、関節は、精密に調整されたオーケストラのように連携し、走る、跳ぶ、登る、持ち上げるといった動作を驚くべき精度と効率で行います。残念ながら、私たちは、これらの奇跡的な贈り物を無駄にしています。

筋肉の収縮は薬

定期的に体を動かすことが重要な理由は、（たとえ短時間でも低強度でも）筋肉が頻繁に収縮している体と、筋肉が1日1～2時間の運動（運動強度を問わない）の間のみ収縮している体では、全く異なる状態であるからです。筋肉の収縮は、まさに奇跡の薬と言えるでしょう。基本的なレベルでは、筋肉細胞の活動は2つのプロセスを開始します。細胞へのカルシウムの流入を促すプロセスと、ATPを消費するプロセスです。カルシウムの増加とATPの減少は、一連のシグナル伝達経路を活性化し、最終的に細胞がグルコースまたは脂肪からより多くのATPを作り出し、筋肉へ燃料を供給し続けます。この中心には、AMPKと呼ばれる重要なタンパク質があり、細胞内の「エネルギーセンサー」のような役割を果たしています。筋肉の収縮によってATPが消費され、ATP低下が感知されると、AMPKが活性化し、PGC-1αを刺激します。PGC-1αは脂肪燃焼、グルコース摂取を増加させ、より多くのミトコンドリア（つまり、より多くのATP）の生成を促します。

さらに、AMPKはマイトファジーも活性化します。マイトファジーとは、古い機能不全のミトコンドリアを取り除くことで、健康で新しいミトコンドリアのためのスペースを作るプロセスです。効果的なマイトファジーがなければ、過剰なフリーラジカルを生成する質の低いミトコンドリアが蓄積し、バッドエナジーの主要な特徴の1つである酸化ストレスを生み出します。そして、運動は一部のフリーラジカルを誘発しますが、ＰＧＣ−1αの刺激は、いくつかの抗酸化遺伝子の発現を促進し、それによって体内の酸化防御システムを強化します。研究によると、運動は、一時的に炎症を増加させることもありますが、長期的には慢性炎症を減少させることが示されています。実際、筋肉が抗炎症ホルモンを分泌する器官であることを示す研究が増えています。筋肉は、ミオカインと呼ばれる免疫調節タンパク質を血液中に放出し、炎症反応を抑制します。移動や運動を増加させるというコントロールされたストレス負荷が、時間の経過とともに、酸化ストレスや炎症の改善につながるのです。

筋肉の収縮は、余剰のグルコースを処理するため、代謝の健康に不可欠です。驚くべきことに、筋肉は細胞内へのグルコースの取り込みにインスリンを必要としません。実際、運動中には非常にインスリン抵抗性がある2型糖尿病患者でも、糖尿病ではない人と同程度か、それに近いレベルで血中のグルコースを処理できます。これは、筋肉がインスリンを使用せずに、グルコースを処理できるからです。なぜでしょうか？　運動はＡＭＰＫを刺激し、ＡＭＰＫはグルコースチャネル（ＧＬＵＴ4チャネル）に対して、「細胞内から細胞膜まで移動して、グルコースを取り込め」という信号を直接伝達します。

インスリンの分泌をそれほど必要とせずに、血中のグルコースを処理できるため、運動は体のインスリン感受性を高めます。実際、研究によると、一度の一定時間の運動により、少なくとも16時間、インスリン感受性が高まることが示されています。

ＧＬＵＴ4トランスポーター（輸送体）が、血液中のグルコースを処理する能力は重要です。レベルズ社のデータによると、炭水化物が多い食事を摂った後に軽い散歩をすると、血糖値スパイクが30％低下したと報告されています。筋肉の収縮は、細胞を詰まらせて機能不全を引き起こす可能性のある、過剰な食物エネルギーを処理するための特効薬です。運動は、より多くの健康なミトコンドリアの生成を促して、グッドエナジーを生み出します。そして、長期的に抗酸化防御を高めて炎症を抑えるのです。

ただ、もっと動くだけ

体をこまめに動かすことは、1日を通して、血液中のグルコースを継続的に処理できることを意味します。デスクから立ち上がって、5分間の散歩をしたり、30回のエアスクワット（足を床につけたまま、座るときのように膝を曲げる）をしたりするたびに、あなたはグルコースチャネルを細胞膜に移動させて、グルコースを処理し続け、ATPを作り出す信号を体に送っているのです。これが、1日中座って、夕方に1時間運動する人とはどれだけ違うか、わかるでしょう。これらの人では、1日中、筋肉は余剰のグルコースを吸収して利用するための信号を受け取らず、グルコースが血流中を巡ることになり、それを細胞に取り込むためにインスリンが必要となるのです。

毎日の運動が効果的であるためには、激しい必要はありませんが、頻繁である必要があります。11人の参加者を対象とした研究では、以下の4つの運動プログラムが実施されました。

- 運動なし

・朝食、昼食、夕食前に20分間ジョギング
・朝食、昼食、夕食後に20分間ジョギング
・1日を通じて、30分おきに3分間だけジョギング

運動した3つのグループは、すべて1日に合計60分のジョギングを行っています。しかし、その結果は驚くべきものでした。30分おきに3分間の短いジョギングを行った人は、食事の前後に20分間ジョギングをした人と比較して、食後の血糖値スパイクが大幅に抑制されました。

ジョギングではなく、ウォーキングでも同様の効果があります。70人の健康で標準体重の成人を対象とした研究では、以下の3つの同様の運動プログラムの効果を調査しました。

・9時間座りっぱなし
・1日に1回30分間歩き、その後座りっぱなし
・30分おきに1分40秒歩く、活動を伴う休憩を定期的にとる

この研究では、運動した2つのグループはどちらも1日に合計30分間歩いていますが、30分おきに短いウォーキングをした人のほうが、食後の血糖値とインスリン値が最も低かったという結果が得られました。この結果をたとえ話を使って説明しましょう。あなたの体が最適な機能のために、1日に約2・5L

の水を必要とする場合、30分間でそれを全部一気飲みして、その日の残りの時間、何も飲まないのは理にかなっていません。１日にわたって２・５Ｌを少しずつ飲むほうが、明らかにずっと良いでしょう。運動も同様です。アップルウォッチ（Apple Watch）やその他のウェアラブル端末から、繰り返し「立ち上がって」というリマインダーが来るのは、煩わしいと感じるかもしれません。しかし、このリマインドは、確かに科学的根拠に基づいており、ウェアラブル端末が提供できる最も有効な機能の１つと言えるのです。

熱くなろう

運動以外で１日の活動量を増やすことを指す、キャッチーな用語が生まれました。**非運動性活動熱産生**（non-exercise activity thermogenesis：ＮＥＡＴ）です。ＮＥＡＴとは、意図的な運動の結果ではない、あらゆる自然発生的な身体活動量のことです。この概念に凝った名前と略語が付いているのは、奇妙な話です。仕事が都市化され、デスクワーク中心の生活に変わる前は、ＮＥＡＴは単なる生活そのものでした。ＮＥＡＴには、掃除、食料品の買い物、ガーデニング、家の周りで過ごす時間、車から店まで歩くこと、階段の上り下り、スタンディングデスクの使用、子供と遊ぶことなど（貧乏ゆすりも）、動きを伴う日常生活の活動が含まれます。当然のことながら、ＮＥＡＴの増加が、体重管理の重要なツールとなる可能性があることを、これまでのデータは支持しています。

トレッドミルデスク〔ウォーキングマシンとスタンディングデスクを組み合わせたもの〕は、１日にＮＥＡ

Tをより多く取り入れる試みの例です。研究者は、肥満の人が1日にわずか2・5時間、低速でトレッドミルデスクを使用すると、1年で20〜30kgの体重減につながる可能性があると仮説を立てています。これは、まだ1年間のデータに基づいて、証明されたものではありません。しかし、10日間、職場でトレッドミルデスクを1日に2・5時間使用した研究では、脂肪量が平均で1・2kg減少し、除脂肪体重（つまり筋肉量）が1kg増加したことが示されています。

非運動性活動熱産生の「熱産生」という部分について、もう少し考えてみましょう。これは、活動がどのように「熱を発生させるか」を指しています。なぜこれが重要なのでしょうか？　筋肉を収縮させるにはエネルギーが必要です。このエネルギーは、より多くのATP、つまりアデノシン三リン酸をアデノシン二リン酸（ADP）に分解し、リン酸を放出する反応により得られます。リン酸が分離されると、その化学結合に蓄えられていたエネルギーは、細胞活動（この場合、筋肉の収縮）の燃料となるか、熱として放散されます。ATPをより多く作り、消費するほど、より多くの熱を発生します。これが、筋肉量が多い人が基礎代謝により、より多くの熱を発生する傾向がある理由です。いくつかの研究では、運動が通常時の体温を上昇させる可能性があることが示されています。懸念すべきことに、スタンフォード大学の研究によると、私たちの平均体温は、産業革命以前と比べて約2％低下しており、これは代謝率の低下に対応しています。種としての私たちの体温が着実に低下していることに、私は不安を感じます。熱は、生命力、ミトコンドリア機能、体のエンジン、グッドエナジー、陰陽の陽の気、光を示す指標であり、座り過ぎることでこれらが弱まっているのです。もっと動く（そして筋肉をつける）ことで、体の内なる火を燃やし、代謝を活性化できます。

科学よりもマーケティング

何を食べるべきかについての混乱と同様に、「正しい」運動やエクササイズの方法についての混乱は、消費者を当惑させています。その一方で、自分の戦略について、私たちが絶えず疑問を感じるように仕向けることで、８０００億ドル規模の世界のフィットネス経済を活性化させています。このことは、平均的な人の自信を失くさせ、より活動的になろうという大きな目標を損なうことになると私は考えています。米国は、「フィットネス」の最大の消費者ですが、私たちの健康状態は年々悪化しています。過去10年間で、身体運動に関する科学的研究が約30万件発表されましたが、私たちはますます太り、座りがちな生活を送っています。私たちは「証拠」を求めて、常識を盲目的に放棄してきました。米国でランキング上位のポッドキャストでは、週に何分運動すべきか、中強度のゾーン2トレーニングと高強度インターバルトレーニング（ＨＩＩＴ）を行う時間帯、乳酸の閾値、偏心性トレーニングと向心性トレーニングではどちらが良いか、などの微妙な違いについて議論しています。しかし、そもそも、ガイドラインに定められた身体活動に関する基本的な基準を満たしている米国人は、わずか28％しかいないのです。これらの情報はすべて興味深いですが、木を見て森を見ずという状態に陥らないようにしましょう。米国では、「運動し過ぎている」という流行はありません。

現実を見つめましょう。研究では、どんな種類の身体活動であっても、代謝の健康に有益であり、代謝性疾患のリスクを大幅に低減することが示されています。大規模な集団を対象とした研究によると、エネルギー消費量の合計が同じなら、比較的低強度のウォーキングを最も行った人も、比較的高強度の激しい運動を最も行った人も、同程度に2型糖尿病のリスクが下がるのです。

1日に約1万歩歩くことは、（より少ない歩数と比較して）以下と関係があると考えられています。

- 認知症のリスクが50％低下
- 早死のリスクが50～70％低下
- 2型糖尿病のリスクが44％低下
- 肥満のリスクが31％（またはそれ以上）低下
- がん、重度のうつ病、逆流性食道炎、睡眠時無呼吸症候群の発症リスクが大幅に低下

慢性疾患の予防において、毎日約1万歩歩くことは、薬や手術では達成できない効果をもたらします。それにもかかわらず、医師は患者に運動を「処方」することはめったにありません。もし、アルツハイマー病のリスクを50％低減できる薬があれば、それは一面トップニュースになり、すべての患者に処方されるでしょう。この「薬」は存在します。それは歩くことです。しかし、医師のわずか16％しか患者に運動を処方しておらず、85％の開業医は、運動の処方に関するトレーニングを全く受けていません。

科学的な根拠が明確であっても、医療システムはなかなか変化しません。例えば、身体活動がＣＯＶ

ID-19の経過に与える影響を考えてみましょう。COVID-19に感染した19万4191人を対象とした研究によると、コロナウイルスに感染する前に常に運動不足だった人は、最も活動的な人（「最も活動的」とは、1日に平均して42・8分の中~高強度の身体活動を記録したことを指す）と比較して、入院する可能性が191%高く、死亡する可能性が391%高いことがわかりました。運動の利点は、持病のある人にも見られました。ミトコンドリアが細胞免疫と細胞生存の調整役であることから、2020年にはすでに、ミトコンドリアの機能が、COVID-19に感染する可能性、死亡する可能性、後遺症が起こる可能性の重要な要因として示唆されていました。研究者たちは、COVID-19の経過を良好にするために、「緊急」に予防策を追究して「ミトコンドリアを強化する」ことを推奨しました。その中で、（新鮮な食べ物、呼吸法、一般的な予防医療の実践に加えて）運動が推奨されました。しかし、この科学的根拠は公衆衛生上の勧告や正式なガイドラインに反映されませんでした。

思考実験として、年間4兆ドルの医療費のほんの一部を、より多くの運動を奨励するために使ったらどうなるかを考えてみましょう。都市をより歩きやすくしたり、オフィスビルにトレッドミルを設置したり、すべての学校、病院、職場に1時間ごとの短い運動休憩に助成金を出したり、あるいはリスクの高い集団の運動を奨励するために、直接報酬を支払ったりするのです。

シンプルに保つ

食事については、役立つ3つのシンプルなルールを紹介しました。それは、添加糖を食べない、工業的に加工された植物油や種子油を食べない、そして高度に加工された穀物を食べない、の３つです。

運動についても、３つのシンプルなルールを提案します。

1．1日に少なくとも7000歩歩き、歩く時間を分散させる。その後1日に1万歩を目指す。

2．週に少なくとも150分（30分ずつ週5日）、心拍数を最大値の60％以上にする。

3．週に何回か、主要な筋肉群すべてを鍛えるように重いものを持ち上げる。

これらのシンプルなルール以外にも、食事と運動に関する個別化された細かい重要戦略は、もちろんあります。しかし、重要なのは、これらのシンプルなガイドラインに従うことで、体の調子がはるかに良くなり、驚きや好奇心、より深く探求しようとするエネルギーが湧き上がってくるということです。精製糖、精製穀物、工業的に精製された油を食事からなくすことの利点を実感すると、ほとんど確実により多くのホールフードのレシピを調べ始め、他の本やポッドキャストを探して、より自分に合った栄養戦略を探求し始めるでしょう。そして1日に少なくとも7000歩歩き、週に150分間の有酸素運動を不可欠なものとして行うようになると、必然的にさまざまな種類の運動を探求し、自分に合ったルーティンを見つけるでしょう。基本から始め、自分が楽しめる形で活動し、目標を達成していることを確認しましょう。そうすれば、次のレベルのあなたが見事に花開くでしょう。

週に150分間の心拍数を上げる活動を記録することの利点について、さらに詳しく説明します。ゾーン2の有酸素運動とは、最大心拍数の60～70％の心拍数になる運動のことです（最大心拍数は、220から年齢を引いた数値で表されることが多い）。それほど難なく1時間続けられる、早歩きでのウォーキングや軽いジョギングを想像してください。ゾーン2の運動を継続的に行うことで、体に過度の負担をかけることなく、ミトコンドリアの健康を促進し、強力な代謝的メリットをもたらします。代謝の健康のためには、必ずしも激しい運動をする必要はないのです。ゾーン2の運動は、驚くほど楽に感じる人が多いでしょう。しかし、研究によって証明されているように持続的な中強度の運動は、ミトコンドリアの数を増やし、グルコースの取り込みを改善し、心臓の効率を高め、ほとんどすべての慢性疾患のリスクを軽減します。

ゾーン2にいるかどうかをどうやって判断すればよいのでしょうか？　多くのフィットネストラッカー（アップルウォッチなど）は、年齢と体重に基づいて心拍ゾーンを表示できるようになりました。また、会話できるかで判断することもできます。ゾーン2の上限にいる場合、息を整えるためにペースを落とさずに大声で文章を話すことはできないはずです。

週に150分間ずっとゾーン2の運動を行うこともできます（繰り返すが、この習慣で最も重要なことは「継続的」に行うことだ）。しかしＨＩＩＴを取り入れて、心拍数を短時間だけ上げることで、強力な代謝的なメリットを得られるという証拠もあります。米国スポーツ医学会は、ＨＩＩＴを心拍数が最大心拍数の80～95％に達する5秒から8分程度の短時間の高強度の運動と、心拍数が最大心拍数の40～50％に達する高強度と同じかそれ以上の時間の休息または運動を交互に繰り返すあらゆる種類のトレーニングとして定義しています。

最後に、代謝の健康や体重の最適化に取り組んでいる人は全員、筋力トレーニングやウェイトトレーニングなどのレジスタンス運動を取り入れることを強くお勧めします。レジスタンス運動とは、筋肉を意図的に負荷に抵抗させて働かせることを意味します。例えば、家や職場で重いものを持ち上げたり、押したりするなどの動き、ウェイトを持ち上げたり、押したりする動き、または自分の体重を負荷として行う動き（懸垂や腕立て伏せなど）です。筋肉は血液中のグルコースを処理する上で重要な役割を果たしており、筋肉量はインスリン感受性と相関関係があります。ＮＩＨの研究によると「レジスタンス運動は、メタボリック症候群に好ましい影響を与え、脂肪量、特に腹部脂肪を減少させる。また、インスリン感受性を高め、耐糖能を改善し、血圧を低下させる」ことが示されています。骨格を覆う厚い筋肉は代謝の盾であり、長く幸せな人生への入り口であると考えてください。私の経験では、レジスタンス運動を取り入れることは、代謝の最適化や減量の進捗が「停滞」している人にとって変革をもたらす可能性があります。特に閉経に伴うエストロゲンの自然な減少により代謝が低下する、中年期を迎える女性にとっては、集中的なウェイトトレーニングによる代謝機能の向上は非常に重要です。筋肉の専門家であり、老年医学専門医であるガブリエル・リオン博士は「私たちは太り過ぎているのではなく、筋肉不足なのだ」とまで言っています。重要なのは、体重を減らすだけでなく、筋肉を増やすことであり、それにより体の組成と代謝機能の改善に成功しやすくなるということです。筋肉量は30歳から10年ごとに自然に（そして急速に）減少します。筋肉量の不足は早死のリスク要因であるため、若い頃からウェイトトレーニングを始め、生涯続ける必要があります。始めるのに遅すぎるということはありません。

グッドエナジー・バイオマーカーと運動

代謝的に健康な6・8％の米国人に仲間入りしたいなら、定期的な運動が役立ちます。研究によると、運動は以下の5つの基本的な代謝バイオマーカーをすべて改善することが示されています。

・100㎎／dLを超える血糖値　12週間の運動プログラム（週40分高強度のランニングまたは週150分低強度のランニング）は、参加者の血糖値を糖尿病予備群（100㎎／dL以上）から非糖尿病範囲（100㎎／dL未満）に引き下げた。

・40㎎／dL未満のHDLコレステロール値　2019年の文献総説では、運動がHDLコレステロールを増加させること、運動強度よりも運動量のほうが影響が大きいことが示された。一方、HDL値を薬物療法で上昇させても、臨床的に有意な効果は認められていない。

・150㎎／dLを超える中性脂肪値　多くの研究で、身体活動が中性脂肪値を効果的に低下させることが実証されている。2019年の研究では、8週間の中等度の有酸素運動プログラムが参加者の中性脂肪値を有意に低下させた。さらに、1回の激しい有酸素運動でも、翌日には中性脂肪値が低下することも示されている。この好影響は肝臓のリパーゼ（血液中の中性脂肪の吸収を促進する酵素）の活性が高まることが原因である可能性がある。

- **130／85㎜Hg以上の血圧**　研究によると高血圧の人々における運動の効果は、一般的に治療に使用される薬物と同程度の効果があることが示されている。
- **女性で88㎝以上、男性で102㎝以上のウエスト周囲径**　当然のことながら、定期的な運動は、エネルギー消費量を増やし、減量を促進することで、肥満を減らすのに役立つ。研究によると人々が毎週行う運動量とウエスト周囲径の間には、明確な反比例関係があることが示されている。運動量が多いほど、ウエスト周囲径は小さくなる。また、活動量が少ない（1日に5100歩未満）場合、活動量が多い（1日に8985歩以上）場合と比べて、中心性肥満のリスクが2・5倍高くなる。

温度

私たちは体に常に過度のストレスをかけることは悪いことだと知っていますが、特定のストレス要因をコントロールして増加させることで、慢性的な酸化ストレスと炎症のレベルを低下させる「適応」を引き起こすことができます。

細胞を積極的に適応させるための重要なメカニズムの1つは、極端な温度にさらすことです。おそらくあなたは冷水浴について聞いたことがあるでしょう。これは、多くの場合5000ドル以上もする特別な浴槽が必要であるにもかかわらず、健康に強い関心をもつ人の間で人気を集めています。人類の歴史のほとんどの期間、寒さや暑さをコントロールすることは不可能でした。「室内」は非常に新しい概念であり、エアコンやセントラルヒーティングはさらに新しいものです。19世紀の私たちの祖先は、不安定な暖房しかなく、冷房はありませんでした。季節間そして1日の中での極端な暑さと寒さは、これまでの歴史の中でほとんどの人間にとって当たり前のことでした。例えばサハラ砂漠では、日中の気温は50℃に達し、夜は10℃以下にまで下がります。ロッキー山脈では日中の気温は27℃から夜は4℃以下にまで下がります。

現代生活の「熱的中性」は、ミトコンドリアを退屈させています。ミトコンドリアは炉のように熱を発生させる構造体ですが、熱とATPを生成するために働くよう刺激しなければ、あまり働いてくれません。私たちのミトコンドリアはあまりにも退屈し、ある意味で虐待されているため、人類は冷え込んでいるように見えます。過去200年間で体温は約0・6℃低下したとされ、これは代謝が全体的に低下していることが原因である可能性があります。近年、生活に大きな温度変動を取り戻すことで血管活動を刺激し、細胞の自己発熱能力と抗酸化能を高めることで代謝的なメリットが得られることが示されています。

暑さと寒さ

私たちの体は寒さに対抗する、いくつかの体温調節メカニズムをもっています。1つは震えです。これにより筋肉が急速に収縮し、ＡＴＰ分子を分解し、その過程で熱を発生させます。もう1つは、震えを伴わない（非震え）熱産生で、代謝にメリットをもたらす特別な脂肪（褐色脂肪と呼ばれる）をより多く生成、利用し体を温かく保ちます。

褐色脂肪は、広く知られている白色脂肪とは異なります。白色脂肪はエネルギーを貯蔵しますが、褐色脂肪はエネルギー燃焼により熱を産生します。褐色脂肪はミトコンドリアで満たされ、脱共役タンパク質1（ＵＣＰ1）と呼ばれるタンパク質を多く発現しているため、褐色をしています。ＵＣＰ1は褐色脂肪に特有のもので、ＡＴＰの代わりに熱を産生します。ＵＣＰ1タンパク質はＡＴＰの生成に使われるはずだったプロトン（H^+）をミトコンドリアの内膜から漏れ出させ、ＡＴＰを生成するのではなく熱として放散させます。褐色脂肪の量は、低温時に適応して体を暖かく保つため、冬に増加します。興味深いことに、ＨｂＡ1ｃ値（平均血糖値のマーカー）は、温度が低く、褐色脂肪量の多い冬に低くなる傾向があります。ただし、ＨｂＡ1ｃと褐色脂肪の間の因果関係は確立されていません。

研究によると、褐色脂肪はグルコースを容易に取り込んで利用するため、褐色脂肪が多い人ほど体重が軽く、血糖値が低い傾向があると言われています。実際、２０２１年の研究では、褐色脂肪をもつ肥満の人の2型糖尿病の発症率は、褐色脂肪をもたない肥満の人よりも半分近く低く、それぞれ約8％と20％でした。

低温にさらされると、褐色脂肪が活性化し、血糖値のコントロールにも役立ちます。健康な男性を対象とした研究によると、19℃の部屋で1ヵ月間就寝すると、インスリン感受性が高まり、褐色脂肪の活性と量が倍増しました。短時間、寒冷刺激を受けることでも、特に褐色脂肪をもつ人ではインスリン感受性と血中グルコースの除去を改善することができます。ある研究では冷却ベストを5～8時間着用したところ、褐色脂肪をもつ被験者の安静時のエネルギー消費量が15％増加し、また全身の血中グルコースの除去も約13％増加しましたが、褐色脂肪をもたない被験者では有意な変化は見られませんでした。寒冷順化によって褐色脂肪が少ない人でも代謝の健康を改善することができます。10日間の寒冷順化プログラムでは、2型糖尿病をもつ男性のインスリン感受性が、通常の温度下と比べて43％増加し、GLUT4グルコースチャネルの活性も高まりました。

研究者は、褐色脂肪の量が多いほど、血糖値の変動が少なくなり、寒冷刺激がない場合でも全身の血糖値が安定に保たれることを発見しました。2016年に『Cell Metabolism』誌に掲載された研究では、24℃の快適な部屋で75gのグルコース飲料を被験者に摂取させると、褐色脂肪の活性化と安静時エネルギー消費量の増加が見られました。これは、被験者が低温にさらされていなかったにもかかわらず、褐色脂肪のグルコース取り込みと処理によって熱が発生したためであると考えられています。この論文は褐色脂肪の欠乏が、血糖値の調節不全の発症の臨床的指標となる可能性を示唆しています。簡単に言えば私たちの体はもっと多くの褐色脂肪が欲しいのです。そしてそれを手に入れる最良の方法は、体を低温の環境に置き、適応を促すことです。

意図的に熱刺激を与える研究でも、それが代謝の健康にプラスの影響を与えることが示されています。

研究者たちはサウナを定期的に使用すると「一般的なストレス適応反応」が誘発され、これは運動に対する反応に類似している可能性があると推測されています。熱への曝露は、熱ショックタンパク質70（HSP70）と呼ばれるタンパク質の産生を増加させます。HSP70はストレス応答や炎症など、さまざまな細胞プロセスに関与しています。研究によるとHSP70はインスリン感受性を改善し、炎症を抑制する役割を果たす可能性があります。

さらに熱への曝露が、一酸化窒素（血管を弛緩させて血流を改善する）の産生を増加させることも示されています。血流の改善は骨格筋におけるグルコースの取り込みを促進し、インスリン感受性を高める可能性があります。これらのメカニズムにより、血圧の低下、心機能マーカーの改善、総コレステロール値とLDLコレステロール値の低下、空腹時血糖値の低下に熱曝露が関係していると研究により示されています。

フィンランドの男性を対象とした観察研究では、サウナを定期的に利用した人々の代謝状態が著しく改善されていることがわかりました。週に4～7回サウナを利用した男性は、週に1回しか利用しない男性と比べて、心臓突然死（63％）、全死因死亡率（40％）、認知症（66％）、アルツハイマー病（65％）の発生率が低くなっています。

寒冷刺激や熱刺激は気分にも大きく影響します。研究によると冷水浴はドーパミン値を250％増加させることができます。寒冷曝露は交感神経系を活性化させ、ノルエピネフリンなどの神経伝達物質を放出し、覚醒度と気分を向上させることが示されています。サウナを繰り返し利用することで、主要なストレスホルモンであるコルチゾールが低下することも示されています。

熱刺激は抗酸化防御能を向上させ、バッドエナジーに寄与する酸化ストレスを防ぐのにプラスの影響を与えると考えられています。

高価なサウナやアイスバスを購入する前に、以下の無料または安価な方法を試してみることをお勧めします。

・**シャワーの最後に水を2分間冷水に切り替える。** 私の共著者であるカリーは、この方法で定期的な寒冷曝露を始めた。彼はシャワーから出ると気分が良くなるため、次第にそれを楽しみにするようになった。

・**冷水に飛び込む。** オレゴン州では10月から4月頃まで、家の近くの川や湖が非常に冷たくなるが、私はよく友人たちとその中に飛び込んでいる。今ではモンタナ州やワイオミング州へのハイキング旅行中の氷河湖、北カリフォルニアの海、冬場の冷水プールなど、行く先々で冷たい水があれば、どこでも飛び込んでいる。

・**冷水浴（コールドプランジ）またはサウナ仲間を見つける。** イベントや仲間を見つけられるアプリ（ミートアップ（Meetup）など）、ソーシャルメディア、またはグーグル検索で仲間を見つけてみよう。

・**ホットヨガ。** ビクラムヨガやモドヨガなど、授業中に温度が38℃以上に保たれる、ホットヨガのクラスを受講する。

・**暑い日に外に出る。** 外が暑い日に、外に出て運動する（ただし、水分、食べ物と電解質を十分に摂取し、日焼けしないように注意）。
・**サウナやホットタブを探す。** サウナやホットタブのある、地域のスポーツジムやコミュニティセンターを探す。

どれくらい行うかについて、正確にはわかっていませんし、人によっても異なるでしょう。しかし、アンドリュー・ヒューバーマン博士は、文献総説の中で、代謝、インスリン、成長ホルモンの経路に大きな利益をもたらすには、「週に57分のサウナと週に11分の寒冷曝露」を目安とすることを推奨しています。

合成化学物質と環境毒素

合成化学物質と環境毒素は私たちを取り囲み、バッドエナジーの見過ごされがちな主要因となっています。第二次世界大戦以降、８万種類以上の合成化学物質が私たちの環境に放出され、毎年約１５００種類の新しい化学物質が排出されています。その多くは、成人、子供、胎児に対する安全性が確認されていません。人工化学物質と環境毒素は現在、空気、食品、水、家庭、土壌などに危険なレベルで含まれており、私たちの細胞に絶えず攻撃を加えています。マイクロバイオーム、遺伝子発現、ホルモン受容体、ゲノムの折り畳み（エピジェネティクス）、細胞内シグナル伝達経路、神経伝達物質のシグナル伝達、胎児の発育、酵素活性、摂食行動のホルモン制御、甲状腺機能、安静時代謝率、肝機能などに直接的な悪影響を及ぼします。これらの化学物質は、バッドエナジーの3つの特徴である、酸化ストレス、炎症、ミトコンドリア機能不全のすべてを引き起こします。そして、その関連性があまりにも明確であるため、これらの化学物質の多くは、肥満やインスリン抵抗性を引き起こし、代謝機能を損なう、オベソゲン（肥満を引き起こす可能性のある化学物質）に分類されています。カリフォルニア大学サンフランシスコ校の神経内分泌学名誉教授であるロバート・ラスティグ博士は、肥満の流行の少なくとも15％は、環境中の化学物質が直接の原因だと考えています。

オベソゲンの例としては、家庭用消毒剤や洗剤、芳香剤や香水、消臭剤、化粧品、ローション、シャンプー、デオドラント、ボディソープ、家庭用塗料、レシートのインク、プラスチック、ビニール製の床材、食品保存料や着色料、多くの医薬品、衣料品、家具、玩具、電子機器、難燃剤、工業用溶剤、自動車の排気ガス、食品に含まれる農薬などがあります。工業用化学物質の肥満促進作用が明らかになってきたことで、チェリオス〔米国のシリアルの商品名〕のような超加工食品は、4倍ものバッドエナジーのリスクを孕んでいる可能性があることがわかってきました。超加工食品自体に添加物や保存料、農薬、プラスチック包装という、4つの要素すべてにリスクが潜んでいるのです。さらに、一般的な牛乳やろ過されていない水でそれらを流し込めば、問題はさらに深刻化します。

これらの合成化学物質の多くは、産業界の利益にはなっても、細胞の健康には役立ちません。製品に化学物質を添加することは、保存期間を延ばしたり、安価な包装を可能にしたり、天然のエッセンシャルオイルを使用せずに製品に香り付けできますが、同時に人間に深刻な害を及ぼします。米国食品医薬品局（FDA）が定めるGRAS（Generally Recognized as Safe〈一般に安全とみなされる〉の頭文字）認証は、食品やその他の消費者製品に使用しても安全とみなされる物質の商業的使用を認めることを目的としていますが、この監督は全く不十分です。企業は、独自の文献レビューを通じて、GRASのステータスを自ら決めることができます。このプログラムは完全に自主規制であるため、企業がその化学物質をGRASであると判断した場合、FDAの承認を得る必要はありません。利益相反も甚だしいものです。かつてGRAS認証を受けていた化学物質の多くは、現在では、がん、神経学的障害、代謝異常、不妊症などの深刻な健康問題との関連が明確になっています。これには、人工甘味料、プロピルパラベン（ローション、シャンプー、食品に含まれる抗菌保存料）、ブチルヒドロキシアニソール（BHA、食品保存料）、臭素化植物油（BVO、食品添加物）などが含まれます。さらに、GRASは、化学物質が単独で存在するという考えに基づいており、毎日、同時に何百種類もの化学物質を人体に複数使用することによる相乗的な悪影響を無視しています。これは、私たちの世界の紛れもない現実です。GRASはあなたを守ってくれません。生活のあらゆる場面で、可能な限り天然の製品を消費し、使用するように心がけるべきです。

内分泌学会は、合成化学物質に関する予防措置の強化を強く求めています。内分泌かく乱物質が、「肥満、糖尿病、生殖、甲状腺、がん、神経内分泌および神経発達機能」に与える影響について、「強力な

355　第8章　現代生活が奪ったものを取り戻す

メカニズム的、実験的、動物的、疫学的証拠」があると断言しています。また「10年前には、内分泌かく乱物質の疾患への影響について、今日のような証拠は全くなかった」が、今では、その証拠が揃ったことで、「あらゆる疑念が払拭された」とも主張しています。

代謝メカニズムを通じて、人間の健康に直接的な害を及ぼすことが知られている、環境中の9つの化学物質のカテゴリーを以下に示します。

1．ビスフェノールA（BPA）　ペットボトル、缶詰などの食品容器、感熱紙のレシート（食料品店で受け取るような感熱紙のレシートには、缶詰の250～1000倍ものBPAが含まれているという研究結果がある）などのプラスチック製品に一般的に使用されています。BPAは、脂肪組織に蓄積し、留まり続けることが知られている内分泌かく乱物質であり、肥満、インスリン抵抗性、2型糖尿病、男女の不妊症、慢性炎症のリスクを高めます。また、抗酸化能の低下、酸化ストレスの増加、ミトコンドリア動態の障害を引き起こすことも示唆されています。

2．フタル酸エステル類　化粧品、香水、マニキュア、ローション、デオドラント、ヘアスプレー、ジェル、シャンプー、玩具、プラスチック、人工皮革などに一般的に使用されています。フタル酸エステル類は、インスリン抵抗性、高血圧、早期閉経、流産、出産時の合併症、性器の発達と精子の質、思春期の早期化、喘息、発達遅延、社会的障害に「有意に関連」しています。フタル酸エステル類は、ミトコンドリア毒性を誘発し、用量依存的に酸化ストレスを増加させます。つまり、曝露量が多いほど、その影響は大きくなります。

3. **パラベン類**　保湿剤、シャンプー、化粧品、デオドラント、シェービングクリーム、食品、飲料、医薬品などに防腐剤として広く使用されています。パラベン類は、皮膚や口から吸収され、血液、母乳、精液、胎盤組織、乳腺細胞など、さまざまな体液や組織に存在することがわかっています。パラベン類は、性ホルモン（エストロゲン、プロゲステロン、テストステロン）やストレスホルモンなどのホルモン受容体に結合することで、ホルモンの働きを変化させ、代謝に影響を与えます。ホルモンは、神経系の発達、免疫機能、甲状腺機能、代謝、胎児の発育、生殖など、私たちの体のあらゆる機能に関わっています。パラベン類は、ホルモンの繊細なバランスを崩し、精子のＤＮＡ損傷、精子死、不妊症のリスクを高める可能性も指摘されています。残念ながら、現在の下水処理技術では、下水からパラベン類を完全に除去することはできません。

4. **トリクロサン**　歯磨き粉や手指消毒剤など、パーソナルケア用品に抗菌剤として一般的に使用されています。トリクロサンは、皮膚や口腔組織から体内に吸収されます。主に動物実験では、ホルモンのかく乱、免疫システムの障害、甲状腺の問題、抗生物質耐性との関連性が指摘されています。トリクロサンは体液からも検出されており、「人間は、明らかに潜在的に安全ではないレベルのトリクロサンにさらされている」ことを示唆する査読済みの研究論文もあります。トリクロサンは、ミトコンドリア脱共役剤として「ミトコンドリアの普遍的な破壊」を引き起こし、その形状を機能不全のドーナツ状に変形させてしまいます。また、電子伝達系を阻害したり、ミトコンドリアの分裂を促したり、細胞内での移動を妨げたり、機能に必要なカルシウム濃度を低下させたりします。このようなさまざまな作用によって、ATPの産生を低下させ、酸化ストレスを増加させます。

5. ダイオキシン類

工業プロセス（紙パルプの漂白や農薬の製造など）やゴミ、石炭、石油、木材の燃焼によって発生する「毒性の強い」化合物のグループです。これらの「残留性有機汚染物質（ＰＯＰｓ）」は、容易に分解されず、環境中に残留し、動物の脂肪に蓄積されます。世界保健機関（ＷＨＯ）によると、人間への曝露経路の90％以上は、魚、乳製品、肉などの脂肪分の多い動物性食品です。動物や人間を対象とした研究から、ダイオキシン類は、発達と生殖に関する問題、骨格の奇形、腎臓の欠損、精子数の減少、流産の増加、免疫システムの障害、肺がん、リンパ腫、胃がん、肉腫などを引き起こすことが知られています。ダイオキシン類は、「ミトコンドリアストレスシグナル」を発生させることで、人間の健康に影響を与え、それによりNF-κB経路を活性化し、慢性炎症を誘発し、マイクロバイオームの活動を阻害する可能性があります。

6. ポリ塩化ビフェニル類（PCB）

幸いなことに、PCBは使用禁止になっています。しかし、これらの分解が遅い化学物質は、依然として世界中の大気、水、土壌、魚に含まれており、「どこにでもある環境汚染物質」となっています。加えて、1977年以前に製造されたPCBを含む製品や機器との接触を通じて、PCBは体内に取り込まれます。ダイオキシン類と同様に、PCBは、油圧作動油、潤滑油、難燃剤、可塑剤、塗料、接着剤、その他の工業製品の製造に広く使用されていました。多くの合成化学物質と同様に、PCBは食物連鎖の上位になるほど、生物蓄積と生物濃縮を起こします。つまり、PCBを含む堆積物やその他のPCBを含む魚を日常的に食べている底生魚のような魚を食べると、その魚に含まれるPCBの濃度は、その魚が生息する水の100万倍にもなる可能性があります。細胞培養の研究では、PCBは、ミトコンドリアの電子伝達系を阻害し、細胞内でのグルコースの初期分解（解糖系と呼ばれるプロセス）を阻害し、最終的にATP産生を減少させるため、神経細胞に対して毒性を示します。

7. ペルフルオロアルキル化合物およびポリフルオロアルキル化合物（PFAS）

焦げ付き防止加工の調理器具、紙や段ボール製の食品包装（電子レンジ調理のポップコーンの袋、ファストフードの包装紙、テイクアウト用の容器など）の耐油性コーティング、泡消火剤、カーペットや布地のコーティングなどに一般的に使用されています。PFASは、容易に分解せず、人体から排出されないため、「永遠の化学物質」と呼ばれることがよくあります。環境中のPFASの主な発生源は、飲料水です。研究によると、PFASは、動物では肝臓がん、乳がん、膵臓がん、精巣がんのリスクを高め、ヒトでは精巣がん、腎臓がん、甲状腺がん、前立腺がん、膀胱がん、乳がん、卵巣がんのリスクを高める可能性があることが示されています(ただし、いくつかのデータは矛盾している)。PFASが体内の組織に蓄積すると、ミトコンドリアが損傷し、免疫細胞が動員され、慢性炎症が発生します。また、フリーラジカルの産生を増加させ、抗酸化物質の活性を阻害することで、酸化ストレスを発生させます。

8. 有機リン系農薬

酸化ストレス、がん、呼吸器系疾患、神経毒性作用、代謝性疾患、子供の発育への悪影響との関連性が強く指摘されているにもかかわらず、世界では毎年254万トンの農薬が使用されています。これらの農薬は、私たちの食べ物に付着し、水系に流れ込みます。米国農務省は、5000万人の飲料水が農薬や農業用化学物質で汚染されていると推定しています。農薬の使用は、消費者だけでなく、農薬を直接扱う農家の人や、発達段階にある子供たちにも、より深刻な健康被害をもたらす可能性があります。急性農薬中毒(APP)は、農家の44%が毎年発症し、世界中で年間3億8500万件、約2万人が死亡しているという研究結果があります。体がまだ小さい子供は、発達の重要な時期に農薬の影響を受けるため、特に農薬のリスクにさらされています。また、空気、食べ物、水、ペットやカーペット、布張りの製品、芝生、公園の草に触れること、通常の食品や加工食品を食べることで、農薬にさらされる可能性があります。毒物管理センターへの農薬中毒の報告のうち、45％は子供が関係しています。研究によると、有機リン系農薬への曝露は、酸化ストレスを誘発し、ミトコンドリアの呼吸を阻害することで、ミトコンドリアの機能に影響を与える可能性があります。ラウンドアップのような農薬の芝生への使用や従来の農法で栽培された食品を避けましょう。多くの化学物質と同様に、農薬は主に肝臓で代謝され、糞便や尿中に排泄されます。多くの有害な合成化学物質を効果的に排除するためには、肝臓、腸、腎臓の機能を保護することが最も重要です。これにはグッドエナジー習慣が役立ちます。

9. 重金属

汚染された土壌、水、食品に一般的に含まれている水銀、カドミウム、ヒ素、鉛などの重金属は、天然に存在する物質ですが、製造プロセスや工業プロセスを通じて高濃度に濃縮されると、毒性を示す可能性があります。過剰な重金属は、神経学的損傷、発達遅延、がん、その他のさまざまな健康問題などを引き起こす可能性があります。研究によると、金属は、酸化ストレスを増加させ、ミトコンドリア機能不全を引き起こす可能性があります。

現代社会で最も危険な化学物質の多くに共通するテーマは、プラスチックの生産と食品の保存に関するものです。私たちは、プラスチックの社会的利用を制限しなければなりません。プラスチックが特許を取得してから２００年も経たないうちに、私たちは90億トンものプラスチックを生産してきました。

その大部分は現在、ゴミとなっており、海、河川を汚染し、バッドエナジーを生み出す有害な化学物質を水、土壌、食品、さらには空気にまで浸出させています。超加工食品や包装食品の増加、そして、それらを長期保存するために現在使用されている大量の有害な「保存料」は、100年足らずの歴史しかありません。これらの問題は、私たちの努力と意志によって、急速に縮小することができるものであり、また、縮小しなければなりません。

汚染された水は、もう1つの重要なテーマです。ほとんどの米国人にとって、飲料水をろ過せずに飲むのは危険であると言っても過言ではないと思います。環境ワーキンググループ（EWG）のデータベース（郵便番号に基づいて水質汚染物質の分析データを提供している）は、多くの米国の都市で、ヒ素などの物質がEWGの健康ガイドラインの1000倍以上になっていることは珍しくありません。調査によると、2億人以上の米国人がPFASで汚染された水道水を飲んでいると推定されています。私たちの健康に悪影響を及ぼす化学物質が、水にまで含まれているという現実は、非常に残念なことです。しかし、このような現実をしっかりと受け止めることで、自分の健康を自分で守り、より良い解決策に向けて取り組む意欲をもつことができるのです。

水に関して、健康のリーダーであるドゥルー・プロヒットは、「フィルターを使うか、自分がフィルターになるかのどちらかだ」という至言を広めました。これは、私たちの環境のあらゆる側面に当てはまります。私たちは、無農薬の食品を意識して調達するか、空気をろ過するか、水をろ過するか、毒性の低い玩具や家具を購入するか、レシートや感熱紙に触れないようにするか、プラスチックの使用を最小限に抑えるか、合成香料やオベソゲンを含む従来のホームケア用品やパーソナルケア用品の使用を中止するか、そうでなければ、私たちの体やかわいそうな臓器をこれらの製品に含まれる何千もの合成化学物質のフィルターにしてしまうかのどちらかなのです。このような注意を怠ると、私たちの体を傷つけ、これらの脅威となる毒性物質に対応するという、圧倒的な量の仕事を細胞に強いることになります。本来、細胞がすべき、私たちを成長させるためのグッドエナジーを生み出すという仕事をさせないのです。代替品やフィルターの使用という単純なことで、環境中の有害な負荷を簡単で安価に、最小限に抑えることができ、代謝の健康にとって大きなメリットをもたらすのです。

まとめ　現代生活が奪ったものを取り戻すための原則

運動の原則

- 週に少なくとも150分の中強度の運動をする。
  - 最大心拍数は、220から年齢を引いた数値で計算し、この数値の64％が、中強度の運動の下限の目安となる。
- 1日に1万歩を目標に歩き、記録する。
  - フィットネストラッカーで測定できる。
- 毎日、少なくとも8時間は、座って過ごさない。少しでも体を動かすこと。

■フィットネストラッカーで測定できる。

• 週に3回を目標に、レジスタンス運動を行う。

■毎週、腕、脚、体幹を疲れさせる強度の運動を取り入れる。レジスタンス運動は、自重でもウェイトを使ってもよい。

温度の原則

• 週に少なくとも合計1時間以上、熱刺激を与える。

■ドライサウナ、遠赤外線サウナ、ホットヨガなどの高温で行うエクササイズなどを行う。

• 週に少なくとも合計12分以上、寒冷刺激を与える。

■クライオセラピー、冷水シャワー、コールドプランジや冷たい水（湖、川、冬のプールなど）での冷水浴などを行う。

毒素の原則

• 家の中の空気と水をろ過する。

■水には活性炭フィルターと逆浸透膜フィルター、空気にはＨＥＰＡフィルターを使用するのが最適。

• 未加工の有機農法または再生農業で栽培された食品を食べる。

• 可能な限りプラスチックを避け、代わりにガラスやその他の素材を選ぶ。

■クローゼット、台所など家にあるプラスチック製品を把握し、最小限に抑えること。
・ホームケア用品やパーソナルケア用品を、成分が明確で安全性が確認されている製品に切り替えること。
■最初の一歩として、家の中にある香り付きの製品をすべて取り除き、無香料の製品に交換するか、完全に除くこと。車や家の中の芳香剤、洗剤、柔軟剤、食器用洗剤、食器洗浄機用洗剤、洗濯用洗剤、シャンプー、コンディショナー、ボディソープ、ボディウォッシュ、デオドラント、シェービングクリーム、香水、ローションなどの製品に含まれる香料は、明らかに有害だ。無香料のオーガニック・カスチール石けん（ドクターブロナーなど）は、ハンドソープ、ボディソープ、ボディウォッシュ、食器用洗剤の代わりに、酢水は万能洗剤の代わりに、オーガニックのホホバオイルやココナッツオイルは、ローションの代わりに使用できる。
■EWGのデータベースで、さまざまな消費者製品の毒性評価を確認する。
・グッドエナジー習慣を実践することで、肝臓、腸、腎臓、皮膚、循環器系が関与する、体内の自然な解毒経路をサポートする。

本章の引用文献については、caseymeans.com/goodenergy 参照。

第9章 恐れを知らないこと
――グッドエナジーの最高レベル

人間は、恐怖、不安、悲しみ、批判といった強い感情を経験するように進化してきました。そして、それには正当な理由があります。これらの感情は、生存の真の脅威に直面したときに、不快な感覚を生み出すことで、私たちを守ってくれるのです。周囲の脅威に対応する能力がなければ、私たちはすぐに滅んでしまうでしょう。人類の歴史を通じて、私たちが直面してきた脅威のほとんどは、自然災害、家に忍び寄るヘビ、侵略してくる軍隊など、私たちの身の回りに起こるものでした。しかし、わずか1世紀の間に、私たちは今や、世界のどこかで誰かの身に起こっている脅威に、24時間体制でさらされる技術的能力を手に入れてしまいました。しかも、すべてが私たちの手にある画面にライブストリーミングされるのです。一夜にして、80億人のトラウマや恐怖が、すべて私たちのものとなってしまったのです。

これは、私たち現代人が直面する、おそらく最も異常なことであり、超加工食品、座り過ぎ、絶え間ない人工的な光、または熱的中性な生活よりも深刻です。人間の心と体は、絶え間ない恐怖を煽るメッセージを経験するようにできていませんが、今ではそれを避けることはできません（看板、新聞、ソーシャルメディア、テレビ！」。しかも、私たちは生物学的に脅威に注意を払うようにできているため、目をそらすこともできないようです。テクノロジーによるつながりは、本格的なデジタルテロリズムの時代を招き、奇妙なことに私たちはそれに釘付けになっているのです。CNNの技術監督がニュースについて語ったように、「血が流れれば、トップニュース」であり、陰惨な物語は注目を集めるのです。さらに人間は誰しも、人生の中で個人的な困難やトラウマを経験します。そして、メンタルヘルスケアに対する文化的な偏見がある中で、それらに対処するためのリソースは限られ、私たちは押しつぶされそうになっているのです。

・米国人女性の40％近くが生涯でうつ病と診断された経験があり、米国人の3人に1人が、生涯で不安障害を経験するという報告がある。

・米国の若者の4分の3が日々安全ではないと感じている。

・2023年2月にCDCが発表した調査によると、2021年には、女子高校生の57％が「過去1年間に持続的な悲しみや絶望感を経験した」と報告しており、2011年の36％から大幅に増加している。

・米国人の76％が過去1ヵ月間にストレスによる健康への影響を報告しており、そのストレスの主な原因は健康上の問題だった。

・その他の多くの主要な調査でも、特に2011年頃（偶然にもインスタグラムが登場した年）を機に、青年期におけるうつ病の増加が顕著であることが示されている。

これらの統計を軽視するのは簡単ですが、少し時間を取って考えてみてください。平均寿命と生活水準がこれまでになく高くなっているように見える時代に、人類史上最も裕福な国に住む、子供も含めた何億人もの人々が悲しみ、恐怖、そして深刻なストレスに苦しんでいます。世界には常に苦しみがありましたが、今では、かつてないほど多くの苦しみを、一度にすべて、ベッドや食卓で手にしている画面で見ることができるのです。

その結果、現代人はドーパミンがもたらす「快楽」と気晴らしを得られる場所ならどこにでも、救いと対処法を求めるようになりました。加工された砂糖、アルコール、炭酸飲料、精製された炭水化物、電子タバコ、タバコ、マリファナ、ポルノ、出会い系アプリ、メール、テキストメッセージ、カジュアルセックス、オンラインギャンブル、ビデオゲーム、インスタグラム、ティックトック、スナップチャット、そして、絶え間なく押し寄せる目新しい経験などです。『Stolen Focus（盗まれた集中力）』（未邦訳）の著者であるヨハン・ハリが述べているように、「私たちは、非常に多くの人々が日常生活に耐えられず、1日中、自分を薬漬けにする必要があるような文化を作り出してしまった」のです。現代の心理的現実と、不健康な対処メカニズムの影響で、私たちの細胞がグッドエナジーを生み出す能力は低下し、人間の経験の可能性をすべて奪う悪循環に陥っています。

慢性的な恐怖を経験している体の中で生きている細胞は、十分に成長することができません。私たちの細胞が持続的な危険を感知すると、持続可能な健康を生み出す通常の機能の代わりに、防御と警報経路にリソースを転用します。これを考えると、どんなに食事の内容が健康的でも、どんなに運動していても、どんなに日光を浴びていても、どんなに質の高い睡眠を十分に取っていたとしても、心理状態がホルモンや神経伝達物質、炎症性サイトカイン、神経シグナルを介して、生物化学的に変換される過程で生じるストレスに細胞が浸っていれば、他の健康的な選択はすべて無駄になってしまいます。

私たちにとって最も基本的な仕事は、生活の中で持続する恐怖の引き金となるものを把握し、それを癒し、あるいはその影響を制限することです。境界線の設定、内観、瞑想、呼吸法、セラピー、植物療法、自然の中で過ごす時間など、本章の最後に概説する多くの心理的な方法を通して、これを行います。

耳や目に飛び込んでくる情報に境界線を設けることを、現実逃避と混同しないでください。それは、自分が崩壊しないように、自分の体を理解して保護することです。そうすることで、最大のエネルギーを発揮して世界にプラスの影響を与えることができるのです。

脅威のサインは人それぞれです。上司との難しい関係からくる慢性的な仕事のストレスかもしれません。親との緊張関係からくる幼少期のトラウマかもしれません。家や近所で危険を感じているのかもしれません。４０００㎞も離れた場所で起きた殺人事件のニュース記事かもしれません。世界中で蔓延するウイルスに対する危機感かもしれません。８０００㎞も離れた場所での戦争のニュースかもしれません。政治的な意図によって権利や自由が脅かされているというニュースかもしれません。十分に優秀ではない、魅力的ではない、頭が良くないという不安かもしれません。自分自身を振り返り、細胞を絶え間ない心理的ダメージから守り、細胞にとって平和な環境を作り出しましょう。

私たちを病気にし、依存させる恐怖の装置

医学部ではどんなことでも、たとえ費用がかかろうと、副作用があろうと、社会に負担をかけようと、たとえそれが意識のない状態で苦痛に満ちた日々を数日延ばすだけだとしても、死を防ぐためなら何をしても許されると教えられました。病院や製薬会社から患者に伝えられるメッセージは「私たちはあなたの健康を守り、可能な限り最良の人生を送れるように手助けします」ではなく「私たちはあなたを生かしておきます」です。

「年に一度の健康診断を受けてください」「検診を受けてください」「薬を飲んでください」「この手術を受けてください」「そうしなければ、あなたは死ぬかもしれません」。死の恐怖は、患者により多くの薬、処置、手術、専門医にかかってもらうために利用されています。その根底にある意味は、「もしあなたがノーと言ったり、治療を遅らせたり、より自然な方法を取ったりすれば、もっと早く死ぬかもしれない」ということです。このような力関係は、現代の西洋社会において特に強力です。多くの先住民族や東洋の文化とは異なり、西洋社会は死について話すことや死に対して好奇心をもつことを文化的に避ける傾向があり、死が多くの人の実存的な恐怖となっているからです。時の試練に耐えてきた非常に多くの書物、例えば、ルーミー、ハリール・ジブラーン、ハーフェズ、マルクス・アウレリウス、ヨガ

ナンダ、セネカ、老子、ティク・ナット・ハンなどは、私たちに死を見つめ、死は自然なものであり、恐れるべきものではないと信じるように訴えかけています。どういうわけか、これらのメッセージは、死を容認できない主流の医療エコシステムには、全く届いていません。

私にとって、死は子供の頃から大人になるまで、最大の恐怖であり、グッドエナジーから私を遮っている層を剥がすために、真正面から向き合わなければならなかったものでした。私は他のどんな問題よりも、自分や家族がどのように死ぬかということについて心配しながら、多くの時間を過ごしてきました。死は数え切れないほどの夜、私の心をかき乱しました。死は私が医学の道に進んだ理由でもあります。

2020年初めに母と経験した一連の出来事は、私の心配事、特に死に対する見方を永遠に変えました。上昇する彼女の血糖値とコレステロール値を心配して、私は彼女をアリゾナ州セドナにあるスタジオジム、ドクターケイシーズ・ブートキャンプ（Dr. Casey's Bootcamp）に連れて行きました。そこでは、代謝の健康を改善するための実績のある活動、すなわち、長期の断食、冷水浴、運動、朝日の中でのハイキングが行われています。それは私たちが彼女の膵臓がんを発見する1年前のことでした。

3日間何も食べず、ケトン体が多い状態で、母とともにそびえ立つレッドロック山脈を見ていると、私は幸福感に包まれました。母と私は、地元のアートギャラリーで聞いた満月のドラムサークル〔参加者が打楽器による即興的なアンサンブルを行う演奏形態〕に参加するために、暗闇の中、山頂までハイキングし、月明かりの下で無心に踊りました。

そびえ立つ岩を見ていると、山と私はほとんど同じものでできているという考えが頭から離れませんでした。私の体を構成する原子は、約46億年前の地球の誕生以来、地球上に存在しています。そして、ほんの一瞬の間に、私のミトコンドリアはＡＴＰを生成し、これらの原子を使って私の組織、器官、そして最終的には私自身を形作っていくのです。

セドナで、母と私は、「自己」という概念や死がすべての終わりであるという考えが幻想であることについて話しました。現実には、私たちの体の大部分は定期的に死んでいます。私たちは毎日４５０ｇ以上の細胞を捨てています。私たちの体の細胞から出る垢やフケは、家の中のほこりの88％を占めるとも言われています。医学部では、顕微鏡でスライド上の体の組織片を見て、「成人」の体の中で、誕生から死まで、すべての出来事が繰り広げられている様を目の当たりにして驚きました。顕微鏡レベルでは、細胞は死に、分裂し、生まれ、老化しており、その速度は実にさまざまです。細胞レベルでは、私たちは1回の「生涯」の中で何兆回も死んでは生まれ変わっています。私たちの体から捨てられた物質は土に還り、やがて新しいものを生み出します。今日、地球のエネルギーの80％を供給している化石燃料は、何百万年も前に存在した動植物の残骸にすぎません。私たちは文字通り、自分たちの祖先を構成していた原子を使って、車や家を動かしているのです。

毎秒、私たちの体内で起こっているこれらの無数の反応や、私たちの世界を構成している絶え間ない創造と再創造が見えないのは、私たちの視覚系の限界にすぎません。

母と私は、体から捨てられたものが、やがては子供を育むブロッコリーの一部になるのかもしれない、美しいダイヤモンドになる運命を秘めた炭素になるかもしれない、まだ見ぬ山脈を形成する、つむじ風の塵になるかもしれないと想像を膨らませていました。きっと、これらのどれかになるだけでなく、私たちには想像もつかないような形で、この世界に存在し続けるのでしょう。

私たちが他の人、つまり、私たちが愛する人、私たちがぞんざいに扱った人、私たちが教えた人、私たちの文章を読む人に与える影響は、文字通り、彼らの生物学と人生を永遠に変えてしまいます。母と月明かりの下で踊り、抱き合ったとき、私は母とのこの愛情深い経験が、神経伝達物質やホルモンの放出、シナプスの強化、そして互いのマイクロバイオームへの移動を通して、文字通り、私の体内の物理的な神経経路と生物学を変えているのだと考えました。母との経験、そして私が関わることを選んだすべての人々との経験は物理的に私の中に刻み込まれていくのです。

2021年1月7日、夕食の準備をしていると、母からビデオ通話アプリで連絡がありました。彼女は涙を流しながら自分が死にかけていること、私のもとを去らなければならないこと、そして私の未来の子供たちに会うことができないことを告げました。その日、それまで漠然とした腹痛だと思っていたものが、実際には全身に転移したステージ4の膵臓がんであり、腹部全体にソフトボール大の腫瘍があることがわかったというのです。

それから13日間、母の意識がはっきりしていた最期の間、母は自分が人々の生涯に与えてきた影響について、何百通もの手紙を受け取りました。太平洋を見渡せるポーチで、感謝と感動の表情を浮かべて手紙を読んでいた母の姿を私は決して忘れません。すべての手紙は、母が影響を与え、生化学的に変化した人たちからのものでした。セドナで話したように、私は、母が人生で出会ったすべての人々に与えた影響と、彼女自身を構成するエネルギーが宇宙に影響を及ぼし続けることによって、母が根本的に不死であると感じることができました。彼女は私の手を握り、「自分の生命力が急速に衰えていくのを感じる」と言いながら、恐怖を感じていませんでした。

母が亡くなってから数日後、私たちは海岸線沿いの自然墓地に母を埋葬しました。果てしなく広がる海のそばにある小さな土地に、母の美しい体を横たえることは、どれほど奥深いことか。兄と私がその中で育まれ、体と意識を築いた源であり、世界を旅し、何千人もの人々に影響を与えたこの女性は、土へと還り、地上の木々や花々やキノコに栄養を与え、永遠のサイクルの一部になったのです。彼女の肉体が地球上に存在した年数を気にすることなど、全く意味のないことのように思えました。私の死と家族の死に対する長年の不安は、無駄なエネルギーだったのです。死はコントロールできないものであり、それでいいのです。なぜなら、母が息を引き取るとき、私は母を抱きしめていましたが、母は大丈夫だったからです。彼女が最期に意識を取り戻した瞬間、「私たちは宇宙のエネルギーを守るためにここにいるのだ」と、私にささやきました。「そのすべて、生も死も完璧なのだ」と。

母を土の中に埋葬しながら、私は、母と私、そして他のすべての人や物は切り離せない絆で結びついており、死が訪れてもその事実は変わらないという深い感覚を覚えました。42の専門分野をもつ医学が1つの体の現実を曖昧にしているように、人間が作り出した力が、分離、欠乏、恐怖という圧倒的な認識を生み出し、力を振るい、依存を生み出し、人間と自然からお金を搾取しようとしています。しかし、私たちはそれを押し返し、世界との完全なつながりと無限性という別の真実を体現することができます。私は、ペルシャの詩人ルーミーの「悲しまないで。あなたが失ったものはすべて、別の形で戻ってくる」という言葉と、「この人生と次の人生を別々に考えるのはなぜだろう。1つの命は前の命から生まれているのに」という言葉に心を打たれました。そして、その信念が固まる中で、私は、グッドエナジーの次の段階である「恐れを知らないこと」を感じました。

幼少期から私の中に存在していた、実存的な不安と慢性的な軽度の恐怖が徐々に消え去り、解放され始めました。そしてその過程で、私は自身の健康の基盤が変化していくのを感じ、自分の本質がもつダイナミックで永続的なプロセスに力を与える旅を続けなければならないと強く感じました。これは私が医療の訓練で一度も学んだことのない概念でした。私の心はリラックスし、細胞たちは本来の最善の働きをするために自由になりつつありました。

心が代謝をコントロールする仕組み

なぜ慢性的な恐怖を克服することが、グッドエナジーにとってそれほど重要なのでしょうか。それは多くの点で、私たちの心が代謝をコントロールしているからです。グッドエナジーと脳の関係に関しては、悪循環です。健康的な習慣が欠如すると、脳の慢性ストレスに対する防御力が低下し、慢性ストレスと恐怖は、気分や回復力を悪化させる代謝異常を直接引き起こす可能性があります。人間の病気の75～90％が、ストレス関連の生物学的機能の活性化に関連しており、心理的ストレス要因と代謝異常の間に共通の経路があることを示す多くの証拠があります。あなたの細胞は、生化学的シグナルを通じて、あなたのすべての思考に「耳を傾けて」おり、慢性的なストレスから「グッドエナジーの生成を停止せよ」というメッセージを受け取っているのです。実際、激しい急性ストレスと慢性ストレスは、バッドエナジーのすべての症状を引き起こします。

1. 慢性炎症

マウスを使った実験では、わずか6時間の急性ストレスでも、炎症性サイトカインの濃度が上昇し、免疫システムが「急速に動員」されることがわかっています。サイトカインとは、感染症や傷に対する初期攻撃、および免疫細胞の遊走（免疫細胞が戦うために必要な場所へ移動する方法）に関連する経路の遺伝子発現に関与する、特定の免疫化学物質です。ストレスの多い思考は、神経炎症（脳内の炎症）を引き起こします。神経炎症は、脳の代謝異常につながり、うつ病や神経変性などの代謝性疾患のリスクを高めます。また、神経系のストレス反応により、体全体に影響を与えます。それは交感神経系すなわち闘争・逃走反応系を始動させることです。交感神経系の過剰な活性化は、インスリン抵抗性、高血糖、体全体の炎症性細胞とサイトカインの動員を促進し、体中のあらゆる場所でバッドエナジーをさらに悪化させます。小児期の虐待など、長期間にわたる心理的ストレスは、炎症性サイトカインであるＣＲＰ、ＴＮＦ-α、ＩＬ-6

の値の上昇と関連しています。ある研究者は、慢性的なストレスによって誘発される炎症は、がん、脂肪肝、心臓病、2型糖尿病など、さまざまな代謝性疾患の「共通の土壌」であると指摘しています。炎症は、グルコースチャネルの発現を妨げ、細胞内へのインスリンシグナルの伝達を阻害し、脂肪細胞からの遊離脂肪酸の放出を促進することで、バッドエナジーを直接的に引き起こすことを覚えておいてください。遊離脂肪酸は、肝臓や筋肉に取り込まれ、インスリン抵抗性を引き起こす可能性があります。

2. 酸化ストレス

2004年に行われたある研究では、15人の医学部生を対象に、重要な試験の前後で血液を採取し、酸化ストレスのバイオマーカーを測定しました。その結果、試験前は学生の抗酸化物質の量が低下し、酸化によるDNAと脂質の損傷が増加したことがわかりました。これらの結果は、ストレスの多い期間中、彼らの細胞が酸化ストレスにさらされていたことを示唆しています。仕事関連のストレスも酸化ストレスの一因となることを示唆する証拠があります。例えば、日本で女性労働者を対象に行われたある研究では、酸化ストレスのマーカーである8-ヒドロキシデオキシグアノシン（8-OH-dG）と、認識している仕事量、心理的ストレス、ストレスを解消するのは無理だと感じることの間に相関関係があることが示されました。同様に、スペインで行われたある研究では、仕事関連のストレスの高さは、別の酸化ストレスのバイオマーカーであるマロンジアルデヒドと関連していることがわかりました。ラットを使った実験では、慢性的なストレスは脂肪の酸化を誘発し、抗酸化作用を低下させることが示されています。これは、LDLコレステロールと中性脂肪の上昇、HDLコレステロールの低下、そして最終的にはラットの動脈におけるプラークの形成と相関していました。興味深いことに、動物実験では、摂取した抗酸化物質がストレスによるミトコンドリア機能不全を抑制する可能性があることが示されており、誘導されたストレスがミトコンドリアに及ぼす影響に対する、ストレス感受性因子とストレス緩衝因子の存在を示唆しています。同様に、ミトコンドリアの抗酸化酵素を過剰発現するように遺伝子操作されたマウスは、ストレス要因に対処する能力が向上していました。

3. ミトコンドリア機能不全　心理社会的ストレスとミトコンドリア機能に関する研究のほとんどは動物実験によるものですが、その結果は、「心理社会的ストレス要因を通じて誘発された慢性ストレスは、ミトコンドリアのエネルギー産生能力を低下させ、ミトコンドリアの形態を変化させる」という共通の傾向を示しています。これは、ミトコンドリアタンパク質の機能低下、酸素消費率の低下（ミトコンドリアでATPを生成するために必要）、ミトコンドリア含有量の低下として現れました。

4. 高血糖　急性の心理的ストレス要因によってストレスホルモンが上昇すると、糖尿病誘発効果、つまり血糖値が急上昇し、同時に脂肪細胞が脂肪を分解して血流に放出し、インスリン抵抗性を促進する可能性があります。ストレスを受けると体は「素早く」強力なエネルギー源を動員するため、ストレスホルモンは肝臓の貯蔵グルコースの迅速な分解（グリコーゲン分解）を促し、肝臓からのグルコースの生成（糖新生）を増加させます。ストレスホルモンが脂肪細胞中の中性脂肪（貯蔵脂肪）の迅速な分解を引き起こすと、分解産物の1つであるグリセロールが生成され、これが肝臓に運ばれて糖新生によってグルコースが生成されます。研究者は、繰り返される急性ストレス反応が、「一過性の高血糖と高脂血症、そしてインスリン抵抗性に繰り返しさらされることを誘発し、長期的には2型糖尿病の発症につながる可能性がある」と考えています。レベルズ社のメンバーは、職場でストレスの多い日が血糖値に与える影響や、血糖値の上昇がストレスを示している可能性があることにしばしば驚いています。

5. 代謝バイオマーカーの悪化

慢性的なストレスは、肥満、HDLコレステロール値の低下、内臓脂肪の増加、ウエスト周囲径の増加、血圧、LDLコレステロール値、心拍数、インスリン値、中性脂肪値の上昇と関連しています。さらに、コルチゾールの値は、インスリン抵抗性の主要なマーカーであるHOMA-IRの上昇の予測因子であることが示されています。

トラウマは、グッドエナジーを破壊する

健康上の問題につながるのは、日々の軽度のストレスだけではありません。トラウマとなるような出

来事も、私たちの代謝の健康に長期的な影響を与えます。多くの研究が、小児期の逆境的体験（ＡＣＥ）と呼ばれるストレスの多い出来事が、私たちの体内のストレスホルモンの調節に長期的な影響を与える可能性があることを示しています。これらには情緒的または身体的なネグレクトまたは虐待、家庭内機能不全、侮辱または侮蔑、いじめ、犯罪、愛する人の死、重度の病気、生命を脅かす事故、自然災害などがあります。研究によると最大80％の人がこれらの出来事の１つ以上を経験しており、肥満、糖尿病、心臓病、メタボリック症候群などの発症リスクを増加させることがわかっています。ある研究では虐待（母親からの拒絶、厳しいしつけ、身体的または性的虐待、または養育者の頻回な変更などによって定義される）を受けた子供は、炎症マーカーの値（ＣＲＰ）が約80％高く、社会的孤立は代謝バイオマーカーの上昇のリスクを１３４％高めるという結果が示されています。幼少期の逆境的体験は成人期まで持続する体内のストレス調節経路の調節不全と一貫して関連付けられています。これは代謝性疾患などのストレス関連の慢性疾患を予測する可能性があります。さらに、小児期の虐待は脳内の報酬処理の変化と関連しており、成人期に過剰な食物摂取や食物依存症になりやすいと言われています。

診療中に、患者に「ストレスを感じていますか」または「過去にトラウマがありますか」と、私が尋ねると、きっぱりと「いいえ」と答えることがよくありました。しかし、２時間にわたる診察で詳しく話を聞いてみると、十分に解消されていない深刻な小児期の逆境的体験を経験していることが多いのです。また、仕事に行き詰まりを感じている、十分な支援がないまま介護の責任を負っている、両親、配偶者、親戚、子供との関係が緊張している、社会的な不安や経済的な不安を抱えている、孤独を感じている、親密なパートナーからの暴力を受けていることや必ずしも「ストレス」や「トラウマ」とは認識していないが、本人にとっては非常に現実的で、現在も影響を与え続けているトラウマやネガティブな状況を経験していることも少なくありませんでした。

脳を癒すためのトレーニング

私たちの人生で何が起こったとしても、私たちの周りの世界で何が起こっているとしても、私たちは可能な限り健康であるために、安心感を得る方法を見つけなければなりません。「安心感」は、ある意味幻想です。私もあなたも、私たちが愛するすべての人も、いつかは死ぬ運命にあります。しかし安心感とは、意識的な実践を通して心と体の中で育むことができるものです。これは生涯にわたる作業であり、すべての人に共通の道はありません。最初のステップは、慢性の脅威の引き金と人生のトラウマが私たちの健康に与える影響を認識することです。次に体の物理的な構造と機能である「ハードウェア」と心理と思考の枠組みである「ソフトウェア」を改善する必要があります。ハードウェアを改善するには、グッドエナジー習慣、つまり、精神的な健康に最も適した体の生物学的状態を作り出す、食事と生活習慣の戦略が必要です。ソフトウェアを改善するには、私たちを制限し、代謝の健康と成長を阻害するストレス要因、トラウマ、思考パターンを管理し、癒すのに役立つ方法を追求する必要があります。

実存的な恐怖やうつに直面している場合、健康的な食事、十分な睡眠、運動は些細なことに思えるかもしれません。しかし約束します。1週間のうち少なくとも150分間、心拍数を上げ、第5章の食事の原則に従えば、改善が見られ、脳は人生のストレスに対処できるようになるでしょう。十分な睡眠をとれば、世界は自動的に、はるかに感動的なものに見えるようになるでしょう。インプット、つまり習慣に集中すれば結果はついてきます。特に、ストレスや恐怖を感じているときには、これらの作業をする気力を奮い起こすのが非常に難しい場合があります。良いスタートを切るためには、本書の中で心に響く健康的なものを1つでも見つけ、それを試してみることです。小さな成功がさらなる成功を生み出すのです。

私たちは今、檻に入れられた動物のようなものです。テクノロジーや化学物質などを通して、私たちの家庭や日常生活に侵入してくる脅威に囲まれています。私たちの脳は、体重のわずか2%を占めているだけにもかかわらず、体内のエネルギーの20%という不釣り合いな量を使用しているため、細胞レベルの機能不全は脳に特に大きなダメージを与えます。グッドエナジー習慣に集中すれば、ゆっくりと、しかし確実にグッドエナジーがあなたの人生を支配するようになるでしょう。

具体的な取り組み

トラウマを癒し、無条件の自己愛を育み、無限を感じ、死と折り合いをつけることは、大変なことです。以下の14の戦略は、研究によって裏付けられたあなたの助けになる具体的な取り組みです。

1. メンタルヘルスのセラピスト、コーチ、カウンセラーとの関係を築く

私たちは、体の健康のために医師に、車の修理のために整備士に、運動のためにトレーナーに、税金のために税理士に、契約のために弁護士に、投資のためにファイナンシャルアドバイザーに相談します。しかし、人生で最も重要なことである「心」のために専門家の助けを求めることは、一部の人だけが利用するもの、あるいはネガティブなものという偏見があります。私は、メンタルヘルスに関するあらゆる文化的メッセージや偏見を無視し、代わりに、セラピー、カウンセリング、コーチングは、あなたの人生を最大限に充実させることができる、最もレバレッジの高い投資の1つであると考えることをお勧めします。「メンタルヘルス」という言葉に抵抗がある方は、「ブレインコーチ」や「ブレインオプティマイザー」と考えてみてください。1週間に1時間、専門家と一緒に内省し、感情を整理するだけで、不適応な反芻思考パターンに囚われるか、心理的に自由になるかの差が生まれる可能性があります。優れたセラピストを見つけるには、時間がかかる場合があります。最初のセラピストと相性が悪くても、落胆しないでください。

ベターヘルプ（BetterHelp）のようなオンラインサービスを利用すれば、セラピストとのマッチングが簡単になります。また、あなたの周りの、いつも前向きで、幸せそうな人に、これまでにかかったことのあるセラピストで良かった人がいないか聞いてみるのも良いでしょう。

2. 心拍変動（HRV）を測定し、改善に取り組む

ウェアラブル端末（フープ（Whoop）、アップルウォッチ、フィットビット、オーラ（Oura）、ハートマス（HeartMath）、リーフ（Lief）など）を使用して、HRVをモニタリングし、HRVを低下させるトリガーを特定します。リーフを使用すると、リアルタイムでHRVを確認し、どのような経験がHRVの低下（ストレスの増加を示唆）を引き起こすのか、そして、HRVが低いときに、どのような介入（例えば深呼吸など）が有効なのかを把握することができます。

3. ブレスワークを実践する

ブレスワークとは、迷走神経を刺激し、副交感神経系を活性化する呼吸法です。副交感神経系は、神経系の「休息と消化」を司る部分です。副交感神経系の活性化は、人を落ち着かせることができます。ボックス呼吸（吸う、止める、吐く、止めるを4秒間ずつ行い、ゆっくりと深呼吸をする）のような簡単なブレスワークを試してみるのも良いでしょう。ユーチューブやアプリ（オープン（Open）、アザーシップ（OtherShip）など）で、多くのガイド動画を見つけることができます。

4. マインドフルネス瞑想の実践

毎日わずか20分、8週間、継続してマインドフルネス瞑想を行うことで、尿酸、中性脂肪、ApoB、血糖など、いくつかの代謝バイオマーカーが大幅に減少することが示されています。また、気分障害、

不安障害、うつ病も改善されます。これらの変化は、瞑想がストレスホルモンを低下させることで、代謝へのプラスの影響が生じると考えられます。NF-κB遺伝子の発現と高感度CRPは、一般の人と比較して、マインドフルネス瞑想を実践している人のほうが減少しています。瞑想の熟練者は、1回の長時間の瞑想で、炎症性遺伝子の発現を抑制し、エピジェネティック経路を変化させることができると言われています。文字通り、私たちの心の活動を通して、遺伝子発現、血糖値、免疫システムの活性化を変えることができるのです。

マインドフルネス瞑想は、非常に難しく、ハードルが高いように思えるかもしれませんが、それは違います。瞑想では、静かに座って、頭の中に考えが浮かんだら、それに気づき、心の中で「また考え事をしている」ことを認め、それを手放して、リセットします。そうすることで、「今この瞬間」に戻るという筋肉を鍛えます。10分間の瞑想で、100の考えが頭に浮かぶかもしれません。たくさんの考えが浮かぶのは、失敗のように思えるかもしれませんが、それに気づくことこそがまさに瞑想なのです。そうしなければ、考えが頭に浮かんでいることに気づかず、「思考の列車」に乗せられたまま、目的地まで連れて行かれてしまうでしょう。ただ考えに気づくだけで、「思考の列車」を降りて、今この瞬間へと戻ってくることができます。そうすることで、自分のアイデンティティが、脳内を駆け巡るストレスフルな思考とは別物であるという理解を深めることができます。私たちのほとんどは、人生のすべてを思考から思考へと飛び移りながら過ごし、「列車」から降りることなく、これが「現実」または「自分」であると考えています。そうではありません。あなたはただ列車を降りて、今この瞬間へとリセットすれば良いのです。それはまるで、夢から醒めて幸せに満ちた精神空間に足を踏み入れるようなものです。

私たちの頭の中の声、つまり、恐怖、不安、怒り、悲しみは、私たち自身ではありません。多くの人が「上手くできない」「気が散ってしまう」と瞑想に挫折します。しかし瞑想のポイントは、気が散ることなのです。瞑想は、どんなに頑張っても、頭は思考を生み出し続けること、そして私たちは、それらの考えを通り過ぎさせるか、変えるかを選択できることを教えてくれます。そして、この洞察を日常生活に活かすことで、コントロール不能な内なる声の重荷から解放され、無限の精神性に、より明確に耳を傾けることができるようになると同時に、子供と遊んだり、散歩に出かけたり、愛する人と会話をしたりする際に、より「今」に集中して、その瞬間を楽しむことができるようになります。

いつでもマインドフルネスを実践するもう1つの方法は、目を閉じて、心臓の鼓動、椅子の上のお尻、温かさや冷たさを感じる部分、地面の上のつま先、鼻や肺に流れ込む空気など、体で感じるあらゆる感覚をスキャンすることです。このボディスキャンは、強制的に今この瞬間へと意識を向けるため、不安やストレスといった精神状態から解放されます。

私のお気に入りの瞑想アプリは、コーム（Calm）とウェイキングアップ（Waking Up）です。またユーチューブにも、多くの瞑想のやり方を教える動画があります。10分間の瞑想でも、1日を大きく変えることができます。

ウェアラブル脳波計（ミューズ（Muse）など）は、瞑想をサポートし、バイオフィードバック〔意識できない体の状態を測定機器を用いて、視覚的・聴覚的に意識化させる心身療法の手法〕によって、脳の状態がリラックスしているかを教えてくれます。

5. ヨガ、太極拳、気功など、動きを取り入れたマインドフルネスを実践する

ヨガや気功のように、身体的・精神的な健康に関わる介入は、うつ病、不安、ストレスを改善できることが研究で示されています。また、副交感神経系の活動を増加させ、コルチゾールを低下させ、炎症を軽減し、遺伝子の折り畳みと発現（エピジェネティクス）を変化させます。これらのすべてが代謝の問題にプラスの影響を与える可能性があります。

6. 自然の中で過ごす

一部の医師は、「自然の薬」、つまり自然の中で過ごすことを処方し始めています。その理由は、自然の中で過ごすことがストレスホルモンを大幅に低下させ、副交感神経系と気分を改善することが証明されているからです。都会の公園を散歩するだけでも、健康状態やストレスを示す数値に、目に見える変化が現れるほどです。

自然をじっくりと観察することは、自然界を貫く深遠な調和、相互のつながり、自然のサイクルについて思いを巡らせる機会になります。生命、健康、そして美しさを生み出すために、私たちを取り巻く、多くの「対極にあるもの」と「サイクル」を見てみましょう。つまり、睡眠と覚醒、昼と夜、寒さと暑さ、副交感神経系と交感神経系、満潮と干潮、アルカリ性と酸性などの対極にあるもの、そして春夏秋

冬、月の満ち欠け、女性の生理周期などのサイクルです。これらのリズムは、自然の中で生きる私たちが、恐怖心を克服するための最良の教科書と言えるでしょう。なぜなら、たとえ物事が異なる状態の間で揺れ動いても、世界は根本的に調和していることを示してくれるからです。しかし、現代社会では、自然から隔絶して屋内で生活しているため、私たちは、これらのリズムを無視し、戦い、抑制しています。自然のリズムは最適ではなく、私たちはそれらを出し抜くことができるという幻想を抱いているのです。工業化された農業を通じて、私たちは土壌に終わりのない夏を求めてきました。ニキビからＰＣＯＳ、避妊に至るまで、あらゆることに経口ホルモン剤を広く使用し、生命を生み出す女性の体の驚くべきリズムと、女性の健康全般に関わるバイオフィードバックの指標としてのサイクルの有用性を軽視してきました。24時間、私たちを照らす人工光によって、夜は不要だという幻想を作り出し、サーモスタットを通して、私たちは暑すぎることも寒すぎることもない、熱的に中性な生活を推し進めてきました。結果は芳しくありませんでした。支配、抑圧、そして酷使によってではなく、敬意、配慮、そして優しいサポートによって、自然から最善のものを得られるということを私たちは忘れてしまったのです。

忙しなく、集中力を奪われる工業化された生活の中で、私たちは自然から切り離されてしまいました。そのため、私たちは自然のリズムや現実に恐れを抱き、コントロールするようになり、自分の好みの環境にいないと、欠乏感によってストレスを感じるようになりました。自分たちに不都合な「陰」の期間を非生産的で無駄だと思い、それを急いで押しつぶして、常に「陽」の世界を作り出した自分たちは賢いのだと思いこんでいます。私たちはなんと愚かなのでしょう。自然への関心と畏敬の念は、欠乏感に基づく不安と死に対する最良の教師です。あなたが本当に自然と向き合い、謙虚さと畏敬の念をもって自然から学べば、恐れるものは何もないことに気づくでしょう。土、太陽、水、木、星、月など、自分の源である自然から切り離されないようにしましょう。頻繁に外に出て、安らぎを感じてみましょう。

7. 考え方、トラウマ、人間の在り方について書かれた、心を揺さぶる本や文章を読む

私は、常に物事を広い視野で見られるように、心を揺さぶる本を家中に置いています。オーディオブックやポッドキャストでも良いでしょう。

考え方、メンタルヘルス、ストレスやトラウマとの向き合い方について書かれた本として、『マインドセット』(キャロル・S・ドゥエック著、草思社)、『愛への帰還』(マリアン・ウィリアムソン著、太陽出版)、『いま、目覚めゆくあなたへ』(マイケル・A・シンガー著、風雲舎)、『四つの約束』(ドン・ミゲル・ルイス著、コスモス・ライブラリー)、『限りある時間の使い方』(オリバー・バークマン著、かんき出版)、『異性の心を上手に透視する方法』(アミール・レバイン著、プレジデント社)、『How to Do the Work』(ニコール・レペーラ著、未邦訳)、『Brain Energy』(クリストファー・M・パルマー、未邦訳)、『Hacking of the American Mind』(ロバート・ラスティグ著、未邦訳)、『Brain Wash』(デイビッド・パールマターほか著、未邦訳)、『You Are More Than You Think You Are』(キンバリー・スナイダー著、未邦訳)、『The Book of Boundaries』(メリッサ・ハートウィグ・アーバン著、未邦訳)、

『Getting the Love You Want』（ハーヴィル・ヘンドリックス著、未邦訳）などがあります。これらの本の多くはオーディオブックでも聞くことができ、朝の準備をしながらの10分間で、考え方や精神力を鍛えるような本やポッドキャスト、あるいは文章を耳にすることで、1日をポジティブな気持ちでスタートできるのです。

人間の在り方、死、永遠、そして自然とのつながりについて深く考えさせてくれる作家や詩人としては、メアリー・オリバー、ペマ・チョードロン、パラマハンサ・ヨガナンダ、マイケル・ポラン、クラリッサ・ピンコラ・エステス、セネカ、マルクス・アウレリウス、ロビン・ウォール・キマラー、ルーミー、老子、ハリール・ジブラーン、ハーフェズ、ウォルト・ホイットマン、W・S・マーウィン、ティク・ナット・ハン、ダイアン・アッカーマン、アラン・ワッツ、ルイス・トーマス、ラム・ダス、ライナー・マリア・リルケ、ディーパック・チョプラ、王維などがお勧めです。

8. アロマセラピーを試す

自然の香りは、リラクゼーションの強力なトリガーになり得ることが臨床研究により裏付けられています。「ラベンダーと神経系」という査読付きの論文で概説されているように、ラベンダーオイルはよく研究されており、ストレスを最小限に抑え、睡眠を助けるのに特に効果的です。ラベンダーのエッセンシャルオイルを数滴手に取り、顔を覆うようにして、数回深く吸い込んでみましょう。

9．書き出す

落ち込んだりストレスを感じたりして、「行き詰まって」しまったときは、タイマーをセットして、5分間、問題について何でも書いてみてください。書くことは、創造性を発揮し、「より大きな視点」につながる素晴らしい方法でもあります。多くの研究で、書くことは、不安や炎症性疾患をもつ患者の苦痛を軽減し、臨床的な利益をもたらす方法であることが示されています。ポジティブ日記を12週間書いてみましょう。これは、他の誰かがあなたを助けてくれたことに対しての感謝や振り返りなど、肯定的な感情について書くことで、回復力と社会とのつながりを強める方法であり、健康問題や不安症状をもつ患者の精神的苦痛を軽減することが示されています。

定期的に書く習慣を身につけるために役立つ本として、ジュリア・キャメロンの『ずっとやりたかったことを、やりなさい。』（サンマーク出版）、スティーヴン プレスフィールドの『やりとげる力』（筑摩書房）、エリザベス・ギルバートの『BIG MAGIC「夢中になる」ことからはじめよう。』（ディスカヴァー・トゥエンティワン）、リック・ルービンの『リック・ルービンの創作術』（ジーンブックス）があります。

10．畏敬の念と感謝の気持ちに意識を向ける

毎日、畏敬の念、豊かさ、そして感謝の気持ちに意識を向けましょう。私の最高の1日は、白い紙に感謝していることをすべて書き出すことから始まります。これは、私を落ち着かせ、恐怖ではなく安心感から行動できるように、深い豊かさの感覚を生み出す手助けをしてくれます。

周囲の物事に畏敬の念を抱くことを意識して散歩をしてみましょう。空を横切るように素早く動く雲、隣人の庭にある果樹、コンクリートの割れ目から芽を出す雑草、月の光、雪、フェンスの上の鳥などです。山、夕日、川、海、森など、自分よりもはるかに大きく、全くコントロールできないものを受け入れることで、謙虚になりましょう。

つい最近まで、人間は、ドーパミンを刺激し、私たちに「もっと欲しい」と思わせる、絶え間ない注意力への攻撃に気を取られることはそれほどありませんでした。私たちは、動物、収穫、太陽、月、誕生、そして死を宇宙規模の強力な力として捉え、自然と生命のサイクルの壮大さに謙虚になる余地がありました。しかし体と自然のつながりは奪われてしまいました。自然の壮大さを見て感謝できるように、意識的に努力して脳を鍛える必要があるのです。注意力はゼロサムゲームであり、奇跡は至るところにありますが、「注意力を奪う産業複合体」によって隠されています。畏敬の念に注意を戻すことは、そうした産業に対する反逆と独立の行為なのです。

リック・ルービンは、『リック・ルービンの創作術』（ジーンブックス）の中で、「ズームインして袋小路にはまってしまうか。ズームアウトして客観視するか。選択するのは自分自身だ」と述べています。私は、銃による暴力があらゆる画面に映し出されているのを見て、それについて心配するのに多くの精神的なエネルギーを費やしてきました。そして、時には、それが私の心と行動を支配し、周りにある畏敬の念を抱かせるような美しさを「見る」能力を曇らせてしまうことがありました。私たちは、社会問題を無視し、それを改善する努力を避けてはなりません。しかし、注意を畏敬の念に向ける余地を作ることで、心身の健康を生み出し、無限の可能性を秘めた力を発揮できる存在となり、世界に良い影響を与えて壊滅的な潮流を克服することができるのです。

11. 積極的に自分を愛する

ネガティブな自己対話に注意し、自分自身の最大のサポーターであり最も愛する人になる方法を見つけましょう。時に、私たちの人生において、細胞が「耳にする」最大の脅威は、欠点を非難する私たち自身の声なのです。私たちはしばしば、過去に私たちを非難した声や、あるいは私たちの文化を内面化した有害な声を真似ているだけなのかもしれません。「あなたのことが大好きです。あなたは回復力があり、人生で多くのことを乗り越えてきました。健康に関する本を読む時間を取れたことを誇りに思います」といったメッセージを自分に伝えることで、積極的に物語を変えていきましょう。生まれたばかりの赤ちゃんのような、無条件の愛とケアを受ける命に語りかけるように、自分自身（そして自分の細胞）に語りかけましょう。もしこれが難しい場合は、瞑想や専門家のセラピーが役立ちます。

12. 忙しくし過ぎない

「JOMO」（Joy Of Missing Out）、つまり「見逃すことの喜び」を受け入れましょう。注意を分散させる邪魔が入らない、何の予定もない1人の時間を心地よいものとしましょう。特定の活動やイベントに乗り気でない場合は、ノーと言うことに喜びを感じましょう。「15 Commitments of Conscious

Leadership（意識的なリーダーシップの15のコミットメント）」（未邦訳）の著者であるリーダーシップコーチのダイアナ・チャップマンが作った言葉である「全身全霊のイエス」ではないときは、何かを欠席する良い目安になります。見逃すことに居心地の悪さを感じるときは、人生にはたくさんの機会があることを思い出してください。そうすれば、「見逃すこと」は、実際には欠乏感に基づく幻想にすぎないことがわかります。気が進まないことに対してノーと言うことは、より意味のあることをするのに費やす時間へのイエスなのです。

13. コミュニティを育む

2023年に学術誌『Frontiers in Psychiatry』誌に掲載された論文によると、米国の成人の3人に1人が感じる孤独感は、代謝機能の低下に直接関係している可能性があるそうです。社会的つながりは、進化的に生存にとって価値があることを考えると、孤独感は、「生存の可能性を上げる社会的接触を求める、飢餓や渇きに似た警報信号として進化してきた」と考えられています。孤独感と代謝の健康の悪化との関連性はまだ完全には解明されていませんが、交感神経系と副交感神経系のバランスが崩れたり、ストレス信号が増加したりすることで、ミトコンドリアの働きが弱まってしまうことが、原因の1つとして考えられています。肯定的な社会的つながりは、オキシトシンの放出を通じて対抗することができます。オキシトシンは、ストレスから身を守り、ストレスホルモンの放出を抑える可能性のあるホルモンであり神経伝達物質です。

14. デジタルデトックスに取り組む

研究によると、スマートフォンの使いすぎは、「精神的、認知的、感情的、医学的変化および脳の変化」に関連していることが示唆されています。スマートフォンの使用時間を1日にたった1時間でも減らすことで、うつ病や不安の症状が軽減され、生活の満足度が向上することが示されています。スマートフォン、デバイス、ソーシャルメディア、ニュースから離れざるを得ないような活動を選びましょう。そのような活動には、パドルボーディング、サーフィン、水泳、ラフティング、自然の中でのバックパッキング、ロッククライミングなどがあります。食料品の買い出し、コンサート、長時間のハイキングに行くときなど、家を出るときはスマートフォンを置いていきましょう。友人にソーシャルメディアのパスワードを変更してもらい、指定された時間までパスワードを教えてもらわないようにする。あるいはヨハン・ハリの著書『Stolen Focus』（未邦訳）で紹介されている、デジタルデトックス用のタイムロッキングコンテナのキッチンセーフ（kSafe）を購入するという方法もあります。設定した時間になるまで開けることができないため、デジタルデトックスを強制的に実行することができます。

プロセスを信頼する

母が亡くなった直後、私はニューヨークまで旅行に行きました。ある晩遅く、私は、母が若い頃の10年間を過ごした、西11thストリートにある1階のアパートまで歩いて行きました。そこは、母が仏教の経典を読んだり、自分のビジネスを立ち上げたり、夜遅くまでピアノを弾いたり、スタジオ54に踊りに行く準備をしたりしていたアパートです。玄関の階段に座って、静かに涙を流しながら、私は、独身時代の母がドアから入ってくる姿を想像しました。身長183センチのとても魅力的な女性です。72年前、祖母のお腹の中にいた胎児の頃から私はすでに母の中に卵子として存在していました。私は通りを見渡しました。そこは、1981年、母が父と初めてのデートでキスをした場所です。父は、母の中に眠る命の可能性を解き放ち、私を構成するパズルのもう1つのピースとなる人物でした。

ふと見ると、道の端に、古ぼけた本が1冊、落ちていました。『The Odd Woman』(「風変わりな女」という意味で、当時の私のように、結婚せずに1人で生きている女性を指す古い言葉)というタイトルの本です。著者は、ゲイル・ゴッドウィン、母のスペルとは違いますが、母の名前も同じ「ゲイル」でした。私はその本を拾い上げ、開きました。そこにはこう書かれていました。

ある日、次のことを宇宙全体が受け入れる日が来るだろう。つまり、本質的には、私たち自身が作り出したエゴが、闘いだと私たちに言い聞かせるもの以外に、闘いはないのだ。

すべての不調和、葛藤、会話、恋愛、失敗、そして死は、表面的な出来事にすぎない。本当のところ、それらのどれもが重要なことではないのだ。

唯一重要なことは、私たちがどのようにその瞬間を楽しむか、その瞬間に対する私たちの態度だ。たとえそれが恐ろしいことであっても、人はただその瞬間に身を任せ、それを楽しむべきなのだ。

ある人が、ある瞬間に殺されようとしているとしたら、彼はその瞬間を楽しむべきだと言っているのか？　その通りだ。なぜ楽しんではいけないのだろう？　それは彼にとって最後の瞬間であり、彼の有限の人生における最後の個人的で表面的な出来事なのだ。もちろん、楽しまない理由はないだろう。他に何ができるというのだろうか？

もしかしたら、母は私に語りかけていたのかもしれません。最も極端なケース、つまり差し迫った死の瀬戸際にあっても、私たちは人生に畏敬の念と感謝の気持ちを抱き、自分のエゴの幻想と、完全に世界とつながっているという現実を見るべきなのです。これはまさに母がしたことでした。彼女は末期がんの診断に直面し、最後の砂が急速に砂時計を流れ落ちている13日間、喜び、感謝の気持ち、そして好奇心を持ち続けていたのです。

私たちには、コントロールできないことがたくさんあります。避けられない死、私たちの環境における慢性的なストレス要因、そして回復力や対処法についての文化的認識がほとんどないままトラウマ的な子供時代の経験に直面したとき、揺るぎない安心感は得られにくいかもしれません。もちろん、私たち自身と家族の安全のために、合理的な予防措置を講じるべきですが、慢性的なストレスや恐怖の中で生きることは、最適でも合理的でもありません。

人間の幸福を最大限に高める道は、増え続ける個別の病気リストに対する、より多くの医薬品や医療行為によって切り開かれるのではありません。私たちの健康を向上させるためには、土壌、植物、動物、人間、空気、水、太陽光など、宇宙の他のすべてのものと、私たちが密接につながっていることを理解する必要があります。私たちが繁栄するためには、自然界のあらゆるものとの相互依存関係に畏敬の念を抱くようにならなければなりません。また、私たちの体は、医学の42の専門分野が私たちに信じ込ませようとしているような、断片化された個別の部分の集合体ではなく、あらゆる部分が相互につながっていることを認識しなければなりません。

生命科学に対する理解が深まるにつれて、私は、人間としての可能性を最大限に発揮するためには、現代の生活が私たちから切り離してしまった、多くの自然の基本に立ち返る必要があると確信するようになりました。これは、現代性の否定や過去の時代を再現しようとするものではありません。その代わりに、最先端のツール、テクノロジー、診断技術を活用して、私たちを取り巻く世界との関係をより深く理解し、日々の選択や投資を細胞に深く刻まれた代謝のニーズに合わせて調整するのです。今、私たちは、人類史上最も長く、最も幸せで、最も健康的な生活を送るための理解とツールを手に入れています。その基礎となるのが、私たちの細胞がグッドエナジーを作り出すのを助けることなのです。

本章の引用文献については、caseymeans.com/goodenergy 参照。

第III部

グッドエナジー・プラン

THE GOOD ENERGY PLAN

4週間のグッドエナジー・プラン

シンプルな習慣（ホールフードを食べ、十分な睡眠をとり、定期的に運動し、ストレスを管理するなど）がこれほど変革をもたらすものであるならば、なぜほんの一握りの人々しか継続して実践できないのでしょうか？　もしこれらのシンプルな行動によって、人々がこれほどまでに幸福で健康になれるのなら、なぜ私たちは皆これらを実践していないのでしょうか？

この疑問は、私たちの集合的潜在意識の中にあり、「患者は怠惰だ」「生活習慣介入は失敗する」「人々は楽な方法を望んでいる」といった医療システムにおける陰湿な信念の温床になっているように思います。あるいは、もっと複雑で「革新的な」解決策こそが答えでなければならない、というわけです。患者に対するこうした批判は、私たちに超加工食品を食べさせ、座りっぱなしの生活をさせ、睡眠時間を減少させ、慢性的な恐怖の中で生きさせようとする、数兆ドル規模のインセンティブが存在するという事実を都合よく無視しています。

真実はこうです。シンプルなグッドエナジー習慣を実践することは、反逆行為なのです。この第Ⅲ部では、最も重要な25の習慣の概要と、それらを生活に取り入れるための4週間プランを紹介します。これらのシンプルな習慣を実践することで、あなたは、うつ病、肥満、高コレステロール、高血圧、不妊症など、細胞エネルギー産生の低下に関連する非常に多くの病気のリスクを最小限に抑え、健康的に過ごすことができるのです。

このプランの目的は、すべての習慣を一度にすべて実行することではありません。マインドセットの転換を図り、持続可能な好奇心の道を歩み始めることです。グッドエナジーを追求するには、現代文化のあらゆる有害な要素から身を守るために生活全体を設計し直し、健康的な習慣に途方もない時間を費やさなければならないと感じるかもしれません。私たちが最終的に目指すのは、**体を圧倒し、グッドエナジーのプロセスを滞らせるような選択（精製糖、精製穀物、精製油、環境毒素など）を最小限に抑え、体の回復力を高め、最適な機能をサポートするために必要な体のニーズに合った選択（質の高い睡眠、オメガ3脂肪酸、定期的な運動など）を最大限に増やすこと**です。

回復力と体をサポートする選択が、体にストレスを与えるものを常に上回っていれば、あなたは気分が良くなり、健康でいられるでしょう。私は毎日、できるだけ多くのグッドエナジー習慣を積み重ねることで、自分のエンジンを調整し、生物学的なキャパシティーと回復力を高め、細胞の機能と健康のバランスをうまくとることを目指しています。それと同時に、アロスタティック負荷（慢性的なストレスやライフイベントによる体の負担の蓄積を表す用語）の過剰から身を守るようにしています。気分、環境、モチベーションによって、グッドエナジー習慣の組み合わせは日によって異なるかもしれませんが、それで構いません。私たちはロボットではなく、人間なのですから。成功の基盤となるのは、代謝の健康をサポートするためにどの習慣が役立つのかを知り、可能な限り多くの習慣を、可能な限り継続して実行できるように日々の生活を組み立てていくことです。習慣の中には、第二の自然となり、苦もなく行えるものもあれば、毎日実行するのに苦労するものもあるでしょう。

4週間プランの第1週は、一連の調査を行い、グッドエナジー習慣をどの程度実践できているか、どの部分が改善の余地が大きいかを把握します。「なぜそうするのか」を定義し、食事日記に記録し始め、バイオマーカーの測定を仕組み化し、説明責任を果たせるシステムを構築します。第2週は、食生活に焦点を当て、最初の3つのグッドエナジー習慣を取り入れます。第3週、第4週も続け、バッドエナジー食品の「悪の三位一体」(精製穀物、精製糖、工業的に製造された種子油・植物油)を排除しましょう。さらに、その他の食習慣についてもすべて紹介するので、第3週と第4週に備えることができます。第3週と第4週は、グッドエナジー習慣をさらに3つ選び、第2週の基本の3つの習慣に加えて、これらを実践します。

繰り返しになりますが、この1ヵ月の目標は、完璧であることでも、すべての習慣を一度に実行することでもありません。グッドエナジー習慣に慣れ、生活の中に取り入れていく自信をつけることが目的です。理想的には、この1ヵ月の間に、グッドエナジーの行動に関して、「学習の4段階」曲線を上っていくことができるでしょう(次のコラムを参照)。

学習の4段階

学習の4段階とは、1960年代に広まった学習モデルであり、あるスキルや習慣において、努力せずに能力を発揮できるようになるまでのプロセスを4段階で示したものです。これは、あなたが代謝の健康の道のりでどこに到達したいかを理解するために有効な枠組みです。

レベル1　無意識的無能（最悪）
レベル2　意識的無能
レベル3　意識的有能
レベル4　無意識的有能（最良）

無意識的無能（レベル1）とは、その行動をとっておらず、それがなぜ重要なのかも理解していない状態です。

意識的無能（レベル2）とは、健康であるために何をする必要があるかはわかっているものの、まだ定期的にその行動をとっていない状態です。

意識的有能（レベル3）とは、定期的に、そして継続的にその習慣を実行しているものの、それを実現するためには意識的な努力が必要であり、まだ摩擦や苦労を感じている状態です。

無意識的有能（レベル４）とは、その習慣を定期的に実行しており、それについてほとんど考える必要がない状態です。それは第二の自然となり、あなたの人生の一部となっているのです。

私たちは皆、最終的にはすべてのグッドエナジー習慣においてレベル４に到達したいと望んでいます。レベル４は、それぞれの習慣を実行するのに、意識的な努力が必要なく、もはや私たちの生き方として根付いている状態です。残念ながら、文化（学校、職場、家庭生活）、食や医療のインセンティブが、健康であることに無能であり続けさせ、破壊的な行動や環境、習慣を正常化させるように設計されているため、私たちはほとんどの習慣においてレベル1か2で生きてきました。レベル1では、私たちは一貫して不健康な習慣を身につけていますが、それが良いことであり、普通のことだと考えています。なぜなら、私たちは単に知らないからです。私たちは無能さに無意識なのです。例えば、テレビをつけっぱなしにして寝ているだけで、ブルーライトがメラトニンの分泌に深刻な影響を与えうることや、食品に含まれる人工着色料に神経毒性があり、酸化ストレスを促進する可能性が高いことを知らないことが挙げられます。本書全体で論じてきたように、いくつかの業界は、不健康な習慣や選択を正常化し、それらを安価にし、健康になろうとする人々を「意識が高い」というなど、私たちを病気のままにする多くの戦術の中で、健康的な行動をとることに対して無能にし、さらにそのことについて無意識であるように、働きかけています。

本書を読めば、あなたは少なくともすべてのグッドエナジー習慣において、レベル2、つまり「意識的無能」の段階に到達するでしょう。あなたは、体内でグッドエナジーを作り出し、輝くような健康を手に入れるために何をする必要があるかを知っているでしょう。しかし、まだすべての習慣において、毎日それを実行できているわけではないかもしれません。４週間のグッドエナジー生活の終わりまでに、あなたが選んだ３つの習慣と、３つの核となるグッドエナジー習慣（精製穀物、精製糖、精製した植物油・種子油を排除する）について、レベル３（意識的有能）に近づき始めたいと思うはずです。時間をかけて、意識的に、そして継続的に実践していくことで、あなたはレベル４に到達するでしょう。レベル４では、健康的な生活が単にあなたの生き方となっているのです。

25個のグッドエナジー習慣の全リスト（434～463ページ参照）を確認し、それぞれどの段階にいるかを評価することをお勧めします。中には、いくつかはレベル4、その他はレベル2という人もいるかもしれません。私自身、マインドフルイーティングとヒートセラピーについてはレベル2です。（細胞に良いことだとわかっていても、定期的に実践できていない）。睡眠の規則性と睡眠時間については、レベル2とレベル3の間を行ったり来たりしています。（普段はできているが、いまだに大きな課題であり、毎日意識して計画を立てなければならない）。また、1日1万歩のウォーキングとレジスタンス運動については、最近レベル3からレベル4に移行したところです（それほど苦労せずに達成できており、ウォーキングミーティング、トレッドミルデスク、前払いしたスケジュール通りのレジスタンス運動のクラスなど、1日のスケジュールに組み込むための仕組みができている）。私のレベル4の習慣は、十分な食物繊維を摂取すること、精製穀物、精製糖、精製した種子油を食べないこと、定期的に自然に触れることです。これらのことは今では無意識の習慣になっており、やらないと落ち着かないほどです。第3週と第4週の3つのグッドエナジー習慣は、現在レベル2（意識的無能）である習慣の中から選び、2週間でレベル3（意識的有能）までレベルアップできるように努力してみましょう。

第1週
――ベースライン指標を設定し、説明責任を果たせる環境を作る

グッドエナジーの旅の第一歩は、「なぜそうするのか」を明確にすることです。この貴重な人生において自分がどのような人間になりたいのか、具体的な目標を明確にできなければ、健康的な選択を継続することは非常に難しくなります。しかし、自分が目指す姿がはっきりとわかっていれば、モチベーションを維持することはずっと楽になります。

「痩せていること」はアイデンティティでも価値観でもなく、この目標だけでは真に健康な状態になることはできないでしょう。「長生きすること」もアイデンティティでも価値観でもありません。これらの原則は、過去の私を動かしたものではありますが、私の経験から言うと、人生の目的という、より深いテーマに関わる価値観ほど持続可能なものではありません。

価値観とは、人生において何が大切なのか、なぜ生きていたいのかというあなた自身の個人的でユニー

クな判断を反映したものです。あなたがどのような選択をし、どのような行動をとるかはあなたが世界に、そしてもっと重要なことには、あなた自身にどのような価値観をもっているかを表明することです。行動と選択はあなたの体が機能的で、十分なエネルギーをもつかどうかを決定づけます。選択と価値観の不一致は、人生の基盤をより困難なものにします。

私がグッドエナジーの選択をするのは、次のようなアイデンティティを築き上げている最中だからです。

- 貴重な贈り物である人生、自分の体、自分の意識を大切に思う。
- 家族、親しい友人、そして世界のためにプラスの力となるエネルギーと生物学的なキャパシティーを持ちたい。
- 自分自身のために生き、自分自身のために考え、自分と世界の人々を病気にし、依存状態にすることで利益を得ている産業界の力に自分の体をコントロールされたくない。
- 土壌、地球、空気、動物の生物多様性と完全性を尊重した選択をする。

あなたの理由はなんですか？　あなたの細胞がグッドエナジーを作り出すことで、あなたの人生にどのようなアイデンティティがもたらされるのでしょうか？　あなたはどのような価値観に従って生きたいですか？

今すぐ15分間を使って、「なぜ細胞をより良く機能させ、十分なエネルギーを与えたいのか」、その理由をリストアップしてみましょう。
次に、細胞が適切にエネルギーを作り出せるようにするには、どのような手段を講じる必要があるのかを把握しましょう。あなたの人生において、細胞を特に傷つけている、あるいは助けている要因は何でしょうか？　あなたと私では、それは全く異なるものかもしれません。私は睡眠と日中のより頻繁な運動が必要かもしれませんが、あなたは家の中の環境毒素を取り除き、超加工食品から遠ざかる必要があるかもしれません。グッドエナジーの観点から見て、自分がどこに位置し、グッドエナジー習慣によって生活のどの部分を最適化できるのかを把握するために、以下の質問に答えてみてください。

チェック **あなたは6・8％に入っている？**

［注意］これらの数値はすべて、年1回の健康診断で無料で確認できるはずです。

- □ **1** 空腹時血糖値が１００㎎／dL未満である。
- □ **2** 中性脂肪値が１５０㎎／dL未満である。
- □ **3** ＨＤＬコレステロール値が男性で40㎎／dL以上、女性で50㎎／dL以上である。
- □ **4** ウエスト周囲径が男性で１０２㎝以下、女性で88㎝以下である。
- □ **5** 血圧が１２０／80㎜Hg未満である。

合計　　／5

このチェックで5点中5点でなかった場合、米国人の93・2％と同様に、細胞内のエネルギー産生を最適化する必要があります。

また、以下の検査を受けて、第4章の検査値の目安と結果を比較することをお勧めします。

- 空腹時インスリン値とHOMA-IRの算出
- 高感度CRP（hsCRP）値
- ヘモグロビンA1c値
- 尿酸値
- 肝酵素値　（アスパラギン酸アミノトランスフェラーゼ（AST）、アラニンアミノトランスフェラーゼ（ALT）、γ-グルタミルトランスフェラーゼ（GGT））
- ビタミンD値

医師が検査を指示してくれない場合や、もっと簡単な方法で検査を受けたい場合は、ファンクションヘルスの包括的な検査パネルに約500ドルで申し込むことをお勧めします。医師にこれらの検査は必要ないと言われた場合は、以下のメモを使って検査を依頼してみましょう。

私の代謝の全体的な健康状態をよりよく理解するために、以下の検査を依頼します。私は、主要な代謝バイオマーカーの現状を把握し、経時的に追跡することで、健康的な範囲に維持できるように取り組んでいます。多くのマーカーは、臨床的に診断基準に達するずっと前から、わずかな機能不全を示す可能性があり、私はこれらの変化が起こっているかどうかを後で知るのではなく、早く知りたいのです。私の健康状態をよりよく理解するためのサポートに感謝するとともに、結果を最適化するために、先生と協力していく機会を歓迎いたします。ありがとうございます。

「グッドエナジー」チェックリスト

以下のチェックリストは、グッドエナジーを得るために、集中すべき分野を絞り込むのに役立ちます。このチェックの目標は、ミトコンドリアと細胞の健康を最大限にサポートするために、どのような点に改善の余地があるのかを知ることです。

食生活

□1 現在、食品や飲料の摂取量を監視するために、食事日記またはトラッカーで記録している。

□2 食品のリストを見れば、未加工または加工が最小限の食品と超加工食品の違いを正確に見分けられる。

□3 購入するすべての包装済み製品の食品表示を非常に注意深く読んでいる。

□4 1日に摂取する精製糖の量が10g未満だ（未加工のホールフードなどに含まれる天然の果糖やそ

の他の糖類は含まない）。

□ 5 先月、異性化糖（果糖ブドウ糖液糖、高果糖コーンシロップ）を摂取していない。

□ 6 レストランやファストフードでの外食、テイクアウトで食事をしたのは、週に3食未満だ。

□ 7 1日に少なくとも30gの食物繊維を摂取している。

□ 8 週に少なくとも30種類の植物性食品（果物、野菜、スパイス、ハーブ、ナッツ、種子、豆類）を摂取している。

□ 9 食事の大部分を自宅で作っている。

□ 10 毎日少なくとも1つは、無糖のプロバイオティクス食品（無糖ヨーグルト、キムチ、ザワークラウト、納豆、テンペ、味噌など）を食べている。

□ 11 毎日少なくとも1食分のアブラナ科の野菜（ブロッコリー、芽キャベツ、カリフラワー、白菜、ケール、ルッコラ、キャベツ、大根、ルタバガ、コールラビなど）を食べている。

□ 12 毎日少なくとも3カップの濃い緑色の葉物野菜（ほうれん草、ミックスグリーン、ケールなど）を食べている。

□ 13 外食をする場合は、使用している油の種類を尋ね、精製油を使った食品は避けるようにしている。

□ 14 白い小麦粉を使った食品（小麦粉のトルティーヤ、白いパン、ハンバーガーやホットドッグのバンズ、ペストリー、ドーナツ、クッキー、ほとんどのクラッカーなど）は食べない。

□ 15 炭酸飲料は飲まない（加糖されたもの、ダイエット版のどちらも）。

□16 甘いものは好きではなく、砂糖への渇望はない。

□17 パン、クラッカー、クッキー、ケーキ、ペストリー、ドーナツなど、精製穀物を使った超加工食品を勧められても、簡単に断ることができ、これらの食品を渇望することはない。

□18 ケーキ、クッキー、アイスクリームなど、添加糖を含むデザートを勧められても、簡単に断ることができる。

□19 炭酸飲料、加糖された紅茶、レモネード、フルーツジュース、フラペチーノなどの加糖コーヒー飲料、スラッシー、チョコレートミルクなど、精製された液糖を避け、簡単に断ることができ、これらの飲み物をほとんど、あるいは全く飲まない。

□20 コーヒーや紅茶は、天然、人工を問わず、甘味料なしで飲む。

□21 アスパルテーム、スクラロース、サッカリンなどの人工甘味料は食べない。

□22 日中は4時間以上食事をしなくても、過度な空腹感や渇望を感じることはない。

□23 従来型農法で作られた食品を避け、ほとんどの場合、オーガニック食品またはファーマーズマーケットで直接購入した食品を購入している。

動物性食品を食べる方へ

□24 養殖魚を避け、主に天然魚を食べる。

□25 従来の肉を避け、主に有機栽培の牧草で飼育された牛肉を食べる。

□26 従来の卵を避け、主に有機栽培の牧草で飼育された鶏の卵を食べる。
□27 牧草飼育された牛から作られたオーガニックの牛乳とチーズを購入している。

合計　／23（動物性食品を食べる場合は　／27）

23点中18点（動物性食品を食べる場合は27点中21点）未満の場合、グッドエナジーを生み出すためには、食生活にまだ改善の余地があります。分野に優先順位をつける場合は、優先すべき分野です。

概日リズム

睡眠

□1 常に睡眠トラッキングデバイスを使用している。
□2 毎晩7時間から8時間睡眠をとっている。
□3 決まった時間に就寝し、毎晩の就寝時間の差は1時間以内だ。
□4 決まった時間に起床し、毎朝の起床時間の差は1時間以内だ。
□5 ほぼ毎晩、すぐに眠りにつくことができる。
□6 夜中に目を覚ますことなく、朝までぐっすり眠ることができ、寝つきもよい。
□7 不眠症ではない。
□8 日中にだるさを感じたり、昼寝が必要だと感じたりすることはめったになく、活動的に過ごせる。

□9 いびきをかかない。
□10 睡眠時無呼吸症候群と診断されたことはない。
□11 過去1年間、睡眠薬を処方されたことはない。
□12 過去1年間、抗ヒスタミン系の睡眠薬（ユニソム、エクシドリンPM、タイレノールPM、ベナドリルなど）を服用していない。
□13 スマートフォンやその他のデバイスの音、光、バイブレーションなどで睡眠が妨げられることはない。

合計　／13

13点中10点未満の場合、グッドエナジーを生み出すためには、睡眠に関する行動にまだ改善の余地があります。これは、どの分野を優先させるかを選択する際に、重点を置くべき分野です。

食事のタイミングと食習慣

□1 14時間の断食も難なくできる。
□2 毎日決まった時間に食事を摂っている（例　ほとんどの日は午後5時から7時の間に夕食を摂る）。
□3 食事のタイミングを意識しており、日中、無意識に間食をしたり、だらだらと食べたりすることはない。

□**4** 食事をする前に、一度、自分の食事について意識するようにしている。
□**5** 食事をする前に、食べ物に感謝の気持ちを表している。
□**6** 食事は、ゆっくりと、一口ずつよく噛んでから飲み込むようにしている。
□**7** 食事は、座って食べる。
□**8** 食事中にスマートフォンを見ない。
□**9** 食事中にテレビやパソコンを見ない。
□**10** ほとんどの場合、友人、家族、同僚など、他の人と一緒に食事をする。
□**11** 就寝直前の食事は控えており、就寝3時間前には食事を終わらせるようにしている。

合計　／11

11点中8点未満の場合、グッドエナジーを生み出すためには、食事の時間に関する行動にまだ改善の余地があります。

光

□**1** 毎日、起床後1時間以内に、少なくとも15分間は屋外で過ごしている。
□**2** 日中に少なくとも3回、5分以上、屋外に出る。
□**3** 週に少なくとも3日は、屋外で夕日を見ている。

□4　1日に少なくとも合計3時間は屋外で過ごしている（散歩、ガーデニング、屋外での食事、子供と屋外で遊ぶ時間などを合計する）。

□5　夜間は家の照明を赤系の光に変え、日没後はブルーライトカット眼鏡を使用している。

□6　家では常に照明の調光器を使用し、夕方には照明を落とすようにしている。

□7　夕方以降は、ブルーライトカット眼鏡を使用せずに、電子機器の画面を見ることはない。

□8　スマートフォン、タブレット、パソコンは、暗くなると「ナイトモード」または「ダークモード」に切り替わるように設定している。

□9　寝室は完全に暗くし、遮光カーテンを使用している。

□10　寝室には、テレビ、パソコン、LED時計、その他の光を発生させるものはない。

合計　　／10

10点中8点未満の場合、グッドエナジーを生み出すためには、光に関する行動にまだ改善の余地があります。

体への負荷

運動

□1　毎日、ウェアラブル端末などの歩数計を使用している。

- [ ] 2 歩数計の記録では、毎日少なくとも7000歩は歩いている。
- [ ] 3 ウェアラブルトラッカーを使用して、安静時心拍数を常に計測している。
- [ ] 4 ウェアラブル端末のデータから、安静時心拍数は、過去1ヵ月間平均で60bpm未満だ。
- [ ] 5 週に150分の中強度の有酸素運動（早歩きまたはそれ以上の運動に相当）をしている。
- [ ] 6 週に少なくとも2回、30分以上、ウェイトトレーニングをしている。
- [ ] 7 1時間に少なくとも2分間は、立ち上がって意識的に体を動かしており、1時間以上座りっぱなしということはない。
- [ ] 8 週に少なくとも1回は、スポーツや体を動かすゲームをするようにしている（ピックルボール、卓球、バレーボール、サッカー、スパイクボール、バスケットボール、フリスビー、ドッジボールなど）。

合計　／8

8点中6点未満の場合、グッドエナジーを生み出すためには、運動に関する行動にまだ改善の余地があります。

温度

- [ ] 1 週に少なくとも1回は、意図的に体に熱刺激を与えている（サウナやホットヨガなど）。

□2　週に少なくとも3回、1分以上、意図的に体に寒冷刺激を与えている（冷水浴、クライオセラピー、冷水シャワーなど）。

□3　健康のために、熱刺激あるいは寒冷刺激を受ける方法を探している。

合計　／3

3点中2点未満の場合、グッドエナジーを生み出すためには、温度に関する行動にまだ改善の余地があります。

心身

ストレス、人間関係、心の健康

□1　心拍変動（HRV）を測定できるウェアラブルトラッカーを使用している。

□2　ウェアラブル端末のデータに基づいて、アルコールや仕事のストレスなど、私のHRVに悪影響を与える要因のいくつかを知っている。

□3　意図的な深呼吸、ジャーナリング、瞑想、祈りなど、マインドフルネスの習慣を毎日実践している。

□4　最適とは言えない行動パターンや思考パターンに対処するために、セラピストやコーチなどの専門家やプログラムの助けを借りて、それらをうまく改善してきた。

□5　子供時代や成人期に経験した過去のトラウマが、私の人生に顕著または潜在的に影響を与えている可能性があることに対処するために、セラピストやコーチなどの専門家やプログラムの助けを借りて、それらの経験に対する関わり方を大きく改善してきた。

□6 自分の体を使って、心を落ち着かせる自信がある（ウォーキング、呼吸法、タッピング（指先でツボを刺激して感情をコントロールする方法）など）。

□7 自分の心を使って、体を落ち着かせる自信がある（心を落ち着かせる言葉を唱える、ボディスキャン瞑想、視覚化など）。

□8 ほとんどの話題について、率直かつ正直に話せる、信頼できる人が少なくとも1人はいる。

□9 自分の気持ちを大切な人に正直に、そして率直に表現することに抵抗がない。

□10 ストレスを感じたり、感情が高ぶったりしたときに、自分を落ち着かせるために使える明確な戦略をいくつかもっている。

□11 自分よりも大きな目的意識をもっている。

□12 定期的に、地面に直接、素足で座ったり立ったりして瞑想（グラウンディング）を行っている。

□13 自分の人生と周囲の世界に常に畏敬の念を抱いている。

□14 自分の自己対話を意識しており、意図的に自分自身に愛情を込めて語りかけ、そうでないときは自分自身を戒めている。

□15 毎日、感謝の気持ちに意識的に目を向けるようにしている。

□16 未来に対して希望と興奮を感じている。

□17 ほとんどの場合、自分自身をありのままに表現しており、自分の個性や本当の自分を抑圧する必要はないと感じている。

□18 自分の創造的なビジョンを実現できるような表現手段（芸術、音楽、執筆、工芸、料理、装飾、活動や旅行の計画など）をもっており、定期的にそれらに取り組んでいる。

□19 何事も可能であり、自分が望む人生を築くことができると信じている。

□20 自分自身に限界はないと感じている。

□21 宇宙のすべてのものとつながっている感覚がある。

合計　／21

21点中16点未満の場合、グッドエナジーを生み出すためには、ストレス、人間関係、心の健康に関する行動にまだ改善の余地があります。

毒素

摂取した毒素

□1 逆浸透膜フィルターまたは高性能活性炭フィルターを使用して、水道水をろ過しており、ろ過されていない水を飲むことはめったにない。

□2 環境ワーキンググループのデータベースと照らし合わせて水質を調べており、特定の汚染物質が推奨レベルを超えているかどうかを把握している。

☐ 3 毎日、体重1kgあたり33mL以上の水を飲んでいる。

☐ 4 外出する際は、プラスチック製ではないボトル（ガラス製や金属製など）に入れたろ過水を持参している。

☐ 5 使い捨てのペットボトルに入った水を飲むのは避けている。

☐ 6 天然香料や人工香料が使われている食品は避けている。

☐ 7 人工着色料が使われている食品は食べない。

☐ 8 食品をプラスチック容器に入れることやプラスチック容器に入った食品を購入することはめったになく、代わりに金属製またはガラス製の容器を使用している。

☐ 9 1日にアルコール飲料を2杯以上飲まない（注　米国の基準飲酒量はアルコール飲料1杯あたり純アルコール14gと定義されている。これは、ワイン148mL、ビール355mL、または蒸留酒45mLに相当）。

☐ 10 1週間にアルコール飲料を8杯以上飲まない。

☐ 11 タバコやその他のタバコ製品を吸わない。

☐ 12 噛みタバコや、その他のかみ砕くタイプのニコチン製品を使用していない。

☐ 13 葉巻を吸わない。

☐ 14 電子タバコを吸わない。

□**15** アセトアミノフェン、イブプロフェン、ジフェンヒドラミン、制酸剤などの市販薬を避けており、年間を通じて合計5回未満しか服用しない。
□**16** 過去2年間に経口抗生物質を服用していない。
□**17** 経口避妊薬を服用していない。
□**18** 水銀含有量の多い魚（マグロ、ロブスター、スズキ、メカジキ、オヒョウ、カジキマグロ）を週に2回以上食べない。

合計　／18

18点中14点未満の場合、グッドエナジーを生み出すためには、毒素への曝露の制限に関して、まだ改善の余地があります。

環境毒素

□**1** 家全体の浄水器またはシャワーヘッドに取り付けたフィルターを使用して、シャワーの水をろ過している。
□**2** HEPAフィルターを使用して、家の中の空気をろ過している。
□**3** 家の中でアロマキャンドルを使用していない。
□**4** 車、浴室、家の中のその他の場所で、芳香剤、アロマディフューザー（コンセントに差し込むタイプも含む)、ルームスプレーを使用していない。

☐5 購入するすべてのホームケア用品やパーソナルケア用品のラベルを読み、有害な成分を含まないことを確認している。

☐6 シャンプーとコンディショナーは無香料(つまり、「パルファム」「天然香料」「フレグランス」などの成分を含まない)であるか、またはエッセンシャルオイルのみで香り付けられている。

☐7 洗濯用洗剤は無香料で、着色料や染料は含まれていない。

☐8 食器用洗剤は無香料で、着色料は含まれていない。

☐9 香りの付いた柔軟剤や乾燥機用シートを使用していない。

☐10 掃除用品(万能クリーナースプレーや濃縮液など)は無香料で、着色料や染料は含まれていない。

☐11 香水やコロンを使用しない。

☐12 デオドラントは無香料(またはエッセンシャルオイルのみ)である。

☐13 アルミニウムが含まれていないデオドラントを使用している。

☐14 化粧水は無香料(またはエッセンシャルオイルのみ)で、着色料や染料は含まれていない。

☐15 石けんまたはボディソープは無香料(またはエッセンシャルオイルのみ)である。

☐16 歯磨き粉はフッ化物や着色料、染料が含まれていない。

☐17 環境ワーキンググループなどのウェブサイトで、ホームケア用品やパーソナルケア用品の毒性評価をチェックしている。

□18 衣類、下着、シーツ、その他の寝具の大部分は、ポリエステルや合成染料や化学薬品で処理された生地ではなく、綿や竹繊維などの天然のオーガニック素材で作られている。

合計　／18

18点中15点未満の場合、グッドエナジーを生み出すためには、環境毒素への曝露の削減に関して、まだ改善の余地があります。

以上、グッドエナジーの達成に役立つ可能性のある、いくつかのカテゴリーを評価しました。次は行動を起こす準備をしましょう。

1日目に食事日記を作成し、記録を開始する

第4章で学んだように、食事日記は、減量の努力の維持と健康的な食生活の遵守を大幅に向上させることが示されています。スマートフォンアプリ、デジタルノートやドキュメント、紙の日記など、どの方法を選ぶにしても、重要なのは自分の体に入ったものを記録して、自分の体が何でできているのか、そしてグッドエナジーを作り出すために必要なものが揃っているのかをはっきりと把握することです。

パンを一口かじっただけでも、フライドポテトを1本食べただけでも、小さなチョコレートを1個食べただけでも、食べたものはすべて記録するようにしましょう。最高の健康状態を目指すには、自分が

食べ物とどのような関係にあるのか、そしてどの部分を改善する必要があるのかをはっきりさせる必要があります。

摂取するたびに、時間、おおよその量、そして包装食品を食べた場合は、そのブランドを記録しましょう。

以下の3つのいずれかの方法をとることをお勧めします。

- 専用の紙の日記を使って手書きで食事日記をつけ、どこにでも持ち歩く。
- スマートフォンやグーグルドキュメントに、デジタルで記録していく。
- アプリを使用する（マクロファクター、マイフィットネスパル、レベルズなど）。

食事記録アプリ（マクロファクターなど）は、バーコードスキャナーを使用して、成分、分量、栄養情報を取り込むことができるので、簡単に記録できます。ほとんどの製品（生鮮食品の多くでさえも）にはバーコードが付いており、簡単にスキャンして記録することができます。ホールフードを使った、より手の込んだ食事を作っている場合は、デジタルノートやグーグルドキュメントに、食事の内容を音声入力するほうが簡単かもしれません。

行動

- 食事日記を作成し、1日目からすべての食品と飲料の摂取を記録し、1ヵ月間記録を続けましょう。
- 毎週土曜日には、30分間かけて食事日記を見直し、自分の体に摂り入れたものを評価しましょう。また、グッドエナジーを意識した食事に苦労している部分がないかを確認し、その実現を阻むものを評価しましょう。

ウェアラブル端末を注文する

活動量、心拍数、睡眠のトラッキング

睡眠、歩数、心拍数、HRVを測定する、比較的安価なウェアラブルトラッカー(活動量計)を強くお勧めします。ウェアラブルトラッカーを装着すると、毎日自分が行っていると思っていることと、実際に起こっていることとの認識の差がよくわかります。第4章では、人々が平均して、週に実際よりも6倍も多い運動量を推定しているというデータを紹介しました。また、第8章で紹介した、1日に1万歩歩くだけで、認知症のリスクが50%減少し、2型糖尿病のリスクが44%減少し、がんやうつ病のリスクも大幅に減少することも思い出してください。

ウェアラブル端末を使用すると、睡眠や活動量といった重要な項目で目標を達成できているかどうかを確実に知ることができます。確実なデータがなければ、グッドエナジー習慣が達成できていると思い込んでいても、実際にはそうではない可能性があります。

行動

・フィットビット・インスパイア2（アマゾン、フィットビット、ベストバイ、ターゲット、ウォルマートで購入可能）、アップルウォッチ、オーラリング、ガーミントラッカーのいずれかを注文しましょう。

私は色々なウェアラブルトラッカーを試してきましたが、フィットビット・インスパイア2はシンプルで手頃な価格で、バッテリーの持ちが良く（通常1週間以上）、歩数と心拍数をリアルタイムで表示する画面が付いているので、私のお気に入りです。ほとんどの小売店で55ドルから60ドルで購入できます。フィットビットアプリは、歩数、心拍数、中強度および高強度の運動量、睡眠データ、活動時間、HRVなど、多くの指標について、長期およびリアルタイムの傾向を表示します。アップルウォッチにも多くの同様の機能がありますが、はるかに高価で、毎日充電する必要があります。ガーミントラッカーやオーラリングは使用したことがありませんが、フィットビットと同様の機能を備えています。フープストラップは、運動負荷、回復、睡眠、HRVを追跡するための素晴らしい製品ですが、歩数計は含まれていません。

血糖値の測定

これまでの章で説明したように、血糖値を測定することは、グッドエナジーを目指す上で、非常に役立ちます。選択肢は2つあります。1つは標準的な血糖値測定器で、毎朝、そして食後45分と2時間に指先を針で刺して採血し、その結果を手動で食事日記に記録します。もう1つは、痛みを伴わず、より多くのデータを得ることができる簡便な方法として、持続血糖値測定器（CGM）を使用する方法です。CGMを使用すると、自分の行動と血糖値の反応との因果関係をより細かく把握することができます。血糖値測定器は薬局やアマゾンなどの小売店で入手できますが、CGMは米国では処方箋が必要となります（ただし、他の国のほとんどでは処方箋は必要ありません）。1型または2型糖尿病でない限り、CGMの費用は自己負担となり、医師は処方箋の発行に難色を示すかもしれません。CGMセンサーの費用は、月額75ドルから150ドルになる可能性があります。より合理的なアプローチとしては、レベルズ社を通じてCGMを入手する方法があります。レベルズ社は、医師による診察、自宅へのCGM処方箋の送付、そしてグルコースデータを解釈するソフトウェアを提供しています。

行動

・血糖値測定器（グルコースとケトン体を測定する、ケト・モジョGK+（Keto-Mojo GK+）がお勧め）を購入するか、CGMの処方箋（かかりつけの医師またはレベルズ社を通じて）を入手しましょう。

説明責任を果たせる環境を作る

説明責任（アカウンタビリティ）を果たせる環境とコミュニティのサポートは、健康増進の取り組みを大幅に強化する可能性があります。この事実は、豊富な科学的研究によって裏付けられており、その効果は劇的です。減量プログラムへの取り組みの継続性を調べた、すべての研究のメタアナリシスでは、成功に関連する3つの主な要因のうち2つは、監督付きの参加と社会的サポートであることが示されました。単に他の人を巻き込むだけで、習慣を継続できる可能性が高くなるのです。

生活の中に説明責任を組み込む方法の1つは、健康的な生活を送ろうとしている、あるいはあなたの取り組みをサポートし、定期的に進捗状況を確認してくれる友人や同僚をアカウンタビリティ・パートナーとすることです。

アカウンタビリティ・パートナーとの関係を築いてから1ヵ月の間に、私は以下の結果が得られました。

- 1週間の平均歩数が4万9601歩から8万9966歩に増加
- 1晩の平均睡眠時間が6時間42分から7時間35分に増加
- 安静時心拍数が63ｂｐｍから52ｂｐｍに低下

説明責任を果たせるようにする、もう1つの有効な方法はジムなどの受講料を前払いすることです。

そうすれば、実行しなければコストが実際に発生することになります。私は出張でどこかの街に行くときは、その街のスタジオで、いくつかのワークアウトクラスを予約することがよくあります。これらのクラスは事前に料金を支払わなければならないため、ほぼ確実に参加することになります。また、数ヵ月おきにセラピーやコーチングセッションのパッケージを前払いしているので、あとは予約を入れるだけで済みます。また、旅行中はホテルではなくエアビーアンドビー（Airbnb）に泊まり、冷蔵庫が使えるようにしています。必ず食料品を買いに行くか、1日目に配達してもらいます。そうすれば、レストランで食事をするよりも必ず安上がりになります。

説明責任を果たすための3つ目の鍵は、グッドエナジー習慣を中心に、できるだけ多くの活動（社交、仕事、家族のイベントや食事など）を計画することです。何人かの人と会う予定の街に行くときは、友人との朝のコーヒーウォーキングやハイキングを計画します。家族旅行の際には、食事を数回分担当し、グッドエナジーに適したごちそうを皆に振る舞うことを申し出ましょう。友人宅に泊まる際は、健康的な食品の箱詰めや食料品を配達してもらいましょう。これは、気前の良い貢献になるだけでなく、健康を維持するために必要な食品を確保することにもなります。来客があるときは、グッドエナジーのチェックボックスを埋めるために、近所を散歩したり、地元をハイキングしたり、公園や植物園を散策したり、友人と一緒に海や地元の水辺で冷水浴に挑戦したり、一緒に呼吸法を試したり、立って鑑賞するコンサートに行ったり、テレビでオンラインのワークアウトクラスをストリーミング配信して一緒にエクササイズしたり、マウンテンバイクに乗ったり、パドルボードに乗ったり、スノーシューイングをしたり、瞑想的なサウンドバスに行ったりと、ほぼすべてのイベントを計画します。パーティーに招待されたら、未加工のグッドエナジー食品を食べられるように、健康的な食品や飲み物をいくつか持参することを約束しましょう。

行動

- 毎日のテキストメッセージ、メール、またはチェックインであなたをサポートしてくれる信頼できるアカウンタビリティ・パートナーを選びましょう。少なくとも4週間は、この役割を担ってくれるように依頼しましょう。
- 週に1回30分のアカウンタビリティ・ミーティングを設け、食事日記と習慣トラッキングについて話し合いましょう。
- ジムの受講料を前払いしましょう。
- グッドエナジー習慣を中心に、社交や仕事の活動を組み立てましょう。

第2週

——食事に焦点を当てる

すべての代謝習慣の中でも、食事を正しくすることは、ピラミッドの土台となるため重要です。第2

週は、最初の3つのグッドエナジー習慣を身につけ、食品のラベルを精査して、「悪の三位一体」である成分、つまり添加糖、精製穀物、工業的に精製された油を取り除きましょう。「グッドエナジー4週間プログラム」に参加する人は皆、第2週、第3週、第4週に、これら3つの成分を排除する必要があります。さらに、習慣4から習慣8についても学びましょう。これらはすべて、食事に何を取り入れるかに焦点を当てたものであり、第3週と第4週に追加するグッドエナジー習慣の一つとして、これらを実践するかを選択できます。

グッドエナジー習慣

栄養

習慣1　精製添加糖を断つ

- 精製糖や液糖を使った食品、飲み物、調味料はすべて排除する。
- 添加糖には、白砂糖、ブラウンシュガー、粉砂糖、グラニュー糖、エバミルク、粗糖、チュルビナードシュガー、デメララシュガー、ココナッツシュガー、メープルシロップ、蜂蜜、モラセス、アガベネクター、コーンシロップ、果糖ブドウ糖液糖、グルコース、デキストロース、フルクトース、マルトース、スクロース、ガラクトース、マルトデキストリン、ラクトース、カラメル、大麦麦芽、米飴、デーツシュガー、てんさい、転化糖、ゴールデンシロップなどがある。
- すべてのラベルに「添加糖」の記載がないかを確認し、記載されている製品は購入しない。

■家の中から添加糖を含むものをすべて取り除き、捨てる。
■食事日記にこれらを記録する。

習慣2　精製穀物を断つ

■超加工された精製された小麦粉や穀物を使った食品はすべて排除する。
■精製穀物には、一般的なパン（白パン、小麦パン、全粒粉パン）、米（白米、玄米）、パスタ、ベーグル、トルティーヤ、クラッカー、シリアル、プレッツェル、ドーナツ、クッキー、ケーキ、ペストリー、ピザクラスト、ワッフル、パンケーキ、クロワッサン、イングリッシュマフィン、ハンバーガーやホットドッグのバンズ、マフィンなどがある。
■包装食品の原材料には、小麦粉、中力粉、ベーキングパウダー入り小麦粉、強力粉、薄力粉、準強力粉、全粒粉、セモリナ粉、ファリーナ粉、デュラム小麦粉、スペルト小麦粉、大麦粉、ライ麦粉、米粉、オートミール粉、そば粉などがある。
■すべてのラベルをよく読む。
■食事日記にこれらを記録する。

習慣3　工業的に精製された油を断つ

■工業的に精製された油を使った食品、飲み物、調味料はすべて排除する。

■ これには、大豆油、コーン油、綿実油、ひまわり油、紅花油、ピーナッツオイル、グレープシードオイル、そして「水素添加」と記載されている油などがある。

■ 精製油は、市販のサラダドレッシング、マヨネーズ、フムス、ディップ、ポテトチップス、ピーナッツバター、コーンチップス、クラッカー、グラノーラバー、クッキー、ペストリー、マフィン、ドーナツ、フライドチキン、チキンナゲット、チキンテンダー、フィッシュスティック、冷凍ピザ、フライドポテト、包装食品のポップコーン、トルティーヤチップス、チーズパフ、スナック菓子、野菜チップス、缶詰のスープ、インスタントラーメン、ケーキ、ブラウニー、パンケーキ、ワッフル、バターの代替品、クロワッサン、ビスケット、ローストナッツなど、さまざまな食品に含まれている。

■ 食事日記にこれらを記録する。

行動

- 添加糖、精製穀物、工業的に精製された油を含む食品をすべて家の中からなくし、今後3週間はこれらの食品をすべて摂らないことで、最初の3つのグッドエナジー習慣を身につけましょう。
- 以下の習慣4から習慣8について学び、「グッドエナジー」食をどのように生活に取り入れるかについて考えましょう。ただし、これらの習慣は第3週と第4週までは取り入れる必要はありません。第3週と第4週に必要な食品、料理本、道具などを購入しましょう。

習慣4　1日に50g以上の食物繊維を摂取する

■毎日の食物繊維の摂取量を記録し、食品から1日に50g以上を摂取することを目標とする。食物繊維を50g摂取し始めると、膨満感や胃の不調が起こることがある。その場合は、アボカド、ラズベリー、チアシードなどの食品から1日30gを目安に、ゆっくりと摂取量を増やしていき、豆類（ガスがたまると感じる人もいる）や食物繊維の多い食品を徐々に増やしていくと良いだろう。

■バーコードスキャンアプリ（マクロファクターなど）を使えば、食物繊維の量が自動的に取り込まれるので簡単だ。

■食物繊維を最大限に摂取するには、豆類、ナッツ類、種子類、特定の果物が最適。

■食物繊維の多い食品としては、具体的に以下のものがある。

- 白インゲン豆（1／2カップあたり約10g）
- 黒豆（1／2カップあたり約7・5g）
- チアシード（大さじ2杯あたり8g）
- バジルシード（大さじ2杯あたり15g）
- フラックスシード（28gあたり8g）
- レンズ豆（1カップあたり約15g）
- ラズベリーとブラックベリー（1カップあたり約8g）
- 芽キャベツ（1カップあたり6g）

・ブロッコリー（1カップあたり5g）
・アボカド（1個あたり約13g）

■食事日記に食物繊維の摂取量を記録する。

習慣5　プロバイオティクス食品を1日に3食分以上食べる

■無加糖のプロバイオティクスが豊富な食品を毎日3食分以上摂取する。

■ヨーグルト、ケフィア、ザワークラウト、キムチ、味噌、テンペ、納豆、クワス、リンゴ酢などがその供給源となる。

■ヨーグルトやケフィアは、無糖でラベルに「生きている乳酸菌」と記載されているものを選ぶ。

■コンブチャはプロバイオティクスが豊富な飲み物だが、ラベルをよく読むこと。最近では、市販のコンブチャのほとんどのブランドが、甘味をつけるために過剰な量の砂糖やフルーツジュースを使用しており、健康飲料というよりも炭酸飲料に近いものになっている。野菜（ニンジンやビーツなど）を発酵させたクワスは、コンブチャに代わる素晴らしい飲み物だ。

■食事日記にこれらを記録する。

習慣6　オメガ3脂肪酸の摂取量を1日2g以上に増やす

■毎日、最低でも2g（2000㎎）のオメガ3脂肪酸を摂取するようにする。

■動物性オメガ3脂肪酸の供給源として最適なものは以下の通り。
・天然の鮭（85gあたり1.5〜2.0g）
・イワシ（55gあたり1.3g）
・タイセイヨウサバ（85gあたり1.1g）
・ニジマス（85gあたり0.8g）
・カタクチイワシ（55gあたり1.1g）
・有機栽培の牧草飼育の卵（1個あたり0.33g）
■植物性オメガ3脂肪酸の供給源として最適なものは以下の通り。
・チアシード（大さじ2.5杯あたり5.9g）
・バジルシード（大さじ2杯あたり2.8g）
・フラックスシード（大さじ1杯あたり2.3g）
・ヘンプシード（大さじ1杯あたり1.2g）
・クルミ（28gあたり2.6g）
・藻類オイル（1食あたり最大1.3g）。藻類オイルは、一般的にサプリメントの形で摂取され、DHAとEPAを摂取できる数少ない植物性食品の1つ。
■私は天然魚の缶詰をパントリーに常備し、サラダの上に載せたり、フラックスシードクラッカーの上に載せたりして、手軽で栄養豊富な軽食にしている。

■種子類やナッツ類を手元に置いておき、すべての食事に振りかけることで、簡単かつ美味しくオメガ3脂肪酸の摂取量を増やすことができる。
■オメガ3サプリメントを使用する場合は、高品質なメーカー（ウィネータル（WeNatal）、ノルディックナチュラルズ（Nordic Naturals）、ソーン（Thorne）、ピュア・エンキャプスレーションズ（Pure Encapsulations）など）から購入する。
■食事日記にこれらを記録する。

習慣7　植物の多様性を通して、抗酸化物質、微量栄養素、ポリフェノールの摂取量を増やす

■毎週、有機栽培または再生農業で栽培された果物、野菜、ナッツ、種子、豆類、ハーブ、スパイスから、30種類の植物性食品を食事に取り入れる。
■週に30種類のうち、アブラナ科の野菜を1日に少なくとも2食分食べる。アブラナ科の野菜には、ブロッコリー、カリフラワー、芽キャベツ、ケール、白菜、ルッコラ、クレソン、コラードグリーン、カラシナ、カブの葉、大根、ホースラディッシュ、ルタバガ、コールラビ、キャベツなどがある。
・アブラナ科の野菜は刻んでから30分から45分ほど置いておくと、グッドエナジーの重要な成分であるスルフォラファンの活性が上がり、熱に強くなる。
■食事日記にこの量を記録する。

習慣8　1食あたり少なくとも30gのタンパク質を摂取する

■1日に少なくとも合計90gのタンパク質を摂取するために、毎食30gのタンパク質を摂取することを目標とする。

■良質なタンパク質源としては、以下のようなものがある。

・肉類（牛肉、鶏肉、七面鳥、豚肉、ヘラジカやバイソンなどのジビエ）
・魚介類
・乳製品（牛乳、チーズ、ギリシャヨーグルト）
・卵
・豆類（インゲン豆、レンズ豆、エンドウ豆）
・大豆製品（枝豆、豆腐、テンペ）
・ナッツ類と種子類（ヘンプシード、チアシード、パンプキンシード、アーモンド、ヒマワリの種、フラックスシード、カシューナッツ、ピスタチオ）
・プロテインパウダーを使用する場合は、有機栽培または（動物性の場合）牧草飼育または再生農業で育てられた原材料を最小限用い、砂糖、着色料、「天然香料」または人工香料、増粘剤、馴染みのない成分名が含まれていないものを選ぶ。

■食事日記にこの量を記録する。

■腎臓に問題がある場合は、タンパク質の摂取量を変更する前に医師に相談すること。

現在の生活習慣、時間の制約、料理の腕前を考慮して、どのようにすればこれらの食事の原則を、できるだけシンプルで安価に、そして簡単に実践できるでしょうか?

以下では、グッドエナジーの原則に沿った、さまざまな包装食品などの選択肢と、簡単に作れる料理や少し手の込んだ料理を用意するための戦略を探っていきます。

包装食品

ホールフードの食材を使って家庭で食事を作ると、グッドエナジーを意識した食習慣を簡単に取り入れることができます。なぜなら、生の食材の品質を管理でき、食品がオーガニックであることを確認できるため、添加物や工業的に精製された油を最小限に抑え、健康をサポートする食品(発酵食品やチアシードを食事に添えるなど)を最大限に活用することができるからです。しかし、すべての食事をゼロから作ることは難しいと思うので、忙しい日に手軽に食べられ、グッドエナジーを生み出す包装食品やテイクアウトできるものを調べておきましょう。

家庭で簡単に作れる「グッドエナジー」食

健康的な食事を作ることは、決して難しいことではありません。グッドエナジーを生み出す台所には、新鮮な食材が豊富に揃っており、さまざまなタンパク質源、そしてプロバイオティクス、オメガ3脂肪酸、食物繊維の供給源となる食品が常に用意されています。そうすれば、食事の準備は、これらの食材を組み合わせて、無限のバリエーションを生み出すだけのシンプルな作業になります。野菜やタンパク質を含む食材を約220℃のオーブンでローストしたり、フライパンで炒めたりするなど、いくつかの簡単な調理法を習得し、好みのスパイスの組み合わせやトッピングをいくつか覚えておけば、レシピを見なくても、バラエティ豊かな簡単な食事をいくらでも作ることができるようになります。

表Ⅲ・1では、グッドエナジーのさまざまな要素を満たし、かつ低GI値の代表的な食品をいくつかご紹介します。これらの多くは複数のカテゴリーに当てはまり、さまざまなグッドエナジー習慣にカウントできます。例えば、鹿肉は、非常に多くの微量栄養素を含んでいますが、ここでは食事を設計するという目的のために、健康的なタンパク質として分類しています。同様に、ザワークラウトはフィトケミカルが豊富ですが、ここでは発酵食品として分類しています。

また、446~448ページのレシピ例を見ると、食品を組み合わせて5つの要素すべてを含む食事を、どれだけ簡単に作ることができるかがわかるでしょう。

微量栄養素／抗酸化物質	**葉物野菜** ・ルッコラ　・コラードグリーン　・ケール ・レタス（ロメインレタス、バターレタス、アイスバーグレタスなど） ・ミックスグリーン　・ほうれん草　・スイスチャード **果物** ・リンゴ ・ベリー類（ブルーベリー、ラズベリー、イチゴ、ブラックベリー） ・さくらんぼ　・キウイフルーツ　・レモン ・ライム　・オレンジ　・パパイヤ　・桃 ・梨　・ザクロの種 **ナッツ類と種子類** ・アーモンド　・バジルシード　・ブラジルナッツ ・チアシード　・ヘーゼルナッツ　・ヘンプシード ・ピーカンナッツ　・ピスタチオ　・パンプキンシード ・クルミ **すべてのスパイスとハーブ**
食物繊維	・チアシード　・バジルシード　・フラックスシード ・レンズ豆　・スプリットピー　・インゲン豆 ・コンニャク芋製品　・ラズベリー　・ブラックベリー ・タヒニ　・ブラジルナッツ　・アーモンド ・クルミ　・ピーカンナッツ　・ヘーゼルナッツ ・ピスタチオ　・アボカド
タンパク質	・鶏むね肉　・七面鳥の薄切り肉 ・豚肉（ロース、テンダーロインなど） ・牛肉（フランクステーキ、サーロインなど） ・豆腐　・テンペ　・豚ひき肉 ・ラムひき肉　・七面鳥ひき肉　・牛ひき肉 ・鹿ひき肉　・バイソンひき肉　・エビ ・ホタテ貝　・鮭　・イワシ　・サバ ・無糖ギリシャヨーグルト　・放牧飼育の卵 ・豆　・レンズ豆
オメガ3脂肪酸	・鮭　・カタクチイワシ　・イワシ ・サバ　・チアシード　・バジルシード ・フラックスシード　・ヘンプシード ・放牧飼育の卵
発酵食品	・ザワークラウト　・キムチ　・無糖ヨーグルト ・ケフィア　・テンペ　・味噌　・納豆 ・リンゴ酢

表Ⅲ・1　グッドエナジーを作る食材

微量栄養素／抗酸化物質	**ローストまたはソテーする野菜（すべて220℃で焼き色がつくまで加熱調理可能）** ・アスパラガス：茎の下5cmを切り落とし、残りを2.5cmの長さに切る ・ピーマン：2.5cm角またはスライスする ・ブロッコリー：小房に分ける ・芽キャベツ：4等分し、硬い端を切り落とす ・キャベツ（紫キャベツ、ナパキャベツ）：薄切りにする ・ニンジン：丸ごと、または1.5～2.5cm角に切る ・カリフラワー：小房に分ける ・セルリアック：1.5～2.5cm角に切る ・ミニトマト：丸ごと ・ナス：2.5cm角に切る ・フェンネル：薄切りにする ・インゲン：丸ごと ・コールラビ：2.5cm角に切る ・ネギ：6mmの輪切りにする ・マッシュルーム：スライスする ・オクラ：丸ごと、または1.5cmの輪切りにする ・玉ねぎ：4等分にするか、6mmの半月切りにする ・パースニップ：1.5～2.5cm角に切る ・ラディッシュ：4等分にする ・ロマネスコ：2.5cm角または小房に粗く切る ・エシャロット：4等分にするか、6mmの半月切りにする ・ズッキーニ：4等分の串切りにするか、1.5cm角に切る **サラダの野菜** ・アーティチョークの芯の缶詰：刻む ・アボカド：角切りにする ・豆苗 ・ピーマン（赤、緑、黄、またはオレンジ）：1.5cmのスライスまたは6mm角の角切りにする ・ブロッコリー：小房に分ける ・キャベツ（紫キャベツ、ナパキャベツ）：薄切りにする ・ニンジン：刻む ・カリフラワー：小房に分ける ・セロリ：刻む ・キュウリ：刻む ・フェンネル：薄切りにする ・インゲン：丸ごと、または2.5cmの長さに切る ・ヒカマ：1.5cm角または串切りにする ・マッシュルーム：小さな角切りにする ・玉ねぎ（赤、黄、または白）：薄切りにするか、6mm角に切る ・ラディッシュ：4等分にする ・スナップエンドウ：丸ごと、または2.5cmの長さに切る ・トマト：小さな角切りにするか、ミニトマトの場合は半分に切る

1　朝食ヨーグルトパフェ

無糖の全乳ギリシャヨーグルトにチアシード、ラズベリー、ブラックベリーを加える

- **微量栄養素／フィトケミカル**　ラズベリー、ブラックベリー
- **食物繊維**　チアシード
- **タンパク質**　ギリシャヨーグルト（牧草飼育の牛由来のコラーゲンをスプーン1杯加えてもよい）。
- **オメガ3脂肪酸**　チアシード
- **発酵食品**　ギリシャヨーグルト

2　スクランブルエッグ

放牧飼育の卵3個、牧草飼育の牛ひき肉85g、ザワークラウト、ソテーしたほうれん草、アボカド、ホットソース

- **微量栄養素／フィトケミカル**　ほうれん草、ホットソース
- **食物繊維**　アボカド
- **タンパク質**　卵、牛肉
- **オメガ3脂肪酸**　卵
- **発酵食品**　ザワークラウト

3　鮭と野菜のロースト

ローストした鮭に、パプリカ、塩、コショウ、ガーリックパウダーで味付けしたローストした芽キャベツと、ビーツのザワークラウトを添える

■微量栄養素／フィトケミカル　芽キャベツ、ガーリックパウダー
■食物繊維　芽キャベツ
■タンパク質　鮭
■オメガ3脂肪酸　鮭
■発酵食品　ザワークラウト

4　サウスウェスタン豆腐スクランブル

豆腐に黒豆、赤ピーマン、玉ねぎ、クミン、ガーリックパウダーを加えて炒め、ザワークラウト、アボカド、ホットソース、ヘンプシードを添える

■微量栄養素／フィトケミカル　赤ピーマン、玉ねぎ、ガーリックパウダー
■食物繊維　黒豆、アボカド
■タンパク質　豆腐、黒豆
■オメガ3脂肪酸　ヘンプシード
■発酵食品　ザワークラウト

5　チキン炒め

鶏むね肉、ブロッコリー、ニンジン、赤ピーマンを、味噌とたまり醤油でソテーし、ビーツのザワークラウトを添え、タヒニとフラックスシードをすりつぶしたものをかける

■ **微量栄養素／フィトケミカル**　赤ピーマン
■ **食物繊維**　タヒニ、フラックスシード
■ **タンパク質**　鶏むね肉
■ **オメガ3脂肪酸**　フラックスシード
■ **発酵食品**　味噌、ザワークラウト

少し手の込んだ「グッドエナジー」食を作る

本書のダウンロードコンテンツにあるレシピや、ザ・ランチ・マリブ著『Food Food Food（フード・フード・フード・フード）』、メリッサ・ハートウィグ・アーバン著『Whole30 Cookbook（ホール30・クックブック）』、エイミー・チャップリン著『Whole Food Cooking Every Day（ホールフード・クッキング・エブリデイ）』、グウィネス・パルトロー著『It's All Good（イッツ・オール・グッド）』、テルセス・エンゲルハート著『I Am Grateful（アイ・アム・グレイトフル）』、アリ・マフッチ『Inspiralize Everything（インスパイアライズド・エブリシング）』（いずれも未邦訳）などの料理本に掲載されているレシピを参考にしてみてください。ほとんどのレシピがグッドエナジーに適していますが、精製穀

物が使われていないかどうかを再確認してください。

第3週と第4週
――個人に最適化した3つのグッドエナジー習慣を実行する

精製穀物、精製された添加糖、工業的に精製された植物油・種子油の排除（グッドエナジー習慣1～習慣3）を維持しながら、第3週と第4週には、さらに3つの習慣を追加しましょう。習慣4～習慣25の中から、まだ定期的に実行していない習慣を3つ選び、今後2週間はそれらを実行することを誓いましょう。第3週と第4週に入るにあたり、作家のジェームズ・クリアーとB・J・フォッグによる、以下の習慣形成のベストプラクティスが役に立つでしょう。

専門家による習慣形成のヒント

「小さな習慣」

「小さな習慣」（tiny habits）とは、スタンフォード大学の教授であるB・J・フォッグが開発した行動変容メソッドであり、本のタイトルでもあります（邦訳は『習慣超大全―スタンフォード行動デザイン研究所の自分を変える方法』（ダイヤモンド社））。小さな習慣の重要なコンセプトは、日々のルーティンに、簡単で最小限の努力でできる小さな段階的変化を加えることです。小さな習慣から始めることで、圧倒されたり、落胆したりすることなく、人生に永続的な変化をもたらすことができるという考え方です。「小さな習慣」を適用するには、まず「変えたい」または「身につけたい」行動を特定します。次に、その行動をほんの数秒で完了できる、小さく具体的な行動に分解します。例えば、定期的にデンタルフロスを使う習慣を身につけたい場合、小さな習慣としては、朝の歯磨きの後に歯を1本だけフロスする、ということが考えられます。小さな習慣をうまく実行できたら、「私はすごい！」と声に出して言ったり、小さくガッツポーズをしたりするなど、ポジティブな感情で自分の成果を祝いましょう。時間が経つにつれて、これらの小さな習慣は勢いを増し、あなたの行動と人生に、より大きな変化をもたらす可能性があります。

睡眠時間を一定にしたいなど、人生に大きなプラスの習慣を身につけようと考えているときは、それを、自信と勢いとともに一貫して達成できる、小さな部分に分解する方法を考えてみましょう。例えば、現在は毎晩寝る時間がバラバラで、すぐに就寝時間を決めて守ろうとしても、難しすぎるかもしれません。代わりに、自信と能力を養うために、これを小さな部分に分解する方法を考えてみましょう。例えば、以下のような方法が考えられます。

- まずは、ほとんど毎晩達成できそうな、ゆるい基準で就寝時間の締め切りを設定することから始める。1～2週間、毎日この目標を達成できたら、次の2週間は30分早める。
- 睡眠トラッカーを毎晩装着して、自分の睡眠のベースラインを客観的に理解する。

・毎晩決まった時間に、スマートフォンで就寝の準備をするようにリマインダーを設定する。
・クレセントヘルスなどのオンラインサービスを通じて、睡眠のアカウンタビリティー・コーチをつける。
・毎晩、暗くなったらブルーライトカットの眼鏡をかけ、朝一番に太陽の光を浴びる。そうすれば、夜に疲れやすくなり、概日リズムが正常に機能するようになる。
・正午以降はカフェインの摂取をやめる。

習慣の積み重ね

ジェームズ・クリアーのベストセラー『ジェームズ・クリアー式 複利で伸びる1つの習慣』（パンローリング株式会社）では、良い習慣を身につけ、悪い習慣を断つための実践的な戦略が紹介されています。この本の実践的な重要ポイントの1つは、「習慣の積み上げ（habit stacking）」の概念です。これは、新しい習慣を既存の習慣に結びつけるというものです。例えば、「毎日腕立て伏せをする」習慣を身につけたい場合は、この習慣を「朝、歯を磨く」という既存の習慣に結びつけることができます。歯を磨いた後、腕立て伏せを3回行うのです。「習慣の積み上げ」のもう1つの例として、「玄関のドアを開けるたびに、感謝していることを1つ考える」ということも挙げられます。こうすることで、新しい習慣の実行を忘れにくくなり、一貫して継続できる可能性が高まります。

習慣ループには報酬が必要

ジェームズ・クリアーは、トリガーが脳に習慣ループを開始させる合図を与えるため、重要であると述べています。習慣のループは、トリガー、行動（習慣そのもの）、報酬の３つ〔書籍では、きっかけ、欲求、反応、報酬の４つ〕の部分で構成されています。このループを一貫して実行すると、脳はトリガーを行動と報酬に関連付けることを学習し、時間の経過とともに習慣を維持しやすくなります。

新しい習慣を身につけるための鍵の１つは、明確で一貫性のあるトリガーを作ることです。例えば、朝の目覚まし時計の音が、ベッドから出て、朝のルーティンを始めるためのトリガーになるかもしれません。

また、トリガーは、空腹感などの内的トリガーと、スマートフォンの通知などの外的トリガーの両方があり、水を飲むことを思い出させるなどのポジティブなトリガーと、ストレスの多い状況が不健康な対処メカニズムの引き金になるなどのネガティブなトリガーがあることに注意することも重要です。自分のトリガーを理解し、コントロールすることで、自分の習慣をコントロールし、人生にポジティブな変化をもたらすことができます。

小さな報酬の力を過小評価しないでください。私の場合、毎週、自分の睡眠データをアカウンタビリティ・パートナーにテキストメッセージで送信すると、私が自分に必要な睡眠習慣を守れていることに対して、パートナーが熱心に反応してくれるので、本当にやる気が出ます。これは、行動の習慣化を非常に後押ししてくれます。

その他のグッドエナジー習慣（少なくとも3つを実践する）

運動

習慣9　週に少なくとも150分間、中強度の運動を行う

■最大心拍数は、220から年齢を引いた値で計算し、その数値の64％を求める。これが、中強度の運動の下限の目安となる。私の場合、220－35＝185×0.64＝118bpm であり、最低でも週に150分間、心拍数を118bpm以上に上げる必要があるということだ。

■ウェアラブルトラッカーを使ってさまざまな活動を試してみると、「中強度」の活動がどのようなものかを把握するのに役立つ。私の場合、平坦な道を早歩きしても118bpmには達しないが、坂道を早歩きしたり、平坦な道をジョギングしたりすると118bpmに達する。

■ウェアラブル端末で特定の心拍数範囲の時間を確認し、グッドエナジートラッカー（グッドエナジー習慣を記録するもの）に毎日記録する。

習慣10　週に3回、レジスタンス運動を行う

■週に2回以上、1回あたり少なくとも30分間のレジスタンス運動を行う。

■毎週、腕、脚、体幹を疲労させるエクササイズを取り入れる。これは、自重トレーニングでも、ウェイトを使ったトレーニングでも構わない。オンラインクラス、対面クラス、パーソナルトレーニング、レジスタンス運動に特化したジムなど、レジスタンス運動を始めるための選択肢はたくさんあ

る。caseymeans.com/goodenergy の補足資料に、いくつかお勧めを掲載している。

■ 第3週が始まる前に、セッションの計画とスケジュールを立てる。地域のスポーツジムに申し込んだり、自重トレーニングのみを使用する無料の動画をユーチューブで探したり、オンラインのレジスタンス運動プログラムに申し込んだりすることなどが考えられる。

■ グッドエナジートラッカーにレジスタンス運動を記録する。

習慣11　1日に1万歩歩く

■ 今月は、ウェアラブルトラッカーで確認しながら、1日に1万歩歩くことを目標にする。

■ 1日の間に、短い時間で何回かに分けて歩くと、とても簡単に達成できる。朝、コーヒーを飲みながら1ブロックを2周歩けば1000歩くらいになり、歯磨きをしながら家の中やアパートの周りを2、3分歩けば300~500歩、30分の電話中に歩けば2000~4000歩、30分の軽いジョギングをすれば4000歩以上、食料品店で買い物をすれば1000歩になる。

■ グッドエナジートラッカーに、1日の総歩数を記録する。

習慣12　日中、定期的に体を動かす

■ 1日に8時間、1時間おきに少なくとも90秒間、立ち上がって体を動かすことを目標にする。デスクワークをしていると、何時間も立ち上がらずに過ごしてしまうことが多いため、これは意外に難

しいだろう。ウェアラブル端末の良いところは、立ち上がって体を動かした時間が具体的にわかることだ。この情報に基づいて、1日のどの時間帯が特に座りっぱなしになっているかを把握することができる。私の場合、ウェアラブル端末によって、午後2時から5時が最も座りっぱなしになっていることがわかったので、今ではその時間帯に対処するようにしている。

■ 1時間おきに立ち上がるように、スマートフォンのタイマー設定を利用するかウェアラブル端末に立ち上がるようリマインドする設定を利用する。

■ グッドエナジートラッカーに、1日の活動時間を記録する。

睡眠

習慣13　睡眠トラッカーで確認しながら、1晩に7〜8時間の睡眠をとる

■ ウェアラブルトラッカーで測定しながら、毎晩7〜8時間の睡眠をとることを目標にする。ウェアラブル端末は、夜中に目が覚めていた時間、寝返りを打っていた時間を表示できる。これは、総睡眠時間から差し引いて考慮することが重要だ。午後11時に就寝し、午前7時に起床しても、8時間睡眠とは限らない。

■ 家族よりも早く就寝する、就寝時間が長いなど睡眠習慣が極端に異なる場合は、境界設定が必要となる。ペットを寝室に入れないようにする対策やパートナーのいびきで起きてしまう場合は、別々の寝室で寝る必要があるかもしれない。

■ウェアラブル端末のデータに基づいて睡眠時間を記録し、グッドエナジートラッカーに記録する。

習慣14 決まった時間に就寝し、起床することで、規則正しい睡眠をとる

■社会的時差ぼけを最小限に抑えるために、日々の就寝時間と起床時間の差を1時間以内にとどめること。これは、睡眠トラッカーで確認しながら、午後10時から11時の間に就寝し、午前7時半から8時半の間に起床することなどが考えられる。

■ウェアラブル端末のデータに基づいてこの時間を記録し、グッドエナジートラッカーに記録する。

ストレス、人間関係、心の健康

習慣15 毎日瞑想をする

■今月は、ガイド付きアプリを使うか瞑想仲間を募って、毎日少なくとも10分間、瞑想を実践する。

■この練習をすることで、あなたは自分の思考の観察者であり、思考はあなたのアイデンティティではないということを理解する、強力な力を身につけることができる。この気づきは、私たちの多くが陥り、苦しんでいる思考パターンの「自動操縦」から抜け出すための、解放的な第一歩となる。さらに、呼吸に焦点を当てた瞑想は非常にリラックス効果がある。

■アプリや瞑想の機会に関する提案は、caseymeans.com/goodenergy の補足資料に掲載されている。

■グッドエナジートラッカーに、毎日の実践状況を記録する。

習慣16　反応性と不適応なパターンを調べる（自己探求とセラピー）

■今月は、私たちのお勧めの読書リストから少なくとも2冊の本を読み、資格のあるメンタルヘルスの専門家との関係を築き、少なくとも1回のセッションを受けよう。提案は補足資料に掲載されている。

■グッドエナジートラッカーに進捗状況を記録する。

食事の時間と習慣

習慣17　決めた時間枠内に食事をする

■毎日10時間以内の時間枠に食事をし、少なくとも14時間は断食することを目標にする。午前10時から午後8時、または午前8時から午後6時など、守りたい時間枠を選ぶこと。

■夜遅くに食事をしないようにするのが難しい場合は、たとえ夕食後間もなくであっても、食事の時間枠が終わる直前に、多めに間食をする（例えば、午後6時に夕食をとり、食事の時間枠が午後8時に終わる場合は、午後7時50分にフラックスシードクラッカーを数枚、チーズを数切れ、またはセロリスティックにアーモンドバターを塗って食べる）。

■この時間枠を守ることができたかどうかを、グッドエナジートラッカーに記録する。

習慣18　マインドフルイーティングを実践する

■すべての食事（朝食、昼食、夕食）を座って、画面（スマートフォン、パソコン、テレビ、タブレットなど）を見ずに食べること。

■食事が目の前に来たら、食事に感謝の気持ちを込めて、10回深呼吸をしてから食べ始める。

■噛むときは、食器を置いて、少なくとも15回噛むこと。

■マインドフルイーティングの習慣を守ることができたかをグッドエナジートラッカーに記録する。

光

習慣19　日中の太陽光への曝露を最大限にする

■毎日、起床後1時間以内に、サングラスをかけずに少なくとも15分間屋外で過ごす。

■起床時に太陽が出ていない場合は、日が昇った後に15分間屋外に出るおよび（または）起床時に明るい照明またはライトボックスをつける。

■1日に少なくとも4回、15分以上、日中に屋外に出る。少なくとも合計で1日あたり1時間、屋外で過ごすことになる。これは、屋外での運動、朝食や昼食、散歩、ガーデニング、屋外での電話なども考えられる（15分間を4回に分けて、合計1時間、屋外で過ごさないうちに、1日が終わってしまうことはよくある）。

■屋内での活動を屋外で行う方法や屋外での活動を1日の最初の時間に集中させる方法を見つける。

■ 朝の太陽光を浴びることができたかどうかを、グッドエナジートラッカーに記録する。

習慣20 夜間のブルーライトを最小限に抑える

■ 日没から就寝までの間、ブルーライトカット眼鏡を着用する（おすすめの眼鏡については、caseymeans.com/goodenergy を参照）。

■ 日没後は不要な照明をすべて消し、必要な照明も照度を下げる。可能であれば、家の照明に調光器を付ける。

■ 日没後は、すべての画面（コンピューター、スマートフォン、タブレット）を「ダークモード」または「ナイトモード」に設定する。

■ 夜間のブルーライトを最小限に抑えることができたかをグッドエナジートラッカーに記録する。

温度

習慣21 少なくとも週に合計1時間、熱刺激を与える

■ 週に合計1時間、高温の熱刺激を与えることを目標にする。

■ これには、ドライサウナ、赤外線サウナ、ホットヨガなどの高温で行う運動などが含まれる。

■ 第1週と第2週に、サウナやヒートセラピーを受けられる施設やスポーツジムを探し、第3週と第4週の期間に予約する。

■熱は、不快に感じるほど高温で、大量の汗をかくほどである必要がある。
■グッドエナジートラッカーに、1日あたりの熱刺激を与えた時間を記録する。

習慣22　少なくとも週に合計12分間、寒冷刺激を与える

■週に合計12分間、低温の寒冷刺激を与えることを目標にする。
■これには、クライオセラピー、冷水シャワー、またはコールドプランジや冷たい水（湖、川、冬のプールなど）での冷水浴などが含まれる。
■クライオセラピーまたは冷水浴を行う場合は、そのための施設を探し、第3週と第4週の前に予約しておく。冷水浴のために水の中に入る場合は、1人で行かないようにすること（私はオレゴン州に引っ越した際、週に数日、一緒に冷水浴をするグループを見つけた）。安全に注意すること！
■寒冷刺激に適切な温度は、逃げ出したくなるくらい挑戦的である必要がある。最終的に約2℃～7℃に1回あたり3分間さらすことを目指す。
■グッドエナジートラッカーに、1日あたりの低温の環境にいた時間を記録する。

摂取した毒素

習慣23　1日に十分な量のきれいな水を摂取する

■逆浸透膜浄水器（カウンタートップ用またはシンク下用）または高性能活性炭フィルター（バーキー

など）を購入し、体重1kgあたりおよそ33㎖のきれいな水を飲む。
■水道水やペットボトルの水は飲まないようにする。
■気に入ったウォーターボトル（ガラス製または金属製で水の容量がわかるもの）を購入する。私は、約950㎖のガラス製のメイソンジャーを3つ用意して、合計約2・8L（私の体重で毎日飲む必要がある最低限の量）の水を飲むようにしている。毎晩、逆浸透膜浄水器を水で満たし、起床時にカウンターに出しておくことで、その日に飲む必要がある最低限の量が正確にわかる。
■グッドエナジートラッカーに、きれいな水の摂取量を記録する。

タバコ（紙巻タバコ、葉巻など）を吸ったり、何らかの製品を吸ったりしている場合は、完全にやめましょう。タバコはミトコンドリアにダメージを与え、グッドエナジーを生み出す能力を大幅に低下させます。

環境毒素

習慣24　パーソナルケア用品とホームケア製品をクリーンなものにする

■家の中や体に使用している製品を見直し、毎日の有害物質への曝露を大幅に減らす。
■以下の製品は、無香料で有害物質、着色料や染料を含まないものと交換する必要がある。香料は非常に巧妙に隠されている可能性がある。「無毒」「グリーン」「ナチュラル」と表示されている製品でさえ、香料が含まれている場合があり、避けるべきだ。ただしエッセンシャルオイルのみで香り付けされた製品は問題ない。これらは非常に珍しく、専門小売店で見つける必要があり、成分表に特定のエッセンシャルオイルが記載されている。成分表に「フレグランス」「天然香料」「パルファム」と記載されているものは、すべて排除すること。

- **パーソナルケア用品**　シャンプー、コンディショナー、ボディウォッシュ、ボディソープ、シェービングクリーム、デオドラント、ボディローション、ハンドローション、化粧品、リップクリーム、マニキュア、ハンドソープ、ハンドサニタイザー、香水、コロン
- **ホームケア用品**　洗濯用洗剤、柔軟剤、乾燥機用シート、染み抜きスプレー、カウンター用スプレー、消毒剤、床用洗剤、漂白剤、アロマキャンドル、コンセントに差し込むタイプのアロマディフューザー、車用芳香剤、ルームスプレー

■環境ワーキンググループのウェブサイトで製品を確認し、「EWG認証」製品またはスコアが1または2の製品を探す。

■これらの製品は必ずしも高価である必要はない。

- ホームケアの場合、このルールを守るための簡単で安価な方法は、ホワイトビネガーとろ過水を1対5の割合で、好きなエッセンシャルオイルを加えて、ガラス製のスプレーボトルに入れた多

目的クリーナースプレーを作ることだ。この溶液は、カウンター、シャワー、トイレ、耐久性のある床の多くを掃除できる。また、重曹を表面に振りかけると、さらに洗浄力を高めることができる。

- 多目的石けん（ハンドソープ、食器用洗剤、ボディソープ、一般的な洗浄用石けん）には、カスティール液体石けん（ドクターブロナーのベビー無香料ピュアなど）をガラス製のポンプボトルに入れて薄め、キッチンとすべての浴室に置くことをお勧めする。
- 顔と体のローションとメイク落としには、オーガニックのホホバオイルまたはオーガニックのココナッツオイルを使用できる。

■ 他の製品のお勧めは、caseymeans.com/goodenergy のオンライン補足資料を参照。第3週が始まる前に、家を調えて製品の準備をしておくこと。そうすれば、第3週と第4週には、できるだけ多くのクリーンで無毒な製品を使用できる。

■ 交換した製品をグッドエナジートラッカーに記録する。

習慣25　週に4時間、自然に触れる

■ 週に合計4時間、自然の中または緑地で過ごすこと。都市部では、公園、植物園、川沿いの遊歩道などが考えられる。都市部以外では、地元の遊歩道や、山や自然の中への本格的なハイキングなどが考えられる。理想的には、車や道路から離れた、できるだけ自然の植物に囲まれた場所に行くと

良い。

■ 第1週と第2週には、第3週と第4週に備えて、カレンダー（とトラッカー）に4時間の自然の中で過ごす時間を必ずスケジュールに組み込んでおく。自然の中で過ごす場所を具体的に決めておくこと。

■ グッドエナジートラッカーに、1日あたりの自然の中で過ごした時間を記録する。

第3週、第4週にその他のグッドエナジー習慣を追加する前に、どのようにすればこれらの習慣を自分の生活に組み込むことができるのか、そして学習の4段階において、どのようにレベル2からレベル3へ、またはレベル3からレベル4へと移行できるのかについて考えてみましょう。意識的無能から意識的有能へ、または意識的有能から無意識的有能へと移行するためには、あなたの人生において何が必要でしょうか？　それらを実現する創造的な方法と、それらを阻む現実について振り返ってみましょう。なぜそれがあなたやあなたの人生にとってうまくいかなかったのか、理由を考える際には、自分自身を制限せずに、あらゆる可能性を考えて、その習慣がどのようにすれば可能になるのかを想像してみてください。例えば、食事中の精製穀物を最小限に抑えることが目標であれば、レベル3つまり意識的有能に到達するためには、以下のようなことを行う必要があるかもしれません。

・グルテンフリーの食品ブログやソーシャルメディアアカウントをフォローして、新しいレシピを学び、常に意識するようにする。
・おいしそうなグルテンフリーの料理本を手に入れる。
・グルテンフリーのミールキット配達サービスや冷凍食品配達サービスに登録する。
・家の中の精製穀物をすべて捨てる。
・食料品店で穀物を買わないように、食料品の配達サービスに登録する。
・レストランに行く前にメニューを見て、精製穀物を使っていない料理を見つける。
・ウェイターに、メインディッシュの前にパンをもってこないように頼む。
・グルテンフリーの小麦粉を使った焼き方を学ぶ。
・食料品店の製品のラベルをすべて読む。
・お気に入りの穀物ベースの製品のグルテンフリーで最小限に加工された代替品（レンズ豆のパスタやカリフラワーのピザクラストなど）について学び、購入する。
・精製穀物を使っていない、お気に入りのパンやデザートの代替品をいくつか見つける。
・友人、家族、同僚と一緒に食事をする計画を立てる際は、お勧めできる健康的なレストランやカフェのリストを手元に置いておく。
・ディナーパーティーや家族の休日に、グルテンフリーのヘルシーなデザートやおかずを持参する。

振り返り

4週間プランの各週の終わりに、30分時間を取って、グッドエナジートラッカーと食事日記を見て、自分の成果を振り返りましょう。目標を達成できなかった場合は、どのような障壁があったのかについて、書き出してみましょう。アカウンタビリティ・パートナーと連絡を取り、これらの問題について話し合い、トラブルシューティングを行って、翌週の成功率を高めましょう。より成功するためには、何を変える必要があるでしょうか？

第4週の終わりに、食習慣とあなたが選んだ追加の3つの習慣について、学習の4段階のレベルが向上したかを振り返りましょう。意識的無能から意識的有能へと移行することができましたか？　習慣を実現するために、どのような戦略を用いましたか？　自信をつけ、進歩するために、習慣をさらに小さな習慣に分解する必要があるでしょうか？　この行動、追跡、振り返り、再集中のサイクルは、すべての習慣が第二の自然、つまり無意識的有能になるまで、生涯を通じて行う強力なエクササイズです。

最も重要なことは、これらの習慣を身につけることで、どのように感じたかを振り返ることです。気分に何か変化を感じますか？　この旅を始めたことに誇りを感じますか？　説明責任をもつことは役に立ちましたか？

行動

- 習慣4～習慣25の中から、第3週と第4週に集中して行いたい習慣を3つ選びましょう。
- 第3週と第4週に、これらの習慣をどのように生活に取り入れていくのかについて、振り返り、日記に書き留めましょう。
- 第3週と第4週に備えて、グッドエナジートラッカーにこれらの習慣と予定を記入しましょう。
- 各週の終わりに、グッドエナジートラッカーと食事日記を振り返り、状況を把握しましょう。

マトリックスから抜け出す

この1ヵ月間で、あなたは新しい習慣を自分の生活に加えることができ、それがあなたをより良い気分にさせてくれることを証明できたことを願っています。また、現代の工業化された生活が奪ってしまった生物学的なニーズを意識的に細胞に与えることに意味があることに気づき、マインドセットが変化したことも願っています。月日が経つにつれて、このプランに新たな習慣を積み上げていきましょう。この旅に終わりはありませんが、細胞を尊重する行動を日々取り入れることこそが、幸せな生活の秘訣であると私は確信しています。

グッドエナジートラッカーやその他の資料は、caseymeans.com/goodenergy の補足資料を参照。

謝辞

まず、愛する母であるゲイル・ミーンズに感謝の意を表したいと思います。私たちは、彼女が亡くなった数日後にこの本を執筆することを決意しました。それは彼女のグッドエナジーの模範を受け継ぎ、健康を理解し、予防可能な早すぎる死を回避するための力を与えたいという強い思いからでした。

本書に書かれている原則を実践し、人生を送るためのインスピレーションを与えてくれた父、グレディ・ミーンズに感謝します。彼は77歳で、運動、執筆、セーリング、ボディサーフィン、ハイキング、笑うこと、成長、ガーデニング、学び、感謝を実践しています。あなたは私たちのヒーローです。ありがとう。この本は、カリーの妻であり、ケイシーの親友でもあるレスリーなしには存在しませんでした。本書の完成まで、私たちを疲れ知らずに支え、カウンセラーであり、セラピストでいてくれたことに感謝します。そして、日々の生活で示すあなたの愛と絶え間ない成長の軌跡によって、グッドエナジーの模範となってくれたことに感謝します。レスリーはまた、本書執筆中にロアークを出産しました。彼は、世界に対する喜びと畏敬の念で私たちにインスピレーションを与えてくれます。それは、私たち全員が目指すべきことです。ケイシーの素晴らしいパートナーであるブライアンに感謝します。彼は過去1年間、ケイシーの支えとなり、彼女の生活に絶え間ないグッドエナジーをもたらしてくれました。

私たちを信じ、本書の刊行にあたり、基本的なアドバイスを与えてくれたエージェントのリチャード・パインと、サポートしてくれたエリザ・ロススタインに感謝します。才能があり、協力的で、素晴らしい編集者の模範となってくれたルチア・ワトソンに感謝します。

私たちは、代謝性疾患という共通の目標を掲げ、スタートアップを立ち上げながら、この本を執筆しました。共同設立者とチームの献身的なサポートなしには、本書は完成しなかったでしょう。ケイシーのレベルズ社のチーム、サム・コルコスとジョシュ・クレメンテ、そして、日々、代謝性疾患のメッセージを広めている、疲れを知らないチームのメンバーたち（マイク・H、ジャッキー、トニー、トム、マイク・D、サポートチーム、グロースチーム、プロダクトチーム、エンジニアリングチーム、R＆Dチーム、アテナ、そしてこの道のりをともに歩んできたすべての人々）に感謝します。世界は、皆さんの尽力によって代謝的により健康になりました。カリーのトゥルーメッド社のチーム、ジャスティン・マレスとチームにも感謝の意を表します。

この本を読んで貴重なフィードバックとサポートを提供してくれた友人たちに感謝します。キャリー・デニング、フィオナ・オドネル・マッカーシー、ステフ・ベル、エミリー・アゼル、アン・ボーヒーズ、ニック・アレクサンダー、そして、本書の多くの側面で友情とサポートを与えてくれたソニア・マニング、初期の段階でのフィードバックと、生涯にわたる愛とサポートを提供してくれたキンバー・クロウとサリー・ニコルソンに感謝します。ビジネス、健康、執筆、そして人生をナビゲートする上で、私たちに継続的なサポートとインスピレーションを与えてくれたドゥルー・プロヒットにも感謝します。

本書は、私たちが人生をこの大義に捧げるように促してくれた先見の明のある医療界のリーダーたちなしには実現しませんでした。特にマーク・ハイマン博士、ロバート・ラスティグ博士、デイビッド・パールマター博士、サラ・ゴットフリード博士、ドン・ダゴスティノ博士、テリー・ワールス博士、ベン・ビクマン博士、モリー・マルーフ博士、デビッド・シンクレア博士です。

私たちは、自分自身の道を切り開き、私たちに大きなインスピレーションを与え、私たちとともに有意義なコンテンツを作り出した、数え切れないほどの健康、栄養、バイオハッキング、再生農業の先駆者の仕事に敬意を表します。リック・ジョンソン博士、ウィル・コール博士、ティナ・ムーア博士、オースティン・パールマター博士、ガブリエル・リオン博士、スティーブ・ガンドリ博士、クリス・パーマー博士、ハワード・ラックス博士、ケビン・ジュバル博士、フィリップ・オバディア博士、ケン・ベリー博士、デビッド・シストーラ博士、ブレッド・シャー博士、そしてジェフ・クラスノ、ショーン・スティーブンソン、ケイラ・バーンズ、チェイス・チェウニング、ルイザ・ニコラ、ケリー・レヴェク、モナ・シャーマ、ジェイソンとコリーン・ワチョブ、ジリアン・マイケルズ、デイブ・アスプレイ、キャリー・ジョーンズ、カラ・フィッツジェラルド、キンバリー・スナイダー（そしてジョン・ビア）、ベン・グリーンフィールド、ロニット・メナシェ、ヴィダ・デルラヒム、クリステン・ホームズ、ノラ・ラトーレ、コートニー・スワン、サラ・ビラフランコ、マイケル・ブラント、マリザ・スナイダー、モリー・チェスター、ウィル・ハリス、ルイス・ハウズ、マックス・ルガヴェア、トム・ビリュウ、リズ・ムーディ、そしてより良い世界を作り出すために、メディア、ポッドキャスト、食、ウェルネス、健康、起業の分野で活躍する他の多くのヒーローたちに感謝します。過去数年間にわたって、基礎的な健康のメッセージを広める手伝いをしていただき、深く感謝しています。

本書製作の初期段階で手伝ってくれたアメリー・グリーヴェン、美味しいレシピで私たちとコラボレーションしてくれたアシュリー・ロンズデール、コピー編集をしてくれたジェン・チェサック、執筆から刊行に至るまで、さまざまな形で人生を変えるパーソナルコーチングとサポートを提供してくれたモニカ・ネルソン、ニナ・バウティスタ、ヴィカ・ミラー、サブリナ・ホーン、ロビー・クラブツリー、エジー・スペンサーに感謝します。

そして、最も重要なのは、私たちと同じように、健康を自分自身で管理したいと願っている読者への感謝です。

人生において、私たちの限りない可能性と最大限のグッドエナジーを実現する旅以上に重要なことはないでしょう。

訳者あとがき

現代医療は「患者を治す」ことよりも「病気を管理する」ことで利益を上げるシステム

本書『ＧＯＯＤ　ＥＮＥＲＧＹ』を手に取っていただき、心から感謝申し上げます。まず、皆様にお伝えしたいことがあります。この本は僕にとって特別な一冊です。なぜなら、この本を翻訳しながら、まるで僕自身が書いている本なのではないかと錯覚するほど、自分の考えに近い本だったからです。これほどまでに自分の考えと合致する本に出会ったのは、初めての経験でした。

医師として、私は常に「人の健康とは何か」「人の健康を維持する上で本当に大切なことは何か」を追い求めてきました。そして、その答えを求めてさまざまな書物を読み、多くの人々と出会い、自らもペンを執り、ユーチューブでも発信してきました。本書の原著を読んだとき、僕はまるで長年探していたパズルの最後のピースを見つけたような感覚に陥りました。これまで漠然と感じていた疑問や違和感が、見事に言語化され、論理的に説明されていたのです。これは、僕が長年抱き続けてきた疑問に対する「ヒント」が、ここに隠されている、と直感しました。そして、この本を日本語で読めるようにすることで、より多くの人々にこの「ヒント」を届けたい、と強く思ったのです。

この本の導入部分では、現代医療の現状と問題点を鋭く指摘しています。そして、多くの人が疑問に思わず当たり前のように受け入れている医療が、私たちの体の自然な治癒力を失わせ、永久に「病人」でいることを強制していると著者は訴えます。現代医療は「患者を治す」ことよりも「病気を管理する」ことで利益を上げているという構造的な問題があると著者が強く訴えている点に、僕は深く共感しました。

「健康に影響を与えるすべての機関、病院から製薬会社、医学部、そして保険会社でさえ、人々が『病気であるとき』に、より多くの利益を得る。そして、彼らが健康になればなるほど、彼らの利益は減る」。これは、まるで「病人」という名の顧客を囲い込むためのシステムであるかのようです。

症状を抑えるための薬や、一時的な改善をもたらす手術は、根本的な解決にはならず、患者は医療機関に通い続けざるを得ません。その結果、医療システムは安定的な収益を確保し、患者は「健康」から遠ざかっていくという悪循環に陥ります。

この構造的な問題は、医療現場で働く医師たちをも蝕《むしば》んでいきます。理想を抱いて医学部に入学した医師たちもいつの間にか、日々の診療の中で、利益優先のシステムに翻弄され、燃え尽き症候群に苦しんでいます。患者を治したいという純粋な気持ちを持ちながらも、システムに組み込まれ、意図せずとも「病気を管理する」役割を担ってしまっているのです。

僕たち医師だけでなく皆さんもこの構造的な問題に気づき、主体的に健康を管理する意識を持つ必要があります。医療に過度に依存するのではなく、もっと自身の身体と向き合うこと。生活習慣を見直すことで、真の健康を取り戻すことができるというメッセージがこの本全体のテーマになります。

僕自身が「がん」の疑いがあると言われた瞬間

年に一度の健康診断、検診…。これらの言葉は、私たちに安心感を与える一方で、「もし異常が見つかったら…」という不安を煽ります。そして異常があると言われれば、最悪のケースを想定してしまい、その不安に突き動かされて病院の門を叩き、言われるがままに検査を受け、治療を受けることになります。健康診断が有効に機能する場合がある、病気の早期発見によって救える命があることは事実です。しかし、その一方で、健康診断が過剰なスクリーニング（選別）につながり、必要のない「患者」を生み出している現実があることも否定できません。

勤務するすべての病院に健康診断の結果の提出が必要であるため、僕自身も毎年健康診断を受け、提出が求められる必要最低限の検査と僕自身が測定したい検査項目（フェリチンやγ-GTP）を追加して測定しています。ある年、いつものように胸部レントゲンを撮影し、検査を受け、1週間後検査結果を直接封筒で手渡されてみると、胸部レントゲンにD判定が付いていました。D判定とは要精密検査・要治療という項目で、重大所見の可能性があり速やかに病院受診しましょうという判定です。すぐに自分のレントゲン写真を確認しましたが指摘されているような異常陰影はどこにも見当たりません。通りがかりの医師に、「このレントゲンおかしい?」と聞きましたが、「異常ないですね」と答えました。D判定のついた健診結果を他の病院に提出するわけにはいかないので、翌週に別の病院を受診して無事に異常なしの健診結果をもらいました。

僕が医師でなければ、そしてその場でレントゲンを確認できる立場でなければ、この健診結果を受けたほとんどの人がＣＴスキャンなどの無駄な精密検査を受けるために病院の予約をとっていたでしょう。そして、小さな影が見つかっただけで、「がんの疑い」というレッテルを貼られ、受診し精密検査の結果を聞くまで不安な日々を送ることになります。「がんの疑いがある」と言われれば、誰でも心配になります。そして、その心配を解消するために、病院を受診し、医師の言葉にすがるのです。その過程で、医療システムに依存し、自らの身体と向き合うことを忘れてしまいます。

起こるかもしれない未来の恐怖を植え付け、「念のため」という言葉とともに、薬が処方されてしまう場合が多いのが実情です。こうして、多くの人は本来病院に来る必要のない「健康」な状態から、「患者」というカテゴリーに分類され、医療システムに組み込まれていきます。そして、その恐怖に打ち克つためには、正しい知識を学び、自らの身体と向き合い、生活習慣を見直すことで、真の健康を取り戻すこと以外に方法はありません。

グッドエナジーを取り戻すことがすべてを解決する

「グッドエナジー」は細胞が最適に機能するために必要なエネルギーであるＡＴＰを意味します。ミトコンドリアが効率的にＡＴＰを生み出せるような生活習慣を送ることで、体は年齢に応じた最大限の機能を発揮することができます。本書では「グッドエナジー」を測定する方法が記載されています。それは特定の血液検査とウェアラブルデバイス（端末）による「自己測定」です。

その中でも「自己測定」、まるでロケットにセンサーを取り付けるように、僕たちの身体にもリアルタイムで状態を把握できるセンサーが必要であることが語られています。まさに、その役割を担うのが、ウェアラブルデバイスなのです。

これまでの医療は「病気になってから治療する」という受動的なものでした。しかし、ウェアラブルデバイスの登場によって、「病気にならないように、健康を維持する」という能動的な医療へとパラダイムシフトが起ころうとしています。その中でも持続血糖値測定器（CGM）は「バッドエナジー」の危機を克服するための最も有効なテクノロジーです。CGMは、腕に装着する小さなプラスチック製の円盤で、リアルタイムに24時間体制で血糖値を自動的に測定し、その情報をスマートフォンに送信します。

年に1回の健康診断で空腹時血糖値を測定するだけでは、私たちの身体の状態を正確に把握することはできません。しかしCGMを使えば、朝食を食べたり、ケーキやお菓子を食べたり、運動したり、睡眠不足になったり、ストレスを経験したりするなど、あらゆる行動に対して体がどのようにリアルタイムで反応しているかを知ることができます。

CGMだけでなく、心拍変動（HRV）、安静時心拍数、睡眠時間、活動量などを測定できるウェアラブルデバイスも、私たちの健康管理に役立ちます。これらのウェアラブルデバイスから得られるデータは、まさに「バイオ・オブザーバビリティ（生体データの可視化）」そのものです。5分程度の診察と年数回の採血検査では到底不可能なことを、病院に行かなくても自分でテクノロジーを活用することで実現できる時代が来たのです。

しかし、ウェアラブルデバイスは、あくまでツールにすぎません。重要なのは、得られたデータをどのように活用するかです。CGMで、起床時の血糖値が徐々に上昇していることに気づいたら、糖尿病になってしまう前にその原因に対処する必要があります。「超加工食品が原因か?」「最近の仕事のストレスか?」「睡眠不足か?」。ウェアラブルデバイスは、私たちに「気づき」を与え、生活習慣を改善するための行動を促してくれる、強力なサポーターなのです。これからは、ウェアラブルデバイスを活用し、自分の身体と向き合い、主体的に健康を管理する時代です。医療システムに依存するのではなく、テクノロジーを賢く活用することで、僕たちは「バイオ・オブザーバビリティ」の恩恵を受け、より健康で、幸せな人生を送ることができるはずです。


「少しだけ血圧が高いから、血圧を下げる薬を飲みましょう」

「少しだけ血糖値が高いから、糖尿病の薬を飲みましょう」

「少しだけコレステロールが高いから、コレステロールを下げる薬を飲みましょう」

これらの薬は、本当に私たちを「健康」にしてくれるのでしょうか?


本書を読み終えた皆さんであれば答えは自明であると思います。薬に頼るのではなく、食事、運動、睡眠、ストレス管理といった基本的な生活習慣を見直すことで身体の自然な治癒力を高めることができます。そして、医療システムに依存する「患者」ではなく、自らの健康を主体的に管理する「健康な個人」として生きることができるはずです。

著者紹介

ケイシー・ミーンズ（Casey Means MD）

医師。世界的な代謝の健康に関する危機を好転させることをミッションとするヘルステクノロジー企業、レベルズ社の共同創設者。スタンフォード大学で教鞭を執り、代謝やヘルステクノロジーについて講義を行ってきた。スタンフォード大学でクラス委員長を務め、優秀な成績で学士号を取得した。その後、スタンフォード大学医学部を卒業し、オレゴン健康科学大学で頭頸部外科の訓練を受けた。現在は既存の医療を離れ、米国人の病気の根本原因を突き止め、解決することに専念している。

カリー・ミーンズ（Calley Means）

トゥルーメッド社の共同創設者であり、健康上のインセンティブに関する政策変更を提唱する活動家。スタンフォード大学およびハーバードビジネススクール卒業。

訳者紹介

石黒 成治（いしぐろ・せいじ）

予防医療クリニック クリニックウェルロンジェ院長、消化器外科医。1973年、名古屋市生まれ。1997年、名古屋大学医学部卒。国立がんセンター中央病院で大腸がん外科治療のトレーニングを受ける。その後、名古屋大学医学部附属病院、愛知県がんセンター中央病院、愛知医科大学病院に勤務する。2018年から予防医療を行うヘルスコーチとしての活動を開始。腸内環境の改善法、薬に頼らない健康法の普及を目的に、メールマガジン、YouTube、Instagram、Facebookなどで知識、情報をわかりやすく発信している。Dr.Ishiguro YouTubeチャンネル登録者数は50万人（2025年4月現在）。

GOOD ENERGY
セルフケアでつくる最強の「代謝力」

2025年4月10日　初版第1刷発行
2025年6月5日　　　第2刷発行

著　者――ケイシー・ミーンズ
　　　　　カリー・ミーンズ
訳　者――石黒 成治

発行者――張 士洛
発行所――日本能率協会マネジメントセンター
〒103-6009　東京都中央区日本橋2-7-1　東京日本橋タワー
TEL 03(6362)4339(編集)／03(6362)4558(販売)
FAX 03(3272)8127(編集・販売)
https://www.jmam.co.jp/

装　丁――井上新八
本文DTP―株式会社森の印刷屋
印刷所――広研印刷株式会社
製本所――東京美術紙工協業組合

ISBN 978-4-8005-9316-0　C0030
落丁・乱丁はおとりかえします。
PRINTED IN JAPAN